ICU气道湿化精要

Humidification in the Intensive Care Unit: The Essentials

ICU气道湿化精要

Humidification in the Intensive Care Unit: The Essentials

原　著　Antonio Matías Esquinas
主　译　詹庆元　李　刚
副主译　李　洁　夏金根

北京大学医学出版社
Peking University Medical Press

ICU QIDAO SHIHUA JINGYAO

图书在版编目（CIP）数据

　　ICU气道湿化精要/（西）埃斯基纳斯（Esquinas，A. M.）原著；詹庆元，李刚主译. —北京：北京大学医学出版社，2014.11（2015.4重印）
　　书名原文：Humidification in the Intensive Care Unit: The Essentials
　　ISBN 978-7-5659-0900-9

　　Ⅰ. ①重⋯　Ⅱ. ①埃⋯ ②詹⋯ ③李⋯　Ⅲ. ①气管切开－护理　Ⅳ. ①R653

　　中国版本图书馆CIP数据核字（2014）第161216号

北京市版权局著作权合同登记号：图字：01-2013-6192

Translation from English edition: Humidification in the Intensive Care Unit: The Essentials by Antonio Matías Esquinas
ISBN: 978-3-642-02973-8
Copyright © 2012 Springer Berlin Heidelberg
Springer Berlin Heidelberg is a part of Springer Science+Business Media
All Rights Reserved

Simplified Chinese translation Copyright © 2014 by Peking University Medical Press
All Rights Reserved

ICU 气道湿化精要

主　　译：詹庆元　李　刚
出版发行：北京大学医学出版社
地　　址：（100191）北京市海淀区学院路 38 号 北京大学医学部院内
电　　话：发行部 010-82802230；图书邮购 010-82802495
网　　址：http://www.pumpress.com.cn
E — mail：booksale@bjmu.edu.cn
印　　刷：中煤涿州制图印刷厂北京分厂
经　　销：新华书店
责任编辑：马联华　　责任校对：金彤文　　责任印制：李　啸
开　　本：880 mm×1230 mm　1/32　印张：10.625　彩插：6　字数：340 千字
版　　次：2014 年 11 月第 1 版　　2015 年 4 月第 2 次印刷
书　　号：ISBN 978-7-5659-0900-9
定　　价：68.00 元
版权所有，违者必究
（凡属质量问题请与本社发行部联系退换）

译者前言

近年来，危重症医学在国内蓬勃发展，国内很多二级及以上级别医院均开设了重症监护病房（ICU）。然而，虽然国内 ICU 规模在不断壮大，但整体医疗技术水平仍显著落后于发达国家，这种落后不仅与原发疾病的诊治、液体管理、循环支持和呼吸支持等有关，还与患者其他方面的管理细节有关，尤其是人工气道管理。人工气道管理不当不仅会降低临床疗效，甚至还会影响患者的临床转归。

气道湿化是人工气道管理中最重要的内容之一。湿化不足或湿化过度均会导致气道损伤、痰液引流不畅、肺水肿、肺不张和呼吸机相关性肺炎（VAP）的发生。但国内很多医院和医务人员不重视气道湿化或不知如何进行正确的气道湿化，常出现以气道内盐水滴入或雾化吸入替代气道湿化甚至不给予人工气道患者湿化治疗等不规范操作，给患者带来了很多并发症，增加了患者负担和社会负担。

为提高和改善国内 ICU 危重患者的气道湿化治疗水平，我们组织了相关专业人员将目前国际上著名气道湿化专家 Antonio Matías Esquinas 教授的著作《ICU 气道湿化精要》翻译出来，供国内 ICU、呼吸科、麻醉科和儿科医师及呼吸治疗师阅读和参考。该专著结合了最新的基础与临床研究结果，精炼而概要地总结了成人和儿童患者气道湿化的生理学和临床应用进展，包括湿化装置的选择、湿化与高流量吸氧、有创和无创通气的气道湿化、湿化与气道内分泌物的清除、危重新生儿的气道湿化等丰富精彩的内容，尤其详细介绍了各种湿化方式与 VAP 的关系。译者感觉，该专著既有理论，又有操作，更注重细节，并配有大量的图片，是一本极为难得的有关 ICU 危重患者气道湿化治疗的好书！

细节决定成败。我们相信本书一定会为各位同行在危重症患者气道湿化管理方面带来全新的认识，进一步规范国内气道湿化的临床操作，从而显著提高危重患者的临床救治水平。

由于译者水平有限，译文中难免会有翻译不当之处，敬请各位读者指正批评。

最后，感谢参与本书翻译与校对工作的所有译者和编辑及资助本书出版的费雪派克医疗保健公司（Fisher & Paykel Healthcare）。

中日友好医院重症医学科　詹庆元

2014 年中秋于北京

著者前言

重症医学中的气道湿化：现代与传统科学的进展

过去几十年来，我们已经认识到维持危重患者的呼吸功能的复杂性，尤其是对机械通气患者，无论是有创机械通气，还是无创机械通气；但在同时，我们做到了使呼吸机在不同情况下都能满足患者的需求[1-5]。

对于任何危重患者的机械通气的成功进行，湿化都是必不可少的，但其重要性及其对预后、脱机、痰液引流、气体交换和并发症（如呼吸机相关性肺炎）的影响仍然被许多医护人员低估[6-7]。对于不同情况下的危重症患者所需的理想湿化水平，我们尚未明确，我们也不清楚外部因素对相对湿度和绝对湿度的影响。在加热湿化器和热湿交换器技术的应用方面，我们已取得了显著进展，但仍需在不同呼吸道疾病患者进行大规模的临床试验。

有创机械通气和无创机械通气技术的进展对机械通气患者的湿化评估提出了新的需求，如进行湿化的恰当时间及相关机制，以及物理因素之间潜在的相互作用（例如，通气模式与患者相关因素之间的相互影响）。无创机械通气的湿化适应证及其临床效果这些尚未解决的问题及将来的相关研究具有重要意义。

危重患者的气道湿化这个课题仍然存在许多未解决的问题，面对复杂的病理生理基础和技术环节的挑战，与重症医学相关的医师们仍在继续努力。

本书对成人及儿童患者的无创机械通气的湿化要点进行了总结，并试图回答何时及如何进行湿化。我们强调了湿化与呼吸机相关性肺炎的关系，总结了呼吸机相关性肺炎的预防和治疗，以及一些值得进一步分析和研究的临床实际情况。

本书以简明实用的章节格式进行撰写，内容涵盖了不同的临床情况，适合 ICU、呼吸科、麻醉科和儿科医师及呼吸治疗师阅读。

感谢本书所有作者，感谢你们为收集相关资料、搭建理论与临床实践之间的桥梁作出的巨大努力与贡献。希望本书能成为临床医师及管理无创机械通气患者的呼吸治疗师的参考书，并能激发研究者探索未知的领域。

希望本书能满足广大读者的需求和期望，并为气道湿化这个课题的创新带来新的思路。

正如马可·奥勒留（Marcus Aurelius，罗马皇帝与哲学家）所言：

"对于整个蜂群有益的事，定会给其中的一只蜜蜂带来好处。"

西班牙穆尔西亚（Murcia, Spain）
Antonio Matías Esquinas, M.D., Ph.D., FCCP

参考文献

1. Radiguet de la Bastaie P (1970) Humidification in artificial ventilation. Anesth Analg (Paris) 27(5):759–774

2. Lomholt N (1969) Humidification of inspired air. Lancet 1(7595):629–630

3. Branson RD, Campbell RS (1998) Humidification in the intensive care unit. Respir Care Clin N Am 4(2):305–320

4. Hayes B, Robinson JS (1970) An assessment of methods of humidification of inspired gas. Br J Anaesth 42(2):94–104

5. Henze D, Menzel M, Radke J (1997) Artificial humidification of inspired gas – status of knowledge and technique. Anaesthesiol Reanim 22(6):153–158

6. Rathgeber J, Züchner K, Kietzmann D, Weyland W (1995) Heat and moisture exchangers for conditioning of inspired air of intubated patients in intensive care. The humidifi cation properties of passive air exchangers under clinical conditions. Anaesthesist 44(4):274–283

7. Siempos II, Vardakas KZ, Kopterides P, Falagas ME (2007) Impact of passive humidification on clinical outcomes of mechanically ventilated patients: a meta-analysis of randomized controlled trials. Crit Care Med 35(12):2843–2851

译校者名单

主　译　詹庆元　李　刚
副主译　李　洁　夏金根

学术秘书　金静静

译校者名单（按姓名汉语拼音排序）

常　硕（北京阜外心血管病医院）

段　军（中日友好医院）

冯莹莹（中日友好医院）

顾思超（中日友好医院）

郭丽娟（中日友好医院）

贺航咏（首都医科大学附属北京朝阳医院）

黄　絮（中日友好医院）

黄琳娜（首都医科大学附属北京朝阳医院）

金静静（首都医科大学附属北京朝阳医院）

李　刚（中日友好医院）

李　洁（首都医科大学附属北京朝阳医院）

李　论（首都医科大学附属北京朝阳医院）

李　敏（中日友好医院）

李　倩（首都医科大学附属复兴医院）

李　然（北京市海淀医院）

李　涛（中日友好医院）

李绪言（首都医科大学附属北京朝阳医院）

鲁京慧（中日友好医院）

罗祖金（首都医科大学附属北京安贞医院）

马军宇（中日友好医院）

宋韩明（中日友好医院）

田　野（中日友好医院）

王　苑（首都医科大学附属北京朝阳医院）

王春婷（中国医学科学院北京协和医院）

王书鹏（中日友好医院）

王淑芹（首都医科大学附属北京朝阳医院）

吴丽娟（中日友好医院）

吴晓菁（中日友好医院）

吴小静（中日友好医院）

夏金根（中日友好医院）

肖　倩（首都医科大学护理学院）

杨　蕊（首都医科大学宣武医院）

詹庆元（中日友好医院）

张　黎（首都医科大学附属北京朝阳医院）

张　祎（中日友好医院）

张春燕（首都医科大学附属北京朝阳医院）

张京京（天津市胸科医院）

目录

第九部分　危重症新生儿的气道湿化 283

第一部分

湿化生理学

第 1 章　湿化生理学：基本概念

Jens Geiseler 和 Julia Fresenius

1.1　引言

呼吸时上呼吸道的主要任务是：调控吸入气体和过滤空气中直径大于 3 μm 的颗粒。在正常情况下，吸入气体在进入肺部气体交换部位前会被加热至体温并为 100% 相对湿度，以避免机体的损伤。在接下来的章节中将介绍上呼吸道的解剖及其温化和湿化吸入气体的特性。

1.2　解剖

呼吸道可分为两个部分：传导性气道和气体交换部分——肺泡。传导性气道可再分为上呼吸道（包括鼻、口腔和咽部）和下呼吸道（包括喉部、气管、支气管延伸及多次分支后至呼吸性细支气管）。上呼吸道和下呼吸道的分界部位是喉部。

1.2.1　鼻腔解剖

鼻腔由鼻中隔分为两个从鼻孔延伸至鼻后孔的独立气道。由于

J. Geiseler (✉) • J. Fresenius
Department of Intensive Care Medicine and Long-Term Ventilation,
Asklepios Fachkliniken München-Gauting,
Gauting, Germany
e-mail: j.geiseler@asklepios.com; j.fresenius@asklepios.com

A.M. Esquinas (ed.), *Humidification in the Intensive Care Unit*,
DOI 10.1007/978-3-642-02974-5_1, © Springer-Verlag Berlin Heidelberg 2012

有鼻甲，鼻腔表面积增加至 $100 \sim 200\,cm^{2\,[1]}$，同时鼻腔变窄，有利于吸入气体与鼻黏膜的充分接触，以及产生较多的湍流以减少吸入颗粒在鼻黏膜上的沉积和存留。

鼻前庭中有一处被鼻孔内短、硬鼻毛覆盖的鳞状上皮细胞区域，其作用是感受机械性刺激和诱导喷嚏。在鼻腔后部，上皮细胞移行为柱状纤毛的呼吸道上皮[2]。黏膜腺体产生一个分泌物薄层，主要由一个黏膜表面的低黏度层和一个叠加的高黏度层组成。位于上皮细胞层和基底膜之间的黏膜下组织内含有丰富的血管。动脉和小动脉受密集的交感神经支配。黏膜下毛细血管聚合成汇合静脉，形成静脉窦和海绵丛。

黏膜灌注的调节对调控吸入气体具有重要的作用。交感驱动或局部交感性药物的应用会导致动脉血管收缩，降低黏膜调控吸入气体的能力。相反，灌注增加引起的黏膜肿胀会导致鼻腔阻力的增加，从而易出现张口呼吸和吸入气体调控受阻。黏膜的感染和炎症，或经鼻罩的持续气道内正压（continuous positive airway pressure，CPAP）和无创通气（noninvasive ventilation，NIV）治疗，会导致鼻黏膜的肿胀。

1.2.2　下呼吸道的解剖

气管起始于喉部。它通过软骨环形成稳定的马蹄形外形，因此气管背面仅仅只有一层膜结构。软骨环可以预防胸膜腔内压增加时气管塌陷。气管的长度为 $10 \sim 12\,cm$，在隆突水平分为两个主支气管。气管黏膜上含有呼吸道纤毛上皮细胞和分泌黏液于上皮细胞表层的腺体。

支气管通过软骨环维持结构稳定。右主支气管和左主支气管分支形成段支气管，维持支气管树结构，并持续分支至第 23 级的较小支气管。离主支气管越远，支气管的管壁中的软骨越少。支气管最后延续至软骨细支气管。最终，传导性气道终止于终末细支气管。

支气管上皮细胞与在气管中的描述相似。

1.3 关于调控吸入气体的上呼吸道功能

鼻子的主要功能是：嗅觉，过滤吸入气体，湿化和温化——即所谓的吸入气体的调控。在呼气时，一些温度和湿度会被再吸收，以减少温度和水分的丢失。

1.3.1 人类吸入气体的温化

大部分吸入气体的调控主要发生于鼻腔。鼻黏膜的温度波动于 30 ~ 36.6℃，这主要取决于测量方法、测量部位、测量时位于呼吸周期中的时点 [3]。从健康人群中得到的数据显示，与外界大气相比，吸气末气体的温度在鼻腔前部已经升高 [4]，在鼻咽部能达到 34℃。因此，鼻黏膜的温度在吸气末是最低的，而在呼气末达到最高水平。吸入气体的温化程度明确地取决于外界温度。Webb 发表的数据显示，当外界空气的温度只有 7℃时，咽部的温度仅仅为 27℃ [5]。虽然吸入气体与鼻黏膜接触时间很短，但足以使鼻腔壁中的温度通过对流和辐射的方式传递给吸入气体 [6]。因此，预先调控吸入气体可使黏膜在吸气时在较大范围内调节血流灌注，从而减少热量的丢失，以预防黏液纤毛系统清除能力的损伤，因为这种损伤与温度直接相关 [7]。如上所述，气体离开鼻腔时的温度大概为 34℃。下呼吸道将进一步对吸入气体加热至 37℃，因此，进入机体交换区域的气体温度为体温并达到 100% 饱和湿度。

由于鼻腔内存在较大的温度差异，呼气时热量通过冷凝水的形式被部分保存在鼻腔黏膜上，然而，每天仍丢失大约 35kcal 的热量 [8]，气体呼出时温度大概为 32℃。

目前没有确切的关于张口呼吸时上气道的调控能力的数据，这种情况常发生于严重呼吸困难患者。口腔和咽部黏膜虽然有一定的温化和湿化能力，但是，由于表面积较小，它们的效能肯定低于鼻腔。进入传导性下呼吸道的气体会被气管和支气管黏膜加温至体温，并且达到湿度饱和状态，因此，进行气体交换的肺组织不会出现损伤。

1.3.2　吸入气体的湿化

吸入气体达到完全饱和至 100% 相对湿度是传导性上呼吸道和下呼吸道的主要任务之一。如果这一生理机制出现问题，黏液纤毛系统就会产生负面结果：纤毛上皮损伤，下呼吸道内分泌物黏稠，甚至发生危及生命的并发症，在依赖机械通气时气管插管和气管套管的堵塞。

湿化的主要部位是上呼吸道，尤其鼻腔和鼻咽部。

湿度是指在某种特定气体中水蒸气的含量，例如，吸入的空气。水蒸气的含量取决于气体的温度，温度越高，水分含量越高。饱和湿度是指相对湿度为 100%，可以表达为悬浮在每升气体中水蒸气的含量（mgH_2O），等同于在体温 37℃ 条件下水蒸气的含量接近 $44\,mgH_2O/L$ [9]。湿度来源于鼻腔、咽部和气管黏膜丢失的液体，水蒸气含量在气管隆突处为 $42\,mgH_2O/L$，在肺泡水平增加至 $44\,mgH_2O/L$（见图 1.1）。所谓的等温界面正常位于隆突以下 5 cm 水平 [11]，提示此处气体的温度为 37℃，相对湿度为 100%，也等同于绝对湿度为

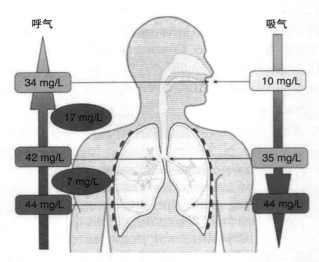

图 1.1　（也见彩图）在休息状态经鼻呼吸时吸入气体的调控。图中数值代表呼吸外界空气（温度 22℃，绝对湿度 $10\,mgH_2O/L$）时吸入气体和呼出气体的水蒸气含量。等温界面略低于隆突水平。图中颜色深浅代表温度（With permission of [10]）

$44\,mgH_2O/L$。随着气体的温度、湿度以及潮气量的变化，等温界面的位置也改变[12]。气道从呼出气体中储存湿度（呼出气体的水蒸气含量为 $34\,mgH_2O/L$），但是，每天仍有 250 ml 水分以饱和水蒸气的形式丢失[13]。

医疗气体从呼吸机中输出时一般是完全干燥的，相对湿度接近0%，然后通过无创连接方式（面罩）或有创连接方式（气管插管或气管切开）输送至患者。尤其是，有创通气因绕过了生理性湿化和温化气体的部位（上呼吸道）会导致正常黏膜的湿化成分的丢失，下呼吸道也可能会因黏液黏稠度的增加和纤毛功能的丧失而出现损伤。出现的结果以及预防这种损伤的措施将在此后的章节中进行讨论。

1.4　呼吸功

吸气时胸腔内负压会出现降低（从呼气末的 $-5\,cmH_2O$ 降至吸气末的 $-8\,cmH_2O$），同时自主呼吸会因产生口腔与肺泡间的压力梯度而导致气流的吸入和呼出，从而促使氧气的摄入和二氧化碳的排出。

呼吸肌肉产生的呼吸功需要克服气道、肺和胸廓的阻力特性和弹性特性，膈肌是最主要的吸气肌肉。在休息状态，呼气是被动发生的，牵伸的肺和胸廓会回缩至吸气开始水平（功能残气量）。

肺的弹性特性是由顺应性（C）和潮气量（V_T）决定的，如以下公式[14]：

$$P_{el} = V_T/C,$$

其中，P_{el} 是指自主呼吸时克服弹性阻力需要的压力。

肺的阻力特性（P_{res}）是由流量（V'）和气道阻力（R）决定的，如以下公式[14]：

$$P_{res} = V' \times R$$

为形成口腔与肺泡间的压力梯度，呼吸肌肉所产生的压力可以通过以下公式来描述：

$$P_{mus} = V_T/C + V' \times R$$

为进行自主呼吸和实施一些机械通气手段，患者必须克服呼吸功。在辅助/控制通气模式或压力支持通气模式时，呼吸机的触发需要患者通过呼吸肌肉的活动使呼吸机回路中流量或压力降低而产生。呼吸机感知此信号后会释放增加的压力以输送预设的容量或压力给患者。患者的呼吸功取决于吸气触发的敏感度和呼吸机的设置，如压力上升斜度。相反，在控制通气时，指令呼吸的起始、限制和切换完全由呼吸机操控，所有的呼吸功由呼吸机承担。

机械通气时吸气和呼气的呼吸功的完全测量很复杂，因为不仅需要考虑呼吸系统本身的特性，还要考虑包括呼吸回路和附加装置的特性。最好的方法是通过食管测压管同时测量膈上食管压（即胸腔压）和膈下食管压（即腹内压），以计算膈肌的压力时间乘积。每次呼吸的最终准确值必须以吸入容量来进行校准。更详细的讨论见2002 年美国胸科协会（ATS）/欧洲呼吸病协会（ERS）发表的关于呼吸肌肉功能测试的共识[14]。

有创通气和无创通气时，吸入气体的温化和湿化要么需要添加加热湿化器（heated humidifier，HH）——主动调控吸入气体，要么添加热湿交换器（heat and moisture exchanger，HME）——被动调控吸入气体。关于两种装置的机械特性和调控效能将在以下的章节中讨论。两种装置都显示有阻力特性，因此可能会增加呼吸回路吸气支的阻力负荷，这将会影响患者接受辅助通气时的触发特性和呼吸功。使用 HME 时如果显示出阻力增加，必须考虑到大量分泌物堵塞。

在对很多测量不同装置（HH 对 HME）对调控吸入气体的影响进行的研究中，较为简单的方法就是计算呼吸功，如 1995 年 Iotti[15] 提出，对气管插管患者采用无创的最小二乘法拟合方法[16]。Lellouche 及其同事[17] 提出，通过食管测压管也可测量无创通气时的呼吸功。需要提醒读者的是，准确度最高的呼吸功测量是采用有创的方法。这些研究结果将在以下的章节中进行讨论。

（夏金根 译 李 洁 校）

参考文献

1. Lang J (1989) Nasal cavity. In: Lang J (ed) Clinical anatomy of the nose, nasal cavity and paranasal sinuses. Thieme Medical Publishers, New York, pp 7–11

2. Mygind N, Pedersen M, Nielsen M (1982) Morphology of the upper airway epithelium. In: Proctor DF, Andersen I (eds) The nose, upper airway physiology ant the atmospheric environment. Elsevier Biomedical Press, Amsterdam, pp 15–45

3. Lindeman J, Leiacker Rl Rettinger G et al (2002) Nasal mucosal temperature during respiration. Clin Otolaryngol 27:135–139

4. Keck T, Leiacker R, Riechelmann H et al (2000) Temperature profi le in the nasal cavity. Laryngoscope 110:651–654

5. Webb P (1951) Air temperatures in respiratory tracts of resting subjects in cold. J Appl Physiol 4:378–382

6. Cole P (1992) Air conditioning. In: Cole P (ed) The respiratory role of the upper airways. Mosby Year Book, St. Louis, pp 102–106

7. Mercke U (1974) The influence of temperature on mucociliary activity: temperature range 20–40°Celsius. Acta Otolaryngol 78:444–450

8. Holdcroft A et al (1987) Heat loss during anaesthesia. Br J Anaesth 50:157–164

9. Shelly MP, Lloyd GM, Park GR (1988) A review of the mechanisms and methods of humidification of respired gases. Intensive Care Med 14:1–9

10. Rathgeber J (2010) Atemgaskonditionierung in der Intensivmedizin. In: Rathgeber J (ed) Grundlagen der maschinellen Beatmung. Georg Thieme Verlag, Stuttgart, New York, pp 169–177

11. Jackson C (1996) Humidification in the upper respiratory tract: a physiological review. Intensive Crit Care Nurs 12:27–32

12. Dery P (1973) The evolution of heat and moisture in the respiratory tract during anaesthesia with a nonrebreathing system. Canadian Anaesth Soc J 20:296–309

13. Walker JE, Wells RE, Merrill EW (1961) Heat and water exchange in the respiratory tract. Am J Med 30:259–267

14. Hess DR, Kacmarek RM (ed). Overview of the mechanical ventilator system and classification. In: Essentials of mechanical ventilation. McGraw Hill, New York, pp 11–15

15. Iotti GA, Braschi A, Brunner XJ et al (1995) Respiratory mechanics by least square fitting in mechanically ventilated patients: applications during paralysis

and during pressure support ventilation. Intensive Care Med 21:406–413

16. Iotti GA, Olivei MC, Palo A et al (1997) Unfavorable mechanical effects of heat and moisture exchangers in ventilated patients. Intensive Care Med 23:399–405

17. Lellouche F, Maggiore SM, Deye N et al (2002) Effect of the humidification device on the work of breathing during noninvasive ventilation. Intensive Care Med 28:1582–1589

第 2 章 气道：湿化和过滤功能

Maire Shelly 和 Craig Spencer

上呼吸道从鼻延伸到主支气管。它完成两个主要功能，首先是湿化和温化吸入气体，其次是通过黏液纤毛转运系统过滤和排出颗粒。上呼吸道为肺泡提供了具有相对温暖、湿润和无颗粒的气体。

2.1 湿化

吸气时，鼻腔、喉、气管和主支气管的湿润的黏膜上皮细胞通过蒸发水分增加吸入气体的湿度。热能是通过对流方式增加。上气道将吸入气体加热至 37℃、100% 相对湿度或 44 mg/L 的绝对湿度。呼气时，气体通过对流发生冷却，将能量传递到温度相对低的鼻黏膜。呼出的气体因丧失了携带水蒸气的能力而出现冷凝水，一部分水分和能量会回吸收到机体。总体上，这是一个能量重吸收过程——可提供的汽化潜热的空间越大，需通过对流加热吸入气体的能量越少。正常的成人在这个过程中每天将净丢失 250~300 ml 的水分和大约 180 kcal 的热量。

气体达到完全加热和饱和状态的位置通常远至隆突水平，此处称为等温饱和界面（isothermal saturation boundary, ISB）。远离 ISB

M. Shelly (✉) • C. Spencer
Acute Intensive Care Unit,
University Hospital of South Manchester Foundation Trust,
Wythenshawe, Manchester, UK
e-mail: m.shelly@nwpgmd.nhs.uk

A.M. Esquinas (ed.), *Humidification in the Intensive Care Unit*,
DOI 10.1007/978-3-642-02974-5_2, © Springer-Verlag Berlin Heidelberg 2012

位置的温度和湿度将保持恒定。此界面的位置将随着温度、湿度和吸入气体容量的变化而发生改变。如果上气道因气管插管而被绕过，ISB 可能会显著地发生远移。在极端条件下，如吸入冷的、干燥的医疗气体，或在寒冷的气候中吸入气体需要得到一定程度的温湿度补偿，热交换的梯度将增加，但在气体达到呼吸性细支气管前仍可出现 ISB。在温暖、干燥的环境中，上气道仍需要消耗很多能量以湿化气体，因此它可能会作为一个调节温度和维持体内平衡的器官。而在温暖、湿化的环境中，这种潜能会明显降低。

2.2　过滤

　　过滤是指过滤吸入气体中的气溶胶颗粒物质。气溶胶是指一种悬浮在气体中的固态或液态颗粒。固态气溶胶易于改变形状和大小（多分散性）。液态颗粒通常由于表面张力而呈球形，有可能会携带病原微生物。对于机体来说，过滤和排出惰性颗粒和病原微生物是有明确益处的。

　　当颗粒因在阻塞部位改变方向而不能随气体流动时，它们通常会接触黏膜表面。气溶胶颗粒通常会黏附在它们能接触的任何表面，尤其是覆盖有黏性呼吸道分泌物的表面。在气流形成湍流的地方，如鼻甲附近，颗粒接触黏膜的可能性也将会增加。颗粒主要通过五种主要机制接触表面：

1. **惯性碰撞**。颗粒由于惯性而不能跟随气体方向的变化。这是大颗粒在上气道沉积的一种重要机制。
2. **拦截**。颗粒虽具有较小的惯性，但由于颗粒直径大而导致部分接触表面。
3. **布朗运动**。由于受周围气体分子的影响，小颗粒进行范围广的、无规则的运动。由于这种现象，它们会占据直径很大的区域。这是小颗粒在整个气道沉积的一种重要机制。
4. **重力沉淀**。大颗粒由于重力的影响而从气流中沉淀下来。
5. **静电沉积**。颗粒由于静电吸引而脱离气流。

　　一旦颗粒陷入呼吸道黏液，它们将会在黏液纤毛梯（黏液 - 纤毛清除系统）中向头侧转运。

2.3 黏液 - 纤毛梯

鼻、鼻窦、气管和支气管的假复层柱状纤毛上皮中含有很多杯状细胞。它们向上皮表面分泌由蛋白聚糖类、糖蛋白类和脂类组成的液滴。它们会被浆细胞的分泌物、气道内的湿气和漏出的水分进一步水化。黏液层厚度大约为 10 μm，可分为两层。底层（sol）含有较多水分（浆液）和抗菌物质，如乳铁蛋白和溶菌酶。表层（gel）呈黏性，能捕获吸入的颗粒。

嵌入黏液层的是指状的突起物——纤毛。它们是由微管超微结构组成的 5~6 μm 长的突起物。动力蛋白（ATP 酶）与相邻的微管交叉连接，以便于它们弯曲。纤毛支撑尖端很多短的爪状突起物，以便于它们"抓住"黏稠的黏液表层。每个柱状纤毛细胞大概拥有 200 个纤毛；每个纤毛都有一个基脚，与同一细胞上的其他纤毛整齐排列，以便于纤毛的单向协调摆动。在每次摆动周期中，纤毛"抓住"黏液层并向前推送。然后，纤毛在底层的浆液层中向后复位摆动，在基底部出现明显的弯曲。通过大约 1000 次 / 分的频率进行协调性摆动，这种"墨西哥波"可以将呼吸道黏液以 12~15 mm/min 的速度向头侧转运。

2.4 咳嗽

咳嗽可以将气管内呼吸道黏液中的颗粒物质排出。传入冲动主要通过迷走神经中的无髓鞘 C 纤维传输到大脑中枢。快速吸气至高肺容积后，声门关闭进入压缩阶段。主动呼气和弹性回缩导致胸膜腔内压快速升高，驱动气体流经开放的声门，同时压缩气道增加气流速度。气体以高达 12 L/s 的速度快速喷出时可以将分泌物排出。

2.5 变化的黏液 - 纤毛功能

黏液 - 纤毛功能改变可能由于不正常的黏液浓度和量或纤毛数量或功能降低所致。这可能是先天性的，如原发性纤毛运动障碍或囊性纤维化，此时呼吸道的黏液会很黏稠，易于细菌定植。这可能是由于存在跨膜氯通道缺陷而出现氯和水分泌障碍所致。黏液－纤毛功能的改变也可能会出现在炎症性肺疾病（如慢性支气管炎、哮喘）中，它们的特点是：黏液腺腺体肥大，黏液堆积，以及水化浆液层的减少所致纤毛摆动效率降低。吸烟会导致纤毛摆动频率和效率降低。机械通气的危重患者会出现纤毛的丢失。一些病原菌，如绿脓杆菌，也可能会降低纤毛的摆动频率。

黏液的流动在37℃、相对湿度低于50%（22mg/L）的条件下会显著降低，如长时间吸入干燥的医疗气体。在此情况下，黏膜炎症，纤毛的丢失、上皮溃疡和坏死都可能会发生。高度黏稠的分泌物会堵塞支气管和气管插管。痰痂的形成会导致分泌物潴留、感染、肺不张，降低功能性肺容量，通气血流比失调和顺应性降低。过度湿化也会造成危害。它去除了热量丢失的潜在调节，出现体内失衡。在气道内会产生冷凝水，从而出现黏膜黏性的降低、无效的黏液传输，阻力的增加，肺部感染风险的增加，表面活性物质的稀释，肺不张和通气血流比失衡。吸入热、湿的气体可能会造成上皮直接的热损伤，导致气管炎的发生。

2.6　主要的关键点

1. 上气道是一个逆流的热湿交换器，通过蒸发和对流的方式传递热量和湿度。
2. 吸入气体温度为37℃、相对湿度达到100%的界面，称为等温饱和界面（ISB）。它通常位于主支气管，但当吸入冷、干燥的气体和/或气管插管时，它会远移。
3. 当吸入颗粒不能随气流流动而接触和黏附呼吸道黏液时，它们会被过滤。
4. 呼吸道黏液由厚的表层和水化的底层组成。这利于纤毛尖端"抓住"黏液并向头侧摆动推进，然后在水化层进行回摆。这是纤毛黏液梯的基本结构。
5. 纤毛黏液梯的功能可能会受到先天性条件和后天获得性条件的影

响。这些是由于黏液容量或浓度的改变，或者纤毛效率和数量的降低所造成的。

（夏金根 译　李　洁 校）

参考文献

1. Sottiaux TM (2006) Consequences of under- and over-humidification. Respir Care Clin 12:233–252
2. Hinds WC (1999) Aerosol technology: properties, behavior, and measurement of airborne particles, 2nd edn. Wiley, New York, 42–47
3. Shelly MP (2006) Humidification and filtration functions of the airways. Respir Care Clin 12:139–148

第二部分

湿化装置

第3章 加热湿化器

Varun Gupta 和 Surendra K. Sharma

缩略语

ARDS   Acute respiratory distress syndrome   急性呼吸窘迫综合征
HH   Heated humidifier   加热湿化器
HME   Heat and moisture exchanger   热湿交换器
ICU   Intensive care unit   重症监护病房
ISB   Isothermic saturation boundary   等温饱和界面
ISO   International Organization for Standardization   国际标准化组织
NIV   Noninvasive ventilation   无创机械通气
VAP   Ventilator-associated pneumonia   呼吸机相关性肺炎

3.1 引言

　　正常经鼻呼吸时，吸入的气体可以被气道黏膜蒸发的水分加温和湿化。因此，进入肺外围的空气含有饱和的水蒸气。在某一点上，气体温度可达37℃、相对湿度100%（对应的绝对湿度为44mg/L），这一点称为等温饱和界面（ISB）。平静呼吸时，ISB位于气管隆突

V. Gupta • S. K. Sharma (✉)
Division of Pulmonary, Critical Care & Sleep Medicine, Department of Medicine,
All India Institute of Medical Sciences,
New Delhi, India
e-mail: sksharma@aiims.ac.in, surensk@gmail.com

A.M. Esquinas (ed.), *Humidification in the Intensive Care Unit,*
DOI 10.1007/978-3-642-02974-5_3, © Springer-Verlag Berlin Heidelberg 2012

下。蒸发导致热量丢失，从而使气道黏膜冷却。气道黏膜温度的降低可以使呼出的气体冷凝，从而恢复丢失的水分和热量。这个过程主要发生在鼻咽部。当上气道被旁路时，由于丧失加温湿化的功能，吸入干冷气体可导致严重后果，包括气管支气管结构和功能的改变。常见的不良影响包括：痰液黏稠，黏液阻塞气道，纤毛运动障碍，上皮细胞剥离，以及气管导管阻塞[1]。

机械通气的气体湿化是监护标准之一。只要发生 ISB 移向肺外围，就有必要对吸入的气体进行湿化，如建立人工气道后上气道被旁路时。一旦建立人工气道，湿化应尽早实施，即使术后短期应用机械通气、患者转运或急诊抢救等，湿化也是必不可少的。常用的湿化装置有两种：加热湿化器（HH）和热湿交换器（HME，又叫人工鼻）。本章节主要介绍 HH，HME 将在第 4 章详细介绍。

3.2　装置介绍

HH 属于主动加热湿化器，通过加热湿化罐内的无菌蒸馏水产生水蒸气并与吸入气体混合，达到对吸入气体加温加湿的目的。这类加热湿化器需要连接在呼吸机管路的吸气末端，一般由微处理器控制，可以通过多种传感器监测气体温度并对其进行必要的调整。如果一个或多个监测数值在正常范围之外，微处理器可以发出信号激活声或光报警。这种加热湿化器可以同伺服控制装置和加热的呼吸回路联用，以减少呼吸回路中冷凝水的产生。加温湿化罐必须通过额外的加热装置将吸入气体加热到目标温度，然后气体再与湿化罐中的水蒸气混合达到湿化目的。气液平面接触面积越大，水蒸气产生得越多，在气体到达患者前，吸气管路的加热导丝可以继续对吸入气体进行加热，有利于避免吸入气体温度下降和预防吸气管路冷凝水形成。图 3.1 是 HH 的示意图。在 HH 中，可以应用不同的方法产生水蒸气，下面将一一介绍。

3.2.1　级联式湿化器

级联式湿化器的原理是将气流从加热的湿化罐的水面下通过来获得湿化。原则上，这种湿化器是利用气泡分散技术的泡沫式湿化

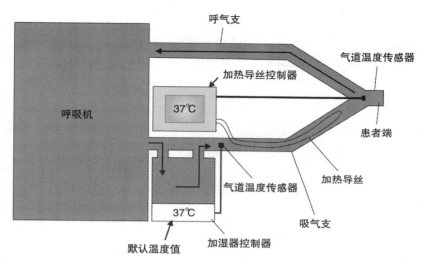

图 3.1 加热湿化系统。默认的温度设定为 37℃，如图所示。通过双温度传感器系统的调节，使整个吸气支的气体保持恒定的 37℃。在温度高于 41℃ 时，这个加热装置将自动关闭（Adapted from Fink [5]）

器（见图 3.2）。在这种情况下，气流直接进入水面以下，可以形成许多细小的泡沫。当气泡升到水面时，通过水分蒸发可增加气泡的含水量。气泡越小，水 / 气表面积之比越大。可以通过应用烧结过滤器来减小气泡的体积和增加携带水蒸气的表面积（见图 3.2）。除了气泡分散技术，还有一种向气流中喷射水分子的技术。这是通过在气流中产生气溶胶实现的。吸入气体的水分含量的调节可以通过改变湿化罐加热所达到的温度来实现。假设气体所含水蒸气已经达到饱和，那么只要测得气管套管内气体的温度就可以得到气体的湿度了。级联式湿化器可产生最高的可测量的吸入气流阻力，因此，对气管插管和自主呼吸的患者不推荐使用。

3.2.2　掠过式湿化器

　　掠过式湿化器的原理是将气流直接从水面上掠过以获得湿化。与气泡式湿化器相比，掠过式湿化器有很多优点：第一，吸入气体不需要从湿化罐的水面下通过，从而产生比级联式湿化器更低的气

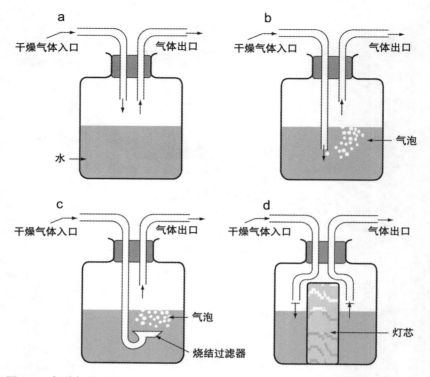

图3.2　各种加热湿化器的示意图。（a）简单湿化瓶，（b）泡沫式湿化器，（c）带有烧结过滤器的湿化器，（d）灯芯式湿化器（Adapted from Ward[6]）

道阻力；第二，与气泡式装置不同，在高气体流速时也可以维持饱和度；第三，不产生气溶胶，将传播微生物的风险降低到最小。掠过式湿化器有三种常见的类型：

最简单的是湿化罐使气体直接从一定容积的加热的水的表面通过，气液接触面积有限。

灯芯式湿化器（见图3.2）是利用一个多圈的铝筒形成的灯芯和吸水的滤纸来提高气液接触面积。灯芯依靠重力使末端在湿化罐中直立放置，其周围环绕着加热元件。在毛细管作用下，湿化罐中的水不断被吸上来，使滤纸保持饱和状态。干燥的气体进入湿化罐，流动在滤芯周围，被加温加湿，当它们从湿化罐出来时已是带有饱和水蒸气的气体。

第三种是膜式湿化器（见图 3.3）。它利用一层疏水膜将气体和水分隔开。水蒸气可以很容易地通过这层膜。而液态水和病原体不能通过。

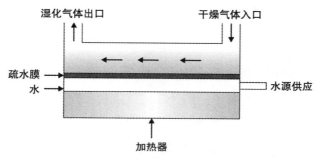

图 3.3　膜式加热湿化器（Adapted from Fink[5]）

3.3　湿化装置的要求

3.3.1　操作范围

在吸入干燥气体的情况下，湿化装置必须保证呼吸道保持生理条件的温湿度，并且避免肺部失水大于 7 mg/L。根据国际标准化组织（International Organization for Standardization，ISO）8185:1997 规定，HH 输出的湿度至少要达到 33 mg/L（相当于体温 37 ℃时，饱和湿度 44 mgH$_2$O/L 的 75%）。大多数湿化器的湿度设置在 0～100%。为避免灼伤气道，湿化器的加热装置在温度超过 41 ℃时自动关闭。除此之外，应避免吸入过度饱和的气体。使用时应牢记，湿化装置可以影响吸气和呼气阻力，也可以通过不同方式影响功能无效腔。这对自主呼吸的患者尤其重要，使用不当可产生额外做功和高碳酸血症。参考 ISO 8185:1997，可以得到加热湿化器不同气体流速下的阻力值。大多数加热湿化器的吸气阻力在 0.5～1.5 hPa/(L·s)[2]。

3.3.2　安全特性

湿化装置应该有避免对患者和操作者造成危害的防护设置（详

见 3.6）。例如，湿化器应该具有高温和低温报警以及温度传感器连接错误时的报警等。这些设备还应该有自动关闭的机制，可以切断设备或部分设备，确保患者安全。例如，如果超过安全温度，加热导丝的电源应自动关闭。该设备也应该有一个保险丝或断路器用作断电防护。另外必须具备地线装置。

3.4 使用加热湿化装置的常见注意事项

大多数使用者不知道一些装置的湿度校正控制旋钮的功能。因设置不准确将会有很大的风险，可能导致湿化不足。危重症医师缺乏关于最佳吸入气体温度的相关知识。将系统默认值恒定在 37℃可以使之变得简单，同时可以增强患者安全性。在任何情况下，临床上都没有必要将温度降低到低于体温的水平或提高到高于体温的水平。错误操作是另一个值得关注的方面。例如，在一些设备没有报警情况下初始化操作没有加水或加水过少。

3.5 在特定条件下使用加湿器的临床决策

对于一个特定的患者，选择要使用的湿化设备应该基于患者的肺部疾病、呼吸机设置、使用时间、漏气、体温等[1]。图 3.4 提供了一个为重症监护室（CU）的成人患者选择加湿设备的原则。

3.5.1 急性呼吸窘迫综合征

对于急性呼吸窘迫综合征（ARDS）患者，将湿化设备由 HME 换为 HH，$PaCO_2$ 将得到显著改善[3]。虽然通过增加设置的潮气量来补偿 HME 产生的无效腔是可行的，但是，这也同时增加了气道峰压和平均气道压，而这对于 ARDA 患者可能是不可被接受的[1]。因此，对于 ARDS 和高碳酸血症需使用低潮气量通气的患者，应选择 HH 作为湿化装置。

3.5.2 机械通气撤机

进行自主呼吸试验时，与应用 HH 相比，应用 HME（100 ml 的

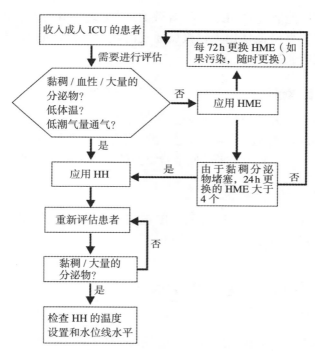

图 3.4　为成人 ICU 患者选择湿化装置的原则。黏稠分泌物是指：在连续两次吸痰过程中，虽然用生理盐水冲洗了吸引导管，但仍然有分泌物黏附在吸引导管壁上。血性分泌物是指咯血量大于痰中带有少量血丝。大量的分泌物常见于肺水肿或肺炎患者，可能堵塞导管。低潮气量低通气是指：通气潮气量≤6ml/kg（预测体重）。HH：加热湿化器；HME：热湿交换器（Adapted from Branson[1]）

无效腔量）将导致通气需求和呼吸做功增加。尽管患者试图增加每分通气量补偿无效腔量，使用 HME 还是会导致更高的 $PaCO_2$[4]。因此，自主呼吸试验撤机时应选用 HH。

3.5.3　无创机械通气的湿化

　　无创机械通气的高流量气体会很快导致口鼻腔干燥，随着时间的推移，可出现黏膜开裂、出血和疼痛。增加吸入气体的湿度似乎可以减少气道干燥症状。但在无创机械通气中使用 HME 是不可取的，原因有两个：第一，面罩周围漏气和内置的清除 CO_2 的漏气阀漏气导致吸气不能通过 HME，从而导致 HME 无效；第二，HME 会增加无效腔量，并降低使用无创机械通气的效力[1]。因此，无创机械通气的湿化应通过 HH 完成。

3.5.4　低体温

低体温患者常常给予吸入过热气体治疗。这种做法没有科学基础。虽然加热气体达到 44℃似乎很少有急性的严重不良影响，但人们很少使用[1]。通过呼吸道使全身复温的做法无相关文献支持。

3.5.5　极低体重新生儿

对极低体重新生儿使用 HME 的安全性和有效性还没有确切的结论。所以，对这类患者应使用 HH。

3.6　使用 HH 的潜在并发症 [7]

3.6.1　电击

如果 HH 没有连接好地线，患者和操作者都存在被电击的风险。

3.6.2　患者气道灼伤

使用 HH 时，如果气道温度过高，存在导致患者气道灼伤的风险；但是，低湿度和高流量的空气也可能导致这种情况。

3.6.3　湿化水进入呼吸管路

一些加湿器有一个外挂的供水装置。在这些加湿器，水是从外挂的水源流到湿化罐中被蒸发。如果供水量大于蒸发速率，过多的水可以进入呼吸管路并限制气体进出的通道。

3.6.4　呼吸机管路细菌定植和呼吸机相关肺炎

尽管 HH 不影响呼吸机相关肺炎（ventilator-associated pneumonia，VAP）的发生，但它们与细菌快速定植于呼吸管路有关。这种污染可能造成交叉感染。

3.6.5　灼伤护理人员

由于 HH 存在加热用的金属，护理人员有被烧伤的可能。

3.6.6　低体温

吸入干燥气体的机械通气患者有可能发生低体温。

3.6.7　湿化不足和黏液堵塞

如果对吸入气体湿化不足，就有导致黏液积聚堵塞气道的风险。这有可能会导致呼吸阻力增加、肺通气不足和 / 或肺泡气体陷闭。

3.6.8　呼吸管路冷凝水积聚

呼吸管路可发生冷凝水积聚。这可能导致冷凝水倒灌入气道、增加气道压力，人机对抗和呼吸机工作异常。

3.7　禁忌证 [1,7]

HH 的使用无禁忌证。

3.8　安全防范措施和警告

危重症医护人员应该了解关于使用 HH 的有关警告和预防措施。这些列在表 3.1。

表 3.1　与加热湿化器使用相关的注意事项和警告

注意事项	警告
1. 安装湿化器时，要确保湿化器位置**低于患者**	1. 湿化罐加水**不能**超过最高水位线。如果湿化罐水太多，水会进入呼吸管路
2. 集水杯应位于管路的最低点，这样才能保证冷凝水远离患者	2. **不能**让冷凝水倒流回湿化罐中，因为冷凝水为感染性废物
3. 应该检查湿化装置的每一个通气系统和来自管路的冷凝水	3. 从不使用不符合厂商规格的设备为患者治疗

3.9　主动 HME

"主动"HME 是联合应用 HME 和 HH。然而，由于它们的复杂性，在使用中会造成一些问题。使用的指征是在大潮气量（＞1L）通气时以及在造成呼出气体丢失的肺瘘患者。

3.10　结论

加热湿化器是一种主动的湿化器，可以为患者吸入的气体独立提供额外的水蒸气和热量。掠过式湿化器优于气泡式湿化器。对于 ARDS 患者、无创机械通气患者、机械通气撤机、极低体重新生儿以及 HME 禁忌使用的患者，应首选 HH。使用 HH 常见问题有：冷凝水、交叉感染、气道灼伤和确保吸入合适温湿度的气体。温度报警，自动关闭机制，甚至有时将默认温度设定为恒定的 37℃，可能有助于提高患者的安全性。

（王淑芹 译　顾思超 校）

参考文献

1. Branson RD (2006) Humidification of respired gases during mechanical ventilation: mechanical considerations. Respir Care Clin 12:253–261
2. Rathgeber J, Kazmaier S, Penack O et al (2002) Evaluation of heated humidifiers for use on intubated patients. A comparative study of humidifying efficiency, flow resistance and alarm functions using a lung model. Intensive Care Med 28:731–739
3. Prat G, Renault A, Tonnelier JM et al (2003) Influence of the humidification device during acute respiratory distress syndrome. Intensive Care Med 29(12):2211–2215
4. Pelosi P, Solca M, Ravagnan I et al (1996) Effects of heat and moisture exchangers on minute ventilation, ventilatory drive, and work of breathing during pressure-support ventilation in acute respiratory failure. Crit Care Med

24(7):1184–1188

5. Fink J (2001) Humidity and bland aerosol therapy. In: Wilkins RL, Stoller JK, Kacmarek RM (eds) Fundamentals of respiratory care, 9th edn. Mosby, St Louis

6. Ward C (1998) Ward's anaesthetic equipment. WB Saunders, London

7. AARC (American Association for Respiratory Care) Clinical Practice Guideline (1992) Humidification during mechanical ventilation. Respir Care 37(8):887–890

第4章 热湿交换器

Jean-Damien Ricard、Alexandre Boyer 和 Didier Dreyfuss

4.1 热湿交换器

　　热湿交换器（heat and moisture exchanger，HME）首次提到是在 20 世纪 50 年代中期和 60 年代早期，并自 70 年代以来取得了长足进展[1]。所有 HME 的基本原理在于：通过储存呼出气体的热量和水分，对吸入的干燥气体进行加热湿化。这种被动的功能可以通过不同的机制获得。

　　最早的 HME 是简单的冷凝器，由具有较大表面积金属元件制成，像金属细网纱卷或不锈钢钢管。由于金属的高密度和热传导性，通过此装置无法获得有效的温度梯度。冷凝器的金属元件随后被一次性泡沫、塑料或纸所替代。通过将冷凝金属元件用可以吸湿的化学物质（氯化钙或氯化锂）进行涂层，实现了进一步增加输出气体的湿度的目的。这些化学物质可以吸附呼出的水蒸气用以加热湿化

J.-D. Ricard (✉) • D. Dreyfuss
INSERM U722, UFR de Médecine,
Université Paris Diderot, Paris 7,
Paris, France

Assistance Publique - Hôpitaux de Paris, Hôpital Louis Mourier,
Service de Réanimation Médico-chirurgicale,
178, rue des Renouillers, F-92700 Colombes, France
e-mail: jean-damien.ricard@lmr.aphp.fr

A. Boyer
Service de Réanimation Médicale, CHU Bordeaux,
3 place Amélie Raba Léon, 33076 Bordeaux cedex, France

A.M. Esquinas (ed.), *Humidification in the Intensive Care Unit*,
DOI 10.1007/978-3-642-02974-5_4, © Springer-Verlag Berlin Heidelberg 2012

吸入的气体。这种类型的 HME 被称为吸湿冷凝器。由过滤器衍生的疏水 HME，也可用于加热加湿吸入的气体。最早出现的疏水 HME 是由低导热系数的防水陶瓷制作，由于折叠产生了非常大的表面积，这样可以在 HME 内形成一个温度梯度，有利于储存温度和湿度。最后，亲水和疏水元件被用于同一个 HME，形成一个"联合"HME。尽管最近的研究表明，一些单纯的吸湿 HME 可提供与联合 HME 相当的绝对湿度 [2-3]，但这些不同的 HME 的吸湿性表现却有很大区别，疏水 HME 加湿效果最差（有导致气管导管阻塞的风险），联合 HME 的效果最好。

4.1.1　主动热湿交换器

为提高 HME 的加湿性能，新的装置已经设计出来 [4]。简单地说，这些设置被添加在 HME 和气管导管之间，由一个电源控制的陶瓷加热元件构成，可以将水分（水由装置的侧孔注入）蒸发到气道中。这些装置可以使 HME 提供的绝对湿度增加 $3 \sim 4\,mgH_2O/L$ [4]，但到目前为止，这些增加的绝对湿度带来的临床收益还没有被证实。

4.1.2　临床应用

除了一些特定情况，HME 或加热湿化器可以为吸入的气体提供同等的热量和湿度 [1]。尽管如此，不同国家之间的做法各异 [5-6]。一项调查研究发现，在法国，在 63% 的 ICU，HME 被应用于所有患者，而在加拿大，只有 13% 的 ICU 应用 HME[6]。相反，在加拿大，60% 的 ICU 主要应用加热湿化器，而在法国，仅有 20% 的 ICU 应用。这些结果可能可以解释两国机械通气成本之间的一些差异 [5]。在没有影响护理质量的情况下，选择合理的加湿装置，应该有助于降低机械通气的成本。

4.1.3　效力

在分析吸入气体湿化的调节效果和结果时必须考虑以下重要方面，包括：

- 避免气管导管阻塞（这是由气体湿化不足导致的最严重的和最担

心的并发症），根据热量和湿度传送的原理，这直接与加湿设备的性能有关

- 避免传播微生物（特别是多重耐药菌），这直接与加湿设备防止呼吸管路污染的能力有关
- 增加最小的阻力和无效腔
- 装置的实用性
- 确保装置最佳使用状态所必需的维护最低
- 购买和长期使用该装置的成本最小。

根据以上方面的要求，理想的湿化器可以被定义为：在机械通气和患者自主呼吸的情况下都可以提供合适的湿度，具备安全的自动设置（即防触电，为避免连接错误，不需或仅有有限的连接），能防止患者携带的病原体污染环境，使用简单，无需维护，并且比较便宜。

4.1.4　确保合适的湿度

合适的湿度可以被定义为：在某一湿度下，呼吸道没有过多的热量和水分丢失。试图设定一个湿化装置能够提供的最小绝对湿度，存在一定的难度。这在选择和比较不同湿化装置时可能有用。尽管以往建议的最小绝对湿度的范围为 25 ~ 35 mgH$_2$O/L，但推荐的是 30 mgH$_2$O/L[7]。这就是说，一个临床医师要选择一个适当的加湿设备，应该确保该设备能提供至少 30 mgH$_2$O/L 的绝对湿度。合适的湿度的另一个定义是：能避免气管导管阻塞的湿度。有些人可能认为，用气管导管阻塞的风险来限定合适的湿度过于简单了。但是，我们必须记住，气管导管阻塞是湿化不足的最严重和最担心的并发症，有时甚至是致命的[8]。

毫无疑问，20 年前 HME 和加热湿化器的输出湿度是不等效的。1988 年，Cohen 等人意识到使用 HME 与气管导管阻塞的临床风险相关[9]。两年之后，Martin 等人报道了一个由于使用 HME 导致气管导管阻塞而死亡的病例[8]。其他几篇发表的论文也证实，与加热湿化器相比，使用 HME 可以增加气管导管阻塞的风险。然而，这些研究使用的都是纯粹的疏水 HME，这些装置的性能经测量显示的绝对

湿度值较低 [2,10]。

已被证明，分泌物由于沿着气管导管内表面积聚，会引起气管导管内径逐渐减小而导致气管导管堵塞发生 [11]。与加热湿化器或联合 HME（疏水和亲水）相比，纯粹的疏水性 HME 导致的气管导管内径的减小更显著 [11]。虽然在本研究中未同时测量不同装置的吸湿性 [11]，但很明显，导致气管导管内径的减小（最终导致气管导管的堵塞）取决于湿化装置输出的湿度大小。事实上，Villafane 等 [11] 使用的湿化装置的湿度测量装备已经被其他人制造出来，与他们所得的结论一致（即更容易导致气管导管内径减小的疏水性 HME 显示出最差的湿度输出 [10]）。这导致对吸湿性和临床表现的研究。

虽然毫无疑问，加热湿化器提供的绝对湿度值比 HME 提供的更大 [10]，但到目前为止没有任何证据表明，这些更大的绝对湿度值会给临床预后带来任何好处，包括气管导管阻塞在内。表 4.1 显示了在最近发表的研究中气管导管堵塞的发生率。值得注意的是：①与早期的研究 [9,12-13] 比较，气管导管堵塞的发生率有大幅下降；②也有使用加热湿化器造成气管导管堵塞的报道；③ 应用 HME 的气管导管堵塞的发生率不再比使用加热湿化器的更大。甚至在一项研究中，

表 4.1 使用加热湿化器和湿热交换器导致气管导管堵塞发生率的比较研究

第一作者，出版年份	病例数	气管导管堵塞的发生率	
		HH	HME
Branson，1993	120	0	0
Dreyfuss，1995	131	0	1
Branson，1996	200	0	0
Villafane，1996	23	1	0
Boots，1997	116	0	0
Hurni，1997	115	1	0
Kollef，1998	310	0	0
Thomachot，1998	29	0	0
Kirton，1998	280	1	0
Lacherade，2002	370	5	1
Jaber，2004	60	2	1

HH，加热湿化器；HME，热湿交换器

使用加热湿化器发生气管导管堵塞的发生率大于使用 HME 的 [14]。

总而言之，HME 自第一次出现在市场上以来已经进行了很大的改进。与加热湿化器相比，它们不再更频繁地引起气管导管阻塞，并且能确保安全有效地对吸入气体进行湿化 [15]。它们的实用性和性价比远远优于加热湿化器，这也是为什么大多数需要机械通气的患者首选 HME 的原因。

（王淑芹 译 顾思超 校）

参考文献

1. Ricard J-D (2006) Humidification. In: Tobin M (ed) Principles and practice of mechanical ventilation. McGraw-Hill, New York, pp 1109–1120
2. Davis K Jr, Evans SL, Campbell RS, Johannigman JA, Luchette FA, Porembka DT, Branson RD (2000) Prolonged use of heat and moisture exchangers does not affect device efficiency or frequency rate of nosocomial pneumonia. Crit Care Med 28:1412–1418
3. Boyer A, Thiery G, Lasry S, Pigné E, Salah A, de Lassence A, Dreyfuss D, Ricard J-D (2003) Long-term mechanical ventilation with hygroscopic heat and moisture exchangers used for 48 hours: a prospective, clinical, hygrometric and bacteriologic study. Crit Care Med 31:823–829
4. Thomachot L, Viviand X, Boyadjiev I, Vialet R, Martin C (2002) The combination of a heat and moisture exchanger and a Booster (TM): a clinical and bacteriological evaluation over 96 h. Intensive Care Med 28:147–153
5. Cook D, Ricard JD, Reeve B, Randall J, Wigg M, Brochard L, Dreyfuss D (2000) Ventilator circuit and secretion management strategies: a Franco-Canadian survey. Crit Care Med 28:3547–3554
6. Ricard JD, Cook D, Griffi th L, Brochard L, Dreyfuss D (2002) Physicians' attitude to use heat and moisture exchangers or heated humidifiers: a Franco-Canadian survey. Intensive Care Med 28:719–725
7. American Association for Respiratory Care (1992) AARC clinical practice guideline: humidification during mechanical ventilation. Respir Care 37:887–890
8. Martin C, Perrin G, Gevaudan MJ, Saux P, Gouin F (1990) Heat and moisture exchangers and vaporizing humidifiers in the intensive care unit. Chest 97:144–149

9. Cohen IL, Weinberg PF, Fein IA, Rowinski GS (1988) Endotracheal tube occlusion associated with the use of heat and moisture exchangers in the intensive care unit. Crit Care Med 16:277–279

10. Ricard J-D, Markowicz P, Djedaïni K, Mier L, Coste F, Dreyfuss D (1999) Bedside evaluation of efficient airway humidification during mechanical ventilation of the critically ill. Chest 115:1646–1652

11. Villafane MC, Cinnella G, Lofaso F, Isabey D, Harf A, Lemaire F, Brochard L (1996) Gradual reduction of endotracheal tube diameter during mechanical ventilation via different humidification devices. Anesthesiology 85:1341–1349

12. Misset B, Escudier B, Rivara D, Leclercq B, Nitenberg G (1991) Heat and moisture exchanger vs heated humidifier during long-term mechanical ventilation. A prospective randomized study. Chest 100:160–163

13. Roustan JP, Kienlen J, Aubas P, Aubas S, du Cailar J (1992) Comparison of hydrophobic heat and moisture exchangers with heated humidifier during prolonged mechanical ventilation. Intensive Care Med 18:97–100

14. Lacherade J, Auburtin M, Souffir L, van de Low A, Cerf C, Rebuffat Y, Reizzega S, Ricard J-D, Lellouche F, Lemaire F, Brun-Buisson C, Brochard L (2002) Ventilator-associated pneumonia: effects of heat and moisture exchangers and heated water humidificators. Intensive Care Med 28:S132

15. Ricard JD (2007) Gold standard for humidification: Heat and moisture exchangers, heated humidifiers, or both? Crit Care Med 35:2875–2876

第 5 章 热湿交换器和 Booster® 系统：技术原理和临床应用

Fabrice Michel、Marc Leone 和 Claude Martin

5.1 引言

在经气管插管或气管切开行有创通气过程中，对吸入气体进行加温湿化的重要性已被广泛认可 [1-7]。经气管插管或气管切开的机械通气使上气道与吸入气体隔离，以至于无法行使正常的加温湿化功能（见图 5.1）。吸入气体的湿度和温度的持续丢失容易导致严重的气道损伤 [1-7]。而且，为避免供气管路中的阀门和气流调节装置受冷凝水损害，医用气体需接受干燥处理。应用干冷气体进行机械通气所引起的并发症可通过外接加温湿化系统加以预防，如外接加湿器或雾化器等。加温湿化器（heated humidifier，HH）存在一些不足，体现在：冷凝水积聚会成为感染来源，容易导致呼吸机故障，维护成本较高，以及增加护理工作负担 [8]。应用新近开发的材料制成的现代人工鼻或热湿交换器（heat and moisture exchanger，HME）将成为维持温度和湿化程度这一问题的解决方法 [9-13]。HME 可留存患者的热量和水分，使呼出气体中大概 70% 的热量和水分被重新吸入。

F. Michel • M. Leone • C. Martin (✉)
Service d'Anesthésie-Réanimation, Hôpital Nord,
Bd Pierre Dramard, 13915 Marseille cedex 20, France
e-mail: claude.martin@ap-hm.fr

A.M. Esquinas (ed.), *Humidification in the Intensive Care Unit*,
DOI 10.1007/978-3-642-02974-5_5, © Springer-Verlag Berlin Heidelberg 2012

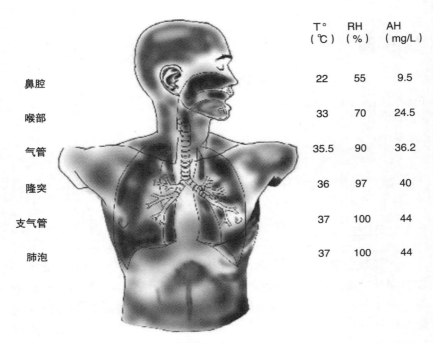

	T° (℃)	RH (%)	AH (mg/L)
鼻腔	22	55	9.5
喉部	33	70	24.5
气管	35.5	90	36.2
隆突	36	97	40
支气管	37	100	44
肺泡	37	100	44

图 5.1 上下呼吸系统对吸入气体的湿热调节

5.2 热湿交换器

HME 被置于 Y 型管和气管插管或面罩之间（见图 5.2）。与 HH 相比，HME 有诸多优点（见表 5.1）。理想的 HME 的特点如表 5.2 所示。

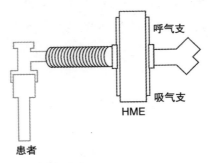

图 5.2 HME 在呼吸回路中的位置

表 5.1　HME 和 HH 的优缺点比较

	优点	缺点
HME	无电力危险 无过度湿化 花费低 无需保养 使用方便	增加阻力 增加无效腔 存在湿化不足的风险
HH	湿化充分 精确的温度控制 使用方便 可能改善低体温	有电力危险 管路中冷凝水积聚 需要监测温度 细菌污染 过度湿化 存在体温升高和黏膜烧伤风险 花费高

表 5.2　理想的 HME

欧洲标准 [ISO 9360/1992(E)]
– 腔内压力为 30 cmH$_2$O 时漏气量＜25 ml/min
– 压力下降＜5 cmH$_2$O，气体流速为以下时
　成人 60 L/min
　儿童 30 L/min
　新生儿 15 L/min
– 一次性使用
– 独立包装

性能要求
– 无效腔气量＜50 ml
– 潮气量在 200 ~ 1000 ml 之间时，呼气末气体的温湿度达到：
　AH＞32 mgH$_2$O/L
　T＞32℃
　RH＞95%
– 重量＜40 g
– 细菌滤过率＞99.999%
– 可连接二氧化碳监测仪

5.2.1　疏水型热湿交换器

　　疏水型 HME 由厚度大约为 0.2 μm 的有孔薄膜构成。气体或水蒸气能够通过孔道，但液态水分无法通过。疏水型 HME 的工作原

理与人体鼻腔类似：截留呼出气体所含的热量和水分并将其转移到接下来的吸入气体中。呼出气体离开肺部时温度为 37℃，相对湿度（relative humidity，RH）为 100%，绝对湿度（absolute humidity，AH）为 44mgH$_2$O/L；呼出气体达到气管插管末端（或口腔处）时的温度为 33℃，RH 仍为 100%，但 AH 仅为 36mgH$_2$O/L。因此，在从肺部呼出到达口腔的过程中有 8mgH$_2$O/L 的气态水分被凝集为液态。当呼出气体达到 HME 时，水分凝集在 HME 凝集间隙的表面（见图 5.3），释放水蒸气的潜在热量，使 HME 温度升高。呼出气体离开HME 时的温度大约为 20℃，AH 为 18mgH$_2$O/L（见图 5.3）。因此，每升呼出气体中有 18mg 的水分被 HME 截留。HME 患者端与呼吸机端的温差越大，截留在 HME 中的水分和热量越多。

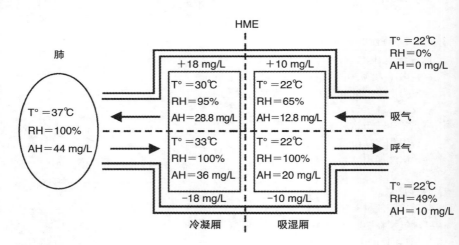

图 5.3　HME 的工作原理

在接下来的吸气中，HME 将呼气过程中截留下来的热量和18mgH$_2$O/L 的水分转移给吸入气体。为保证吸入气体抵达肺泡时AH 达到 44mgH$_2$O/L，温度达到 37℃的生理水平，上下气道还需提供额外的 26mgH$_2$O/L 的水分。

5.2.2　亲水型热湿交换器

在疏水型 HME 的简单的物理结构基础上，亲水型 HME 向间隙中加入了一种可拦截水分的亲水化学成分（见图 5.3）。亲水表层由羊毛或塑料泡沫组成，充满了以钙或锂作为活性成分的亲水性物质。亲水型 HME 能更好地截留患者的热量和水分，大约能够将呼出的热量和水分的 70% 重新补偿到吸入气体中（见图 5.3）。

5.3 Booster® 技术（图 5.4）

Booster® 系统是在 HME 的基础上，进一步加强了加温和湿化效果。该装置被置于 HME 和气管插管或面罩之间，主要由一种陶制的电子加热元件构成。水通过一种称为 Gore Tex® 的薄膜运输到该系统。加热元件在该薄膜上将水汽化。水蒸气通过该薄膜进入呼吸机回路的吸气支并与经 HME 加温湿化的吸入气体混合。由此可见，Booster® 装置增高了流经 HME 气体的温度和湿度。

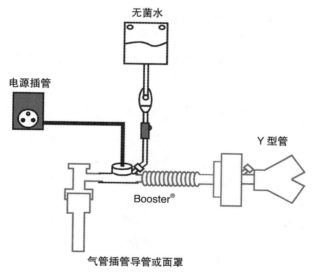

图 5.4 Booster® 系统

5.4 HME 的机械效应

在呼吸机回路上连接 HME 会影响通气功能。可预见的变化如下所述：

- 无效腔容积增加
- 吸气阻力无明显变化
- 呼气阻力增加
- 可压缩容积降低 [14]

对通气状况的潜在影响包括：

- 增加分钟通气量
- 动态肺过度充气
- 内源性 PEEP（iPEEP）
- 增加通气负荷

5.4.1　对吸气阻力的影响

HME 是一种低阻力的装置，在气流速度为 60 L/min 的条件下阻力在 $0.5 \sim 4\,cmH_2O/(L \cdot s)$ 之间。阻力负荷可通过对比安装 HME 前后的气道峰压和平台压来进行评估。可以预计，安装 HME 后呼吸做功有小幅度增加。

5.4.2　呼气阻力和内源性 PEEP

HME 增加呼气阻力，导致呼气流速减低，使动态肺过度充气风险增高和内源性 PEEP 增加。有研究发现，在非慢性阻塞性肺疾病（chronic obstructive pulmonary disease，COPD）患者中，HME 可导致内源性 PEEP 中等程度升高 [15-16]。相反，对于 COPD 患者，HME 的应用并未增加内源性 PEEP[17]。这一现象的主要原因可能是：来自 HME 的外界阻力阻碍了 COPD 患者呼气时小气道的塌陷，使动态肺过度充气无明显改变。表 5.3 总结了 HME 和 HH 的机械效应。

5.5　更换 HME：24 小时、48 小时还是 7 天？

HME 可长时间安全应用于机械通气中，制造商推荐每 24 小时更换一次 [18-19]。多项研究发现，同一 HME 的应用时间可长达 48 小

表 5.3　HH 和 HME 的机械效应

	HH	HME
可压缩容积	+++	+
无效腔	0	++
吸气阻力	±	+
呼气阻力	0	++
内源性 PEEP	0	+
通气负荷	0	++

时，并不增加患者发生呼吸机相关肺炎和其他不良事件的风险[20-21]。另一项研究报道，同一 HME 的应用时间长达 96 小时时其工作性能并未受到影响[22]。Davis 等[23] 还发现，同一 HME 应用时间在 120小时以内时没有不良反应。在一项开放性研究中，Ricard 等[24] 得出的结论是，即便 HME 每周只更换一次，机械通气仍可安全进行。Kollef 等[25] 研究报道，在开始进行机械通气的前 7 天，持续应用同一个 HME 既安全又实惠。但该研究存在的一个局限是：HME 仅仅用在机械通气的前 7 天，此后均被 HH 替代。

　　一项随机研究发现，即便同一 HME 应用时间长达 7 天，气道湿化效果仍然较为满意，这与许多研究结果一致。Ricard 等[24] 报道了他们研究的长达 377 天的机械通气中，并未发生气管导管堵塞。Davis 等[23] 也报道了 HME 平均更换周期为 4 天时，在所纳入研究的 120 例机械通气患者中并未发现导管堵塞病例。Kollef 等[25] 也对ICU 内的 163 名机械通气患者前 7 天持续应用同一 HME 进行了类似的观察研究。

　　从这些研究中可以得出的一个重要结论是：即便长时间应用同一 HME（长达 7 天）进行湿化，气管插管堵塞也是非常罕见的事件。这一观察现象可能是由于不同 ICU 团队均对患者进行了严密而规范的监测。为了患者安全，需要强调以下几个方面：

1. 必须排除存在禁忌证（如低体温、支气管胸膜瘘等）的患者
2. 必须反复吸痰以确定气道通畅度
3. 如果存在明显的污染，必须更换 HME

4. 必须把 HME 垂直固定于气管插管导管之上，医护人员必须反复确认位置。延长 HME 使用时间可以降低医疗花费，但不可以以危及患者的生命安全作为代价。

综上所述，目前的研究结果显示，与标准的每 24 小时更换一次 HME 相比，长时间应用同一 HME（连续应用长达 7 天）是一种既安全又实惠的提供湿化的方式。延长 HME 更换周期并不会增加发生肺炎的风险，也不会对机械通气时间、ICU 停留时间、病死率等次要结局产生不良影响。

5.6　结论

对吸入气体进行加温和湿化至关重要。医用气体进行了干燥处理，以避免产生冷凝水对供气管路中的阀门和气流调节装置造成损坏。HME，尤其是亲水型 HME，是调节呼吸气体温度湿度的简单方法。亲水型 HME 可留存患者的热量和水分，并将大约 70% 的呼出热量和水分重新补偿至吸入气体。

（罗祖金 译　冯莹莹 校）

参考文献

1. Chalon J, Loew D, Malebranche J (1972) Effect of dry anesthetic gases on tracheobronchial ciliated epithelium. Anesthesiology 37:338–343
2. Marfi ata S, Donahoe PK, Hendren WH (1975) Effect of dry and humidified gases on the respiratory epithelium in rabbits. J Pediatr Surg 10:583–587
3. Forbes AR (1974) Temperature, humidity and mucus flow in the intubated trachea. Br J Anaesth 46:29–34
4. Noguchi H, Takumi Y, Aochhi O (1973) A study of humidification in tracheostomized dogs. Br J Anaesth 45:844–848
5. Chalon J, Patel C, Ali M et al (1979) Humidity and the anesthetized patient. Anesthesiology 50:195–198
6. Noguchi H, Takami Y, Rochi O (1973) A study of humidification in tracheostomized dogs. Br J Anaesth 45:844–847

7. Bethune DW, Shelley MP (1985) Hydrophobic versus hygroscopic heat and moisture exchangers. Anaesthesia 40:210–211

8. Mebius CA (1989) Comparative evaluation of disposable humidifiers. Acta Anaesthesiol Scand 27:403–409

9. Chalon J, Markham J, Ali M et al (1984) The Pall Ultipor breathing circuit filter—an efficient heat and moisture exchanger. Anesth Analg 63:566–570

10. Shelly M, Bethune DW, Latimer RD (1986) A comparison of five heat and moisture exchangers. Anaesthesia 41:527–532

11. Turtle MJ, Ilsley AH, Rutten AJ (1987) An evaluation of six disposable heat and moisture exchangers. Anaesth Intensive Care 15:317–322

12. Weeks DB, Ramsey FM (1983) Laboratory investigation of six artificial noses of use during endotracheal anesthesia. Anesth Analg 62:758–763

13. Martin C, Papazian L, Perrin G et al (1994) Preservation of humidity and heat of respiratory gases in patients with a minute ventilation > 10 l/min. Crit Care Med 22:1871–1876

14. Lotti GA, Olivei MC, Brasch Antonio (1999) Mechanical effects of heat-moisture exchanger in ventilated patients. Crit Care 3:R877

15. Lotti GA, Olivei MC, Palo M (1997) Unfavorable mechanical effects of heat and moisture exchangers in ventilated patients. Intensive Care Med L3:399–405

16. Pelosi P, Solca M, Ravagnan I, Tubiolo D, Ferrario L, Gattinoni L (1996) Effects of heat and moisture exchangers on minute ventilation ventilatory drive, and work of breathing during pressure-support ventilation in acute respiratory. Crit Care Med 24:1184–1188

17. Conti G, De BR, Rocco M, Pelaia P, Antonelli M, Bufi M et al (1990) Effects of the heatmoisture exchangers on dynamic hyperinflation of mechanically ventilated COPD patients. Intensive Care Med 16:441–443

18. Martin C, Thomachot L, Quinio B et al (1995) Comparing two heat and moisture exchangers with one vaporizing humidifier in patients with minute ventilation greater than 10 L/min. Chest 107:1411–1415

19. Branson RD, Davis K, Campbell RS et al (1993) Humidification in the intensive care unit: prospective study of a new protocol utilizing heated humidification and a hydroscopic condenser humidifier. Chest 104:1800–1805

20. Thomachot L, Vialet R, Viguier JM et al (1998) Efficacy of heat and moisture exchangers changing every 48 hours rather than 24 hours. Crit Care Med 26:477–481

21. Djejaini K, Billiard M, Mier L et al (1995) Changing heat and moisture

exchangers every 48 hours rather than 24 hours does not affect their efficacy and the incidence of nosocomial pneumonia. Am J Respir Crit Care Med 152:1562–1569

22. Thomachot L, Boisson C, Arnaud S et al (2000) Changing heat and moisture exchangers after 96 hours rather than after 24 hours: a clinical and microbiological evaluation. Crit Care Med 28:714–720

23. Davis K, Evans SL, Campbell RS et al (2000) Prolonged use of heat and moisture exchangers does not affect device efficiency or frequency rate of nosocomial pneumonia. Crit Care Med 28:1412–1418

24. Ricard JD, Le Mière E, Markowicz P et al (2000) Efficiency and safety of mechanical ventilation with a heat and moisture exchanger changed only once a week. Am J Respir Crit Care Med 161:104–109

25. Kollef HM, Shapiro SD, Boyd V et al (1998) A randomized clinical trial comparing an extended-use hygroscopic condenser humidifier with heated-water humidification in mechanically ventilated patients. Chest 113:759–767

第 6 章 主动型和被动型加温湿化器性能比较

Jens Geiseler、Julia Fresenius 和 Ortrud Karg

缩略语

CPAP	Continuous positive airway pressure	持续气道内正压
HH	Heated humidifier	加温湿化器
HME	Heat and moisture exchanger	热湿交换器
HMEF	Heat and moisture exchanger and mechanical filter 热湿交换过滤器	
IMV	Invasive mechanical ventilation	有创机械通气
NIV	Noninvasive ventilation	无创通气
p0.1	Mouth occlusion pressure 0.1 s after start of inspiration 吸气初始 0.1 s 内口腔闭合压	
PCO_2	Partial pressure of carbon dioxide	二氧化碳分压
VAP	Ventilator–associated pneumonia	呼吸机相关性肺炎
WOB	Work of breathing	呼吸功

J. Geiseler (✉) • J. Fresenius • O. Karg
Department of Intensive Care Medicine and Long-Term Ventilation,
Asklepios Fachkliniken München-Gauting,
Robert-Koch-Allee 2, 82131 Gauting, Germany
e-mail: j.geiseler@asklepios.com; j.fresenius@asklepios.com; o.karg@asklepios.com

A.M. Esquinas (ed.), *Humidification in the Intensive Care Unit*,
DOI 10.1007/978-3-642-02974-5_6, © Springer-Verlag Berlin Heidelberg 2012

6.1 引言

在生理情况下，上呼吸道通过加温加湿作用可使到达肺泡的气体温度达到 37℃，湿度达到相对饱和 100%（绝对饱和 44 mgH₂O/L）。然而，在有创或无创通气过程中，呼吸机通过高压或高流速输送的气体却较为干燥。

在有创通气过程中，由于人工气道的建立，上气道无法行使正常的生理性加温湿化功能，使得外接加温湿化装置显得尤为必要；但加温加湿很少被推荐用于 NIV，可能是因为 NIV 时正常上呼吸道湿化功能仍然保留，仅在高流量通气时会存在湿化不足的现象。

总体而言，对吸入气体进行加温湿化的方法一般可分为两类，一类是由 HH 完成的主动加温湿化法，另一类是由 HME 完成的被动加温湿化法。

本章将主要讨论上述两种湿化装置在有创和无创通气过程中的湿化效果以及对患者呼吸做功和二氧化碳排出的影响。

6.2 有创机械通气过程中的加温湿化

有创机械通气时须对患者进行气管插管或气管切开，这使吸入气体在不接触上气道的情况下直接进入肺内，导致吸入气体与上气道完全隔离。当干燥气体直接到达下呼吸道后，容易导致纤毛上皮细胞损伤，下呼吸道水分大量丢失、痰液黏稠以及气管插管导管堵塞等。为预防相关不良后果发生，有创通气开始即应进行气道湿化。

目前，HME 的应用至少在法国的多数重症监护室（ICU）内最为普遍[1]。以前生产的疏水型 HME，如 Pall BB2215 型过滤器（Pall Biomedical; Saint-Germaine-en-Laye，France），由于其湿化性能较差且导致气道堵塞的风险较高，目前已被现代亲水型或疏水型 HME 取代[2]。现代 HME 大多还具备细菌过滤功能，这种 HME 被称为热湿交换过滤器（HMEF）。对于 HME，ISO 欧洲转化标准 9360-2：2001 要求其至少要保证吸入气体的湿度达到 30 mgH₂O/L[3]。当潮气量过大时 HME 的湿化能力会降低[4]。一项实验研究[5]在具有生理湿化功能的模拟肺上对 48 种不同的 HME 和 HMEF 进行了比较研究。结果发现，吸入气体湿度能达到 ISO 标准的比例仅为 37.5%（即绝对饱和湿度＞30 mgH$_2$O/L），并且 25% 的吸入气体湿度低于 25 mgH$_2$O/L。该研究结果所显示的吸入气体的湿度与制造商所提供的数据存在较大差异，平均相差 3.0 mgH$_2$O/L，最大可达 8.9 mgH$_2$O/L。研究结论指出，不是所有所谓的 HME 都能满足使用要求。HME 和 HMEF 均需独立评价，在很多情况下可能达不到制造商所标示的那么满意的湿化效果。另外，制造商推荐 HME 需每 24 小时更换一次，但有研究报道每 7 天更换一次也并未影响其工作效率[6]。

对吸入气体进行加温湿化的另一类装置是 HH。根据现行的 ISO 8185 标准，在上气道被完全隔离的情况下，该装置至少应能将吸入气体的绝对湿度提升至 33 mgH$_2$O/L[7]。该装置主要是通过加热盘将湿化水加热为水蒸气后对吸入气体进行加温湿化，部分装置还在呼吸机管路内装有加热导丝。该装置一般通过监测湿化罐和 Y 型管处的温度来对其输出功率进行反馈调节。对于不带加热丝的 HH，吸入气体的热量主要由水蒸气提供；对于带加热丝的 HH，则由水蒸气和加热丝共同提供。近期发表的一项体外研究[8]结果显示，在保证 Y 型管处温度为 35℃的情况下，不带加热丝的 HH 即便在患者分钟通气量（minute volume，MV）波动较大时也可显示出较好的湿化效果；相比之下，当患者 MV＞6 L/min 时带加热丝的 HH 并不能使吸入气体在 37℃时达到湿化饱和状态。因此，在 Y 型管处采取的温度测量手段通常并不足以使吸入气体达到充分湿化状态。根据吸入气体湿化方式的不同，湿化器可分为气泡式和对流式两种，前者产生潜在的感染性气溶胶的风险较大[9]；对于后者，至少有一项通过 CPAP 装置进行的实验研究显示其并无气溶胶形成，仅能产生水蒸气，产生感染性颗粒的可能性较小[10]。

近期研制的所谓的逆流式 HH 是在湿化罐内加装了一个内芯结构，其表面布满水分，可增强气体的吸湿效果[11]。实验研究显示，其湿化效果明显优于传统 HH，且吸气流速和呼吸频率对其湿化效果的影响较小。

综上所述，HH 的加温加湿效果整体而言优于 HME。但该装置价格昂贵，且存在湿化水污染而增加感染的风险。

在不考虑性能和实验研究结果差异的情况下，从临床应用角度考虑，HH 和 HME 这两类装置相关的以下问题值得重视：湿化效果、导管堵塞的发生率、对呼吸功的影响、CO_2 排出和感染风险。

6.2.1   吸入气体的湿化效果

在有创机械通气过程中，HH 和 HME 均可达到较为满意的加温湿化效果。但就 HME 而言，其早期产品湿化效果较差，曾有气管插管堵塞导致致命性后果的报道。近期一项随机对照试验（RCT）[12]对 HH（MR 730，Fisher & Paykel Healthcare Ltd., Auckland, New Zealand） 和 HMEF（DAR Hygrobac filter device，Tyco Healthcare/Nellcor, Pleasanton, California, USA）进行了比较，发现两类装置所致导管堵塞发生率并无差异。理论上，HH 具有更强的湿化能力，因此对于存在大量黏稠痰液的患者，如慢性阻塞性肺疾病（COPD）急性加重患者，我们更主张使用 HH，但其与 HME 比较孰优孰劣目前仍缺乏较为一致的临床证据。

6.2.2   呼吸功

HME 和 HH 均会增加吸气阻力，为避免患者呼吸功耗增加，必须通过调节呼吸机支持力度以克服这部分额外阻力，尤其是在辅助通气时。HH 所致的阻力在吸气过程中在 $0.5 \sim 4.4\,cmH_2O/(L \cdot s)$ 之间波动，在呼气过程相对较低[13]。所谓的气泡式或瀑布式 HH 所致的气道阻力较高，以致目前基本不再将其用于有创通气患者。HME 和 HMEF 所致阻力大约在 $1.5 \sim 2.9\,cmH_2O/(L \cdot s)$ 之间。

Iotti 等[14] 在 10 例非 COPD 的急性呼吸衰竭患者对 HH 和 HME 的机械特性进行了比较研究。HH 安装在呼吸机管路吸气支，HME 安装在 Y 型管和气管插管导管之间，结果发现，HH、HME 和 HMEF 三者所致阻力分别为 $0.5\,cmH_2O/(L \cdot s)$、$1.57\,cmH_2O/(L \cdot s)$ 和 $2.86\,cmH_2O/(L \cdot s)$，其中 HH 所致阻力明显偏低；三者所致的额外无效腔气量分别为 0 ml、60 ml 和 100 ml。故为维持相同的 PCO_2 水平，由于无效腔和潮气量增加,应用 HME 和 HMEF 时呼吸功耗明显增加。Pelosi 等[15] 在 14 例急性呼吸衰竭患者应用两种不同的 HME 进行研究，也发现 HME 会显著增加患者呼吸功耗，需将呼吸机压力支持水平提高 $5 \sim 10\,cmH_2O$ 才可将其避免。Girault 等[16] 在困难撤机患者的研究也提示，与 HH 相比，HME 会显著增加患者跨膈压和吸气做功，至少要将呼吸机压力支持水平提高 $8cmH_2O$ 才可将其部分克服。

总之，HME 可增加气道阻力和无效腔，降低机械通气效率。因此，有必要通过调节呼吸机参数（容量或压力）来克服这些负面影响，尤其是对呼吸肌无力的患者，如延长脱机患者。

6.2.3 CO_2 排出

Le Bourdelles 等[17] 的研究显示，在通过压力支持模式对患者进行撤机的过程中，将 HH 换为 HME 后，患者 PCO_2 水平显著增加，主要是因为在将湿化装置更换为 HME 后，患者的呼吸频率增高，而吸入潮气量无明显增加，导致过高的无效腔通气，肺泡通气量降低。同样，Prin 等[18] 发现，急性呼吸窘迫综合征（ARDS）伴 CO_2 潴留患者进行机械通气时，在保持呼吸机参数不变的情况下，将 HME 更换为 HH 后，PCO_2 可降低 $11\pm5mmHg$。

总之，如果将 HH 更换为 HME，可能导致无效腔增加以及肺泡通气量降低。在 HME 应用过程中，必须密切监测血气；如果存在 PCO_2 增加，可通过增加呼吸机压力支持水平或将其更换为 HH 对其加以改善。

6.2.4 HH 和 HME 对 VAP 的影响

对于 HH 和 HME 这两种加温湿化装置对 VAP 发生率的影响，文献报道并无一致的结论。Kirton 等[19] 在对 280 例创伤患者行有创通气时发现，应用 HME 晚发型 VAP 发生率显著降低，而早发型 VAP 发生率并无显著变化。同样，Kola 等[20] 4 年前发表的一篇 Meta 分析显示，在机械通气过程中应用 HME 可显著降低 VAP 的发生率，尤其是上机时间小于 7 天的患者。但一项 RCT[21] 却得出了不同的结论，认为无论采用何种湿化装置，VAP 的发生率、机械通气时间以及 ICU 病死率并无显著差异。

对于 HME 和 HMEF 两种装置中何者会降低 VAP 发生率，目前尚无确凿证据。HME 可能存在的降低 VAP 风险的原因主要基于此类装置可降低管路内冷凝水的积聚。但是，呼吸机相关肺炎或被称为人工气道相关肺炎的病理生理过程相当复杂，其诱因不仅包括冷凝水积聚，还包括微量误吸等多种因素。

6.3　无创通气过程中的湿化

　　NIV 在急性呼吸衰竭的应用过程中，有多种连接方式可供选择，如鼻罩、鼻面罩、全面罩和头盔等。除了后者以外，所有面罩在压缘和面部之间均存在潜在缝隙，存在漏气的风险，会使 HME 的湿化效率较在有创通气时明显降低。一方面，在呼气过程中由于漏气存在，不是所有的热量和水分均能储存在过滤器上；另一方面，在吸气过程中由于漏气存在，吸气流速增加，导致 HME 湿化效率降低。2009 年报道的一项生理学研究 [22] 对健康志愿者进行 NIV 时采用了不同的湿化方式，包括 HME、HH 以及无湿化器的情况。通过测量吸入气体的湿度，研究者发现，在漏气量为 0 时，HH 和 HME 的湿化效果相当，吸入气体的绝对湿度在 $25 \sim 30\,mgH_2O/L$ 之间；但随着漏气量的增加，HME 的湿化效果逐渐变差，吸入气体的绝对湿度仅为 $15\,mgH_2O/L$。尽管如此，受试者的舒适度在吸入气体的绝对湿度为 $15 \sim 30\,mgH_2O/L$ 时并无差异，这可能是因为在 NIV 过程中上气道仍然保持着正常的加温湿化功能。但上述结论是否适用于痰量较多的 AECOPD 患者，尚有待深入研究。Jaber 等 [23] 和 Lellouche 等 [24] 均在 2002 年报道了使用全面罩进行无创正压通气时 HH 和 HME 的差别。Jaber 等 [23] 的研究显示，在同样呼吸机参数下使用 HME 时，尽管患者 MV 和 P0.1 明显增高，但 PCO_2 水平仍然显著上升。Lellouche 等 [24] 的研究显示，应用 HME 时，高碳酸血症性呼吸衰竭患者吸气做功显著增加，并且若将呼吸末正压（PEEP）调为 0 时，与自主呼吸相比，NIV 未能降低患者的吸气负荷，但 HH 的情况正好相反。

　　尽管多数文献支持在急性呼吸衰竭患者中使用 HH 以降低 WOB 和改善 CO_2 排出，但一项关于长期家庭机械通气的研究显示，HH 和 HME 的耐受性以及不良反应的发生率并无显著差异 [25]。

　　头盔具有较大的内部容积，容易储存患者呼出气体中所含水分。因此，有人认为在应用头盔行 NIV 过程中，没有必要外接加温湿化装置，因为这容易导致大量冷凝水积聚，甚至带来不良后果。

Chiumello 等[26] 对 9 例急性呼吸衰竭患者和 10 位健康志愿者将 ICU 呼吸机与头盔连接后进行低流量或高流量 CPAP，并分别测量加用 HH 或不加用 HH 时吸入气体的温度和湿度，最后得出的结论是头盔可担当起湿化器的作用，在 CPAP 过程中无需配备加温湿化装置。

NIV 使用湿化装置对 VAP 发生率的影响目前尚无报道。与 IMV 相比，NIV 本身就可显著降低院内感染的发生率，因此，两种湿化装置对 VAP 发生率存在显著差异的可能性也较小。

6.4 推荐要点

- 外接加温湿化装置在 IMV 过程中非常必要。对于 NIV 患者，若通气时间超过 6 小时或痰液黏稠，也同样应该考虑。
- 理论上讲，与 HME 相比，HH 在 IMV 过程中湿化能力更强，但在临床观察并未发现其存在显著优势，因此，两类装置均可用于控制通气患者。
- HME 和 HMEF 均会增加管路无效腔，影响 CO_2 排出。增加呼吸功耗和分钟通气量其可得到有效改善。在压力支持通气过程中，由于气道阻力增加，呼吸做功会相应增加。因此，压力支持水平需要进行个体化调整，尤其是对于呼吸肌无力的患者。
- 若对急性呼吸衰竭患者实施 NIV，HH 是更为合适的加温湿化方式。

（罗祖金 译 王书鹏 校）

参考文献

1. Ricard JD, Cook D, Griffith L et al (2002) Physicians' attitude to use heat and moisture exchangers or heated humidifiers: a Franco-Canadian survey. Intensive Care Med 28:719–725

2. Cohen IL, Weinberg PF, Fein IA et al (1988) Endotracheal tube occlusion associated with the use of heat and moisture exchangers in the intensive care unit. Crit Care Med 16:277–279

3. ISO 9360-2001: Anaesthetic and respiratory equipment – Heat and moisture exchangers (HMEs) for humidifying respired gases in humans. Part 2: HMEs for use with tracheostomized patients having minimum tidal volumes of 250 ml

4. Rathgeber J (2006) Devices used to humidify respired gases. Respir Care Clin N Am 12:165–182

5. Lellouche F, Taille S, Lefrancois F et al (2009) Humidification performance of 48 passive airway humidifi ers – comparison with manufacturer data. Chest 135:276–286

6. Ricard JD, Le Miere E, Markowicz P et al (2000) Efficiency and safety of mechanical ventilation with a heat and moisture exchanger changed only once a week. Am J Respir Crit Care Med 161:104–109

7. ISO 8185-2007: Respiratory tract humidifiers for medical use – Particular requirements for respiratory humidification systems

8. Solomita M, Daroowalla F, LeBlanc D et al (2009) Y-piece temperature and humidification during mechanical ventilation. Respir Care 54:480–486

9. Rhame FS, Streifel A, McComb C et al (1986) Bubbling humidifiers produce microaerosols which can carry bacteria. Am J Infect Control 7:403–407

10. Wenzel M, Klauke M, Gessenhardt F et al (2005) Sterile water is unnecessary in a continuous positive airway pressure convection-type humidifier in the treatment of obstructive sleep apnea syndrome. Chest 128:2138–2140

11. Schumann S, Stahl CA, Möller K et al (2007) Moisturing and mechanical characteristics of a new counter-fl ow type heated humidifier. Br J Anaesth 98:531–538

12. Lacherade JC, Auburtin M, Cerf C et al (2005) Impact of humidification systems on ventilatorassociated pneumonia. Am J Respir Crit Care Med 172:1276–1282

13. Rathgeber J, Kazmaier S, Penack O et al (2002) Evaluation of heated humidifiers for use on intubated patients: a comparative study of humidifying efficiency, flow resistance, and alarm functions using a lung model. Intensive Care Med 28:731–739

14. Iotti G, Olivei MC, Palo A et al (1997) Unfavourable mechanical effects of heat and moisture exchanger in ventilated patients. Intensive Care Med 23:399–405

15. Pelosi P, Solca M, Ravagnan I et al (1996) Effects of heat and moisture exchangers on minute ventilation, ventilatory drive, and work of breathing during pressure-support ventilation in acute respiratory failure. Crit Care Med 24:1184–1188

16. Girault C, Breton L, Ricard JD et al (2003) Mechanical effects of airway humidi-

fication devices in difficult to wean patients. Crit Care Med 31:1306–1311

17. Le Bourdelles G, Mier L, Fiquet B et al (1996) Comparison of the effects of heat and moisture exchangers and heated humidifiers on ventilation and gas exchange during weaning trials from mechanical ventilation. Chest 110:1294–1298

18. Prin S, Chergui K, Augarde R et al (2002) Ability and safety of a heated humidifier to control hypercapnic acidosis in severe ARDS. Intensive Care Med 28:1756–1760

19. Kirton OC, DeHeaven B, Morgan J et al (1997) A prospective, randomized comparison of an in-line heat moisture exchange filter and heated wire humidifiers. Chest 112:1055–1059

20. Kola A, Eckmanns T, Gastmeier P (2005) Efficacy of heat and moisture exchangers in preventing ventilator-associated pneumonia: meta-analysis of randomized controlled trials. Intensive Care Med 31:5–11

21. Lacherade JC, Auburtin M, Cerf C (2005) Impact of humidification systems on ventilatorassociated pneumonia. A randomized multicenter trial. Am J Respir Crit Care Med 172:1276–1282

22. Lellouche F, Maggiore SM, Lyazidi A et al (2009) Water content of delivered gases during non-invasive ventilation in healthy subjects. Intensive Care Med 35:987–995

23. Jaber S, Chanques G, Matecki S et al (2002) Comparison of the effects of heat and moisture exchangers and heated humidifiers on ventilation and gas exchange during non-invasive ventilation. Intensive Care Med 28:1590–1594

24. Lellouche F, Maggiore SM, Deye N et al (2002) Effect of the humidification device on the work of breathing during noninvasive ventilation. Intensive Care Med 28:1582–1589

25. Nava S, Cirio S, Fanfulla F et al (2008) Comparison of two humidification systems for chronic non-invasive mechanical ventilation. Eur Respir J 32:460–464

26. Chiumello D, Chierichetti M, Tallarini M (2008) Effect of a heated humidifier during continuous positive airway pressure delivered by a helmet. Crit Care 12:R55

第 7 章 评价机械通气湿化设备性能的主要技术

François Lellouche

对空气湿化效果的评价使呼吸机湿化设备不断改良和多样化。就湿化效果而言，研究的重点通常着眼于评价热湿交换器（HME）和加温湿化器（HH）的性能。在床旁直接观察螺纹管或湿化罐附壁冷凝水的方法简便易行，但也有其局限性。测量空气湿度的方法有很多，湿度测定法和电容湿度计是临床上应用于患者（有创或无创通气时）或实验室最常用的方法。重力法（ISO 9360 标准）因其技术局限性只能应用于实验室。湿度测定法和重力法通常应用于临床研究，而湿化系统制造商则更倾向于应用重力法。这或许可以解释在评价湿化设备性能时的差异 [1-2]。

7.1 直接观察冷凝水法

7.1.1 螺纹管中的冷凝水

评价呼吸机管路中的气体是否充分湿化的最简单的方法是：观察螺纹管或气管插管内是否有冷凝水。实际上，如果呼吸机管路中的气体与外界存在温差，气体在管路中会冷却而导致相对湿度增大，当温度下降到露点温度时，管壁就会出现冷凝水。

F. Lellouche
Institut Universitaire de Cardiologie et de Pneumologie de Québec,
Centre de recherche, Hôpital Laval,
2725, chemin Sainte-Foy, G1V4G5 Québec, QC, Canada
e-mail: francois.lellouche@criucpq.ulaval.ca, fl ellouche@free.fr

A.M. Esquinas (ed.), *Humidification in the Intensive Care Unit*,
DOI 10.1007/978-3-642-02974-5_7, © Springer-Verlag Berlin Heidelberg 2012

这种方法已被 2 个团队所证实。他们发现，冷凝水与经过 HME 的气体的绝对湿度之间存在良好的相关性 [3-4]。这种简单的方法可以用于 HME 和加温湿化器。但是，这种方法不够精确，只能计算气体相对湿度的大概水平，而无法准确评价气体的含水量。

7.1.2 湿化罐内壁的冷凝水

当使用加温湿化器时，可以通过湿化器内壁冷凝水的量来间接测定气体是否达到了较高的相对湿度。这种方法在较低室温（22~24℃）的试验中已得到证实 [5]。的确，低室温与湿化罐中气体的温差才能增加，从而使湿化罐内的气体冷却，气体的相对湿度增加；当温度下降至露点时，湿化罐内壁的冷凝水就形成了。相反，在室温较高时，环境与湿化罐之间的温差不足以形成冷凝水。在这种情况下，冷凝水与气体湿度之间就缺乏相关性 [5]，如图 7.1 所示。

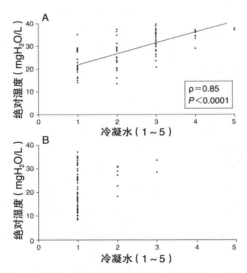

图 7.1 （A 和 B）通过观察湿化罐内壁冷凝水来评价 HH 的湿化效果 [5]。A 图示在相对较低的室温下（22~24℃），湿化罐内壁冷凝水（根据冷凝水的级别，见下文）与加热导丝的湿化功能[绝对湿度（mgH$_2$O/L）]之间存在良好的相关性。B 图示在相对较高的室温下（28~30℃）不存在此种相关性。冷凝水级别的评定方法：加湿罐内壁冷凝水的直接观察评价分级标准为：1，干燥；2，可见水蒸气；3，可见水蒸气和少量小水滴；4，可见大量水滴但未完全覆盖湿化罐内壁；5，可见大量水滴几乎完全覆盖湿化罐内壁。这个分级标准已被部分研究所采纳 [4-5]

7.2　机械通气时测量气体湿度的技术

7.2.1　什么是湿度测定

　　湿度测定是指测量空气中水分的含量，即空气（或其他气体）中水蒸气的含量。它不包括以液体或固体形式存在的水。

　　湿度的定义：湿度表示大气环境中干燥气体与水蒸气混合的百分比。通常湿度指的是相对值，以百分比来表示，这种测量方法跟温度和压力等条件有关。一定量空气的相对湿度通常用以下参数来表示（图 7.2）：

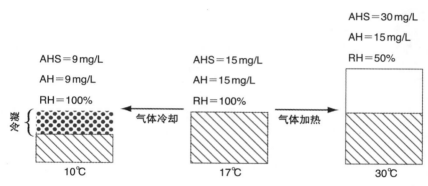

图 7.2（也见彩图）如图所示，不同温度下的相对湿度（RH）、绝对湿度（AH）和绝对湿度饱和度（AHS）。在 17℃时气体中的水蒸气完全饱和，AH＝AHS，这个温度就是露点。温度降低至 10℃时，出现冷凝水。温度升高后，AH 不变，但此时较高温度的气体可以含有更多的水分，AHS 上升，RH 下降。将气体人为地分为斜线区和空白区，斜线部分表示全部气体含有水蒸气的量，空白区代表干燥的空气

- 绝对湿度（absolute humidity，AH）或气体含水量，指在一定体积的气体中水蒸气（气态或蒸汽）的含量。其常用单位为 mgH_2O/L。气体的最大含水量随温度升高而增加（图 7.3）。
- 露点温度是指在固定的压力下使某种蒸气达到饱和湿度的温度。如果气体温度继续下降，便会有冷凝水形成。露点温度可以使我们明确气体湿度的概念，并可以通过水蒸气 – 焓熵图（图 7.4）来更深入地理解。绝对饱和湿度（absolute humidity at saturation，

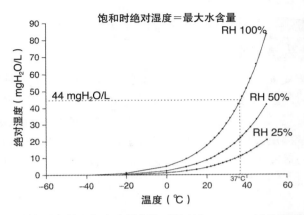

图 7.3 不同温度对应的空气含水量[绝对湿度(mgH$_2$O/L)]和相对湿度(RH)。图中所示分别为 25%、50% 和 100% 相对湿度(RH)的曲线。在 100%RH，水含量对应于最大水含量，即等同于绝对饱和湿度(AHS)。在 37℃，100%RH(气体水蒸气饱和)的气体含水量为 44 mgH$_2$O/L；50%RH 的气体含水量为 22 mgH$_2$O/L，25%RH 的气体含水量为 11 mgH$_2$O/L

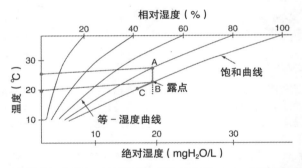

图 7.4 (也见彩图)水蒸气-焓熵图。假设某气体 25℃时相对湿度为 80%(图中 A 点)。如果气温下降至 20℃(对应点为 B 点)，则气体的相对湿度增加并达到露点(RH＝100%)。在 AB 两点间，只有相对湿度上升了，绝对湿度没有变化。若此时温度进一步下降，水蒸气液化，相对湿度一直是 100%，但绝对湿度逐渐下降(在图中为从 B 点到 C 点)

    AHS，或最大含水量)是指气体饱和时的绝对湿度或含水量。温度决定绝对饱和湿度的值(图 7.3)[6]。

- 相对湿度(relative humidity，RH)是指气体绝对湿度与绝对饱和湿度的比值：RH＝(AH/AHS)×100。

含有水蒸气的气体具有一定的能量（熵）或潜伏热，水蒸气液化时能量释放。相反，气体蒸发时吸收能量，同时气体温度下降。

7.2.2　湿度测定法

7.2.2.1　湿度测定法的工作原理

湿度测定法来源于对水蒸气 - 焓熵图的开发利用。焓熵图完成于 19 世纪，重点描述了在一定压力下温度与湿度的关系。尽管由于当时条件所限，此图存在局限性，但目前仍被沿用，尤其是在空气湿度测量方法中，大多数空气湿度测量方法均基于此图。焓熵图中的压力通常是固定的，因临床工作中压力的变化极其微弱。因此，压力对湿度的影响可以忽略不计，湿度的测量只与温度有关。

目前大多数湿度感应器的工作原理较为复杂（应用于实验室中），如同位素湿度测量仪；也有基于简单原理的，如毛发湿度计，其基于不同含水量毛发长度变化的原理[7]。

干湿球温度计是一种较为原始的湿度计，由 Regnault 在 1895 年左右发明。其原理基于焓熵图和干湿温度计之间对温度测量的差异。

干湿球温度计由 2 个温度计组成，湿温度计的测温探头由湿纱布包裹，干温度计无特殊处理。2 个温度计要同时置于要测量湿度的空气中，若空气中的气体未达到饱和湿度，湿温度计通过纱布上水分蒸发而使测量温度降低，并最终达到平衡状态。这样在不同湿度下可得到 2 个温度，由此利用水蒸气 - 焓熵图可以确定空气的湿度。

在医学领域，湿度测量已应用于众多研究中[2,4,8-25]，其技术已得到良好的阐述[12,21]。

两个温度计——干和湿——被放置在吸气通路（一般测量吸气空气的湿度）或呼气通路（一般测量呼气空气湿度）上。在达到稳态 15 分钟至 3 小时后测量空气温度（特别是在有补偿系统的加温湿化器中）。这种湿度测量方法是基于比较干湿温度计的温差。首先将干探头放置于呼吸机侧，在其远端 1 cm 处放置包裹着消毒湿纱布的湿探头（患者侧）（图 7.5）。湿探头的水的蒸发取决于气体的相对湿度（气体越干燥或气体相对湿度越低，则湿探头的水的蒸发越多，探头温度下降越明显）。两个温度探头形成的温度梯度与气体相对湿

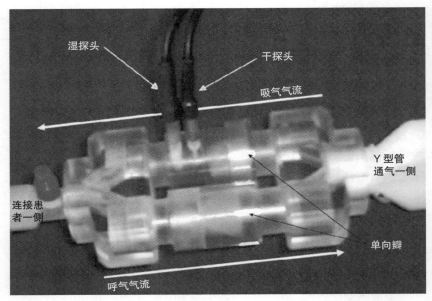

图 7.5 （也见彩图）流量分离器。这个气体分离装置对于湿度测量是必需的，它可以降低测量反应时间。流量分离器可以单独测量吸气（更常见）或呼气气流湿度而不会混合气流。由于气流是分离的，因此额外的气体无效腔是极小的；但在测量时需计算其阻力的影响

度呈反比。若两个探头无温度差异，证明空气湿度为 100%。

相对湿度是通过计算两个探针温度的差值依据水蒸气 – 焓熵图得来的 [26]。绝对饱和湿度的计算公式如下所示：

AHS＝16.451563－0.731 T＋0.03987 $T2$（mgH$_2$O/L），干燥温度 24.1～38℃。

AHS＝6.0741＋0.1039 T＋0.02266 $T2$（mgH$_2$O/L），干燥温度 10～24.1℃。

T 为干探头温度。

绝对湿度（AH）由以下公式获得，已知相对湿度（RH）和绝对饱和湿度（AHS）：

AH＝（AHS×RH）/100（mgH$_2$O/L）。

气流速度为 1m/s 时，湿度测量器的测量反应时间在 1.25 s 时达

到 50% 的温度平衡，4.1 s 时达到 90% 的温度平衡。反应时间（63% 的平衡时间）为 2 s[12]。考虑到反应时间较长，无法在正常的呼吸条件下分别测量吸入气和呼出气的湿度，使用流量分离器可以从呼出气体中分离出吸入的气体。它能保证测量时吸入气体中不混有呼出气体（如图 7.5）。

根据测量的方式，探头被放置在吸气或呼气回路中。这种仪器的校准是依靠温度探测器校准。此外，在每次测量之前，都需将干湿温度计测量的 2 个温度与同等条件下高精温度探头测量的标准温度进行比较，在平衡后几个循环内应测定吸气管路内的最高温度，也有些仪器采用的是吸气的平均温度。

7.2.3　温差定湿法与其他方法的比较

7.2.3.1　使用湿度测定法的研究

温差定湿法已被很多团队应用过 [2,4,8-25]。温差定湿的测量数据在同一系统内具有良好的重复性，例如，不同团队评价 Hygrobac DAR HME 的吸湿性发现了非常相似的数据 [4,21,27]。此外，我们实验室的数据也证明，在同一系统内重复测量的标准差较小（低于 1 mgH$_2$O/L）[1,5,28-30]。

比较文献中温差测湿法与其他技术，两者在湿度测定方面具有良好的相关性。其他常用的替代技术有重力测湿法（仅限于实验室）和电容测湿法，它们同样也可以应用在机械通气的患者上。

7.2.3.2　重力测湿法相关研究

重力测湿法是一种评价加湿系统的技术。它是由 ISO 9360 标准开发和推荐的 [31]。它是通过测量一个半封闭系统中给定时间内（通常 2 小时）的重量差来评价系统中水的丢失量的。它由肺、被测试的加湿系统 [25,32-37] 和模拟呼出饱和气体的患者组成（图 7.6）。通常以 mgH$_2$O /L 表示每小时水的损失量。在知道呼出气体的湿度和分钟通气量的情况下，可以得知气体的绝对湿度。

通常制造商在实验室用这种方法检测其生产的加湿系统。这种技术的主要局限性是：它不能直接用于患者。另一个主要局限性是：它需要高精度的设备来称重和测量吸入气体和呼出气体在不同温度和湿度下的容积。Branson 和 Davis 的研究是众多研究中最详尽的研究[32]。该研究演示了根据 ISO 9360 标准利用重力测湿法评估的 21 种 HME 的性能。他们与我们的 4 种 HME 的实验室结果[1] 具有可比性（潮气量 500ml，呼吸频率 20 次 / 分）（表 7.1）。而其他大部分 HME 的评价标准则不尽相同。

　　测量差值最大的是 Hygroster（-7.5%），但仍然很微弱，其他 HME 差别更小：Hygrobac（-2.5%）、Hygrobac S（+4.2%）和 Portex 1200（+0.2%）。

　　温差测湿法主要优点是：它既可以用于患者，也可用于实验室，并使实验室结果得到临床的验证。

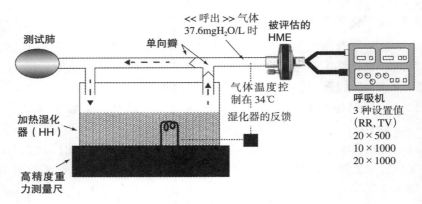

图 7.6　（也见彩图）根据 ISO 9360 标准进行的重力测湿法

表 7.1　应用重力测湿法和温差测湿法测量几种热湿交换器的绝对湿度（mgH₂O/L）的结果比较[1]

	Hygrobac	Hygrobac S	Hygroster	Sims Portex 1200
Branson[32]	32.5	29.6	33.2	27.2
Lellouche[1]	31.7	31.2	30.7	27.8

7.2.3.3　电容测湿法相关研究

　　1983 年，Tilling 首次利用电容测湿法评价加湿系统[38]。其传感器是一种双面含电极的微小多聚膜。不同的相对湿度对应不同的水分，聚集在多聚膜上，使其具有不同的电容。此种湿度计通常不贵，但它们的主要缺陷是有显著的漂移，需要频繁校准。而且由于其反应速度很快，测量值（最大、最小和中间值）的分析非常困难。

若干团队曾使用过此种测湿方法[18,39-42]，但是，结果很难与其他测湿方法比较，原因是：此种方法的反应时间过短，绝对湿度只能以最大值、最小值和平均值来表示（表 7.2）。除了 Martin 等人的研究中使用了 Pall–Ultipor[18] 外，此方法测量的平均值似乎更接近温差测湿法的数据。

表 7.2　电容测湿法 [18,39,41-42] 与温差测湿法 [1] 评价相同热湿交换器的性能的比较

	Humid-Vent Light	Pall-Ultipor BB50	Maxipleat
Martin [18]	平均：32.9±3.1 最小：29.0±5.0	平均：31.0±3.8 最小：22.0±6.6	
Thomachot [42]	平均：29.3±3.4		
Thomachot [41]	平均：32.6±2.5		
Boisson [39]			最大：34.0±2.4 平均：22.9±2.8
Lellouche [1]（温度测量法）	30.8±0.3	21.8±1.5 (BB2215)	20.1±0.6

从电容湿度计的数据来看，可用最大值、平均值或最小值显示的绝对湿度的值（在 mgH_2O/L ）。测试的 Pall 过滤器是 BB2215，其性能非常接近 BB50[4]

7.2.4　温差测湿法的局限性

温差测湿法存在一定的局限性。环境温度可能影响测量结果。事实上，通过流量分离器的气体与环境气体可以进行热交换，尤其是温差相对较大时。为了减少这种现象，会使用保温泡沫包裹流量分离器。使用平均温度而不是最高温度可能可以减少这种现象。另一个问题是：分离吸呼气体的装置阻力较高，特别是在吸气回路中。在流速为 1 L/s 时，测出的吸气阻力为 $19.6 cmH_2O$，呼气阻力为 $4.8 cmH_2O$。在容量辅助控制模式下，由于吸气阻力增加，峰压会相应增加；而在压力控制模式下，由于分流器存在，会导致送气容量减小。在第一种情况下应设置高压报警，在第二种情况下需要将压力水平提高约 $5 \sim 10 cmH_2O$，以获得目标潮气量。由于呼气阻力的存在，可能导致呼吸气流受限。通常测量持续时间不超过 15 分钟就已达到稳态，可以避免这个潜在的问题。在临床实践中也未发现测量时患者不耐受的情况，可能是由于选择的患者呼吸相对稳定（吸氧浓度≤80%），血流动力学也相对稳定（肾上腺素或去甲肾上腺素≤2mg/h）。

大部分湿度测量方法的另一个局限性是：不能测量系统的雾化功能。事实上，温差测湿法测定的是气体中水蒸气的量，而非雾化所产生的小液滴。后者可使干探头变湿，使测量产生了误差。这种缺陷也存在于其他使用传感器的测量系统中（电容和露点测湿法）。

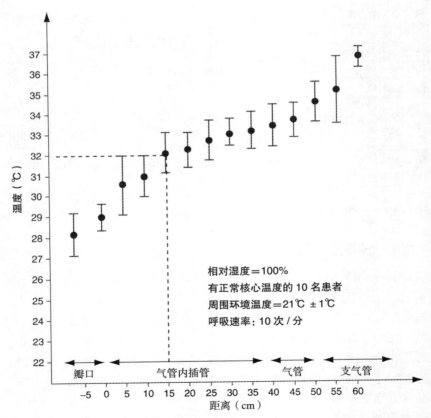

图 7.7 麻醉过程中 10 例患者的呼出气体温度曲线。虚线是位于门齿水平气管插管内气体温度（Adapted feom Dery et al. [44]）

7.3 湿度测量的实验室方法（针对 HME、"主动"HME 和加温湿化器）

针对 HME 和"主动"HME 的实验室评估方法需要一种生理模型，可模拟一名中心温度稳定的患者呼出的饱和气体。根据文献资料，门齿水平气管插管内的呼出气体含饱和水蒸气 [43-44]，其温度为 32℃，对应的水含量是 34 mgH₂O/L（图 7.7）。这些绝对呼气湿度值与对低温或正常体温患者测出的呼出气体的湿度是一致的 [29]。HH 也可用于模拟饱和呼气（图 7.8）。

几项已发表的研究模拟呼出的饱和气体的温度从 32℃到 37℃，这相当于气体的绝对湿度介于 34 mgH₂O/L 和 44 mgH₂O/L 之间 [25,32-37,45-48]。

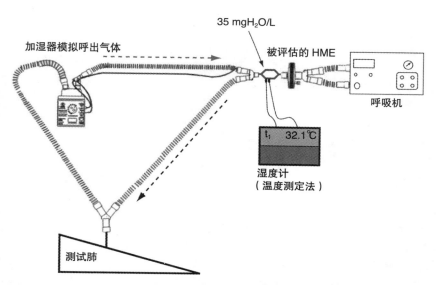

图 7.8 （也见彩图）加湿器实验台：测试热湿交换器和抗菌过滤器的性能。呼吸机以控制模式送气（呼吸频率为 20 次/分，潮气量为 500 ml、PEEP 为 5 cmH₂O）。将加温湿化器（MR 730）连接到模式呼气管路，并设定 Y 型管内气体的水含量为 35 mgH₂O/L。在加湿罐远端的管路内应放置加热导丝。（环境）温度应维持在 24.5～25.5℃。该系统可安装在隔离的空间（如培养箱）以保持温度恒定。理想情况下，应将等温的绝缘泡沫包绕流量分离器，以避免此处的热量发生变化和出现冷凝水。对于所有的实验室研究，每种实验条件的测试次数必须预设（约测试 3～6 次）。这个实验适用于加湿过滤器和主动过滤器的测试 [1,28]

我们在稳定和可控的条件下对比了不同的过滤器和 HME 的性能 [1]（图 7.8）。

实验室检测加温湿化器的性能比较容易。把加温湿化器安装到呼吸机上，调节呼吸机的设置（图 7.9）。将呼吸机的回路连接到一个模拟肺上（在 Y 型管处），后者需要定期更换以避免积水。由一个高精度温度计测量不同的温度（环境温度，呼吸机的呼气端温度，进气端温度），同时记录加湿器测量的温度（加热板温度，出口温度，Y 型管温度）[5]。

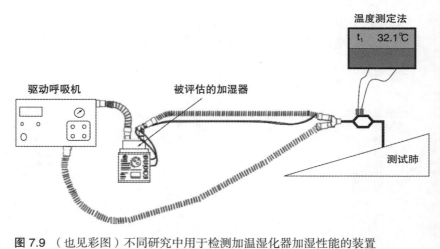

图 7.9　（也见彩图）不同研究中用于检测加温湿化器加湿性能的装置

7.4　加温湿化器加热板的温度的相关研究

新型的加温湿化器通常显示的是 Y 型管和加湿罐出口的温度。其实，在闭环加湿装置的主菜单之下还有其他有趣的数据。其中最有趣的 "隐藏" 数据是通过加湿罐加热板温度评估湿化效果。事实上，加热板的温度和吸入气体绝对湿度之间存在良好的相关性（图 7.10）[5]。虽然目前这个参数并不常用，但可能对评价湿化装置的性能有所帮助。然而，关于这种间接检测方法准确性的研究仍然比较少。由于环境温度导致散热的差异可能使得绝对湿度与加热板温度之间的相关性略有变化。因此加热板温度的相关研究还需进一步展开，但无

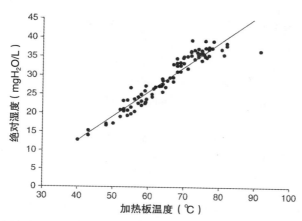

图 7.10　加湿装置的加热板温度和吸入气体绝对湿度之间的相关性（未发表数据）。但是，这种相关性可随分钟通气量和环境温度的改变而改变，因此这些数据目前尚不可用（Data obtained on bench with MR 850, Fisher&Paykel）

论如何这方面的研究还是有前景的。

（鲁京慧　译　黄　絮　校）

参考文献

1. Lellouche F et al (2009) Humidification performance of 48 passive airway humidifiers: comparison with manufacturer data. Chest 135(2):276–286

2. Thiery G et al (2003) Heat and moisture exchangers in mechanically ventilated intensive care unit patients: a plea for an independent assessment of their performance. Crit Care Med 31(3):699–704

3. Beydon L et al (1997) Correlation between simple clinical parameters and the in vitro humidification characteristics of filter heat and moisture exchangers. Groupe de Travail sur les Respirateurs. Chest 112(3):739–744

4. Ricard JD et al (1999) Bedside evaluation of efficient airway humidification during mechanical ventilation of the critically ill. Chest 115(6):1646–1652

5. Lellouche L et al (2004) Influence of ambient air and ventilator output temperature on performances of heated-wire humidifiers. Am J Respir Crit Care

Med 170:1073–1079

6. Williams RB (1998) The effects of excessive humidity. Respir Care Clin N Am 4(2):215–228

7. Saussure, H-Bd (1788) Défense de l'hygromètre à cheveu, pour servir de suite aux essais sur l'hygrométrie. BARDE, ed. MANGET: Genève

8. Ingelstedt S (1956) Studies on the conditioning of air in the respiratory tract. Acta Otolaryngol Suppl 131:1–80

9. Sara C, Currie T (1965) Humidification by nebulization. Med J Aust 191:174–179

10. Sottiaux T et al (1993) Comparative evaluation of three heat and moisture exchangers during short-term postoperative mechanical ventilation. Chest 104(1):220–224

11. Tsubota K, Harada J, Goto Y (1991) Efficacy of nine heat and moisture exchangers for intraoperative airway heat conservation. J Aerosol Med 4(2):117–125

12. Jackson C, Webb AR (1992) An evaluation of the heat and moisture exchange performance of four ventilator circuit filters. Intensive Care Med 18(5):264–268

13. Markowicz P et al (2000) Safety, efficacy, and cost-effectiveness of mechanical ventilation with humidifying filters changed every 48 hours: a prospective, randomized study. Crit Care Med 28(3):665–671

14. Vanderbroucke-Grauls CM et al (1995) Bacterial and viral removal efficiency, heat and moisture exchange properties of four filtration devices. J Hosp Infect 29(1):45–56

15. Chiumello D et al (2004) In vitro and in vivo evaluation of a new active heat moisture exchanger. Crit Care 8(5):R281–R288

16. Croci M, Elena A, Solca M (1993) Performance of a hydrophobic heat and moisture exchanger at different ambient temperatures. Intensive Care Med 19(6):351–352

17. Martin C et al (1992) Performance evaluation of three vaporizing humidifiers and two heat and moisture exchangers in patients with minute ventilation > 10 L/min. Chest 102(5):1347–1350

18. Martin C et al (1994) Preservation of humidity and heat of respiratory gases in patients with a minute ventilation greater than 10 L/min. Crit Care Med 22(11):1871–1876

19. Martin C et al (1995) Comparing two heat and moisture exchangers with one vaporizing humidifier in patients with minute ventilation greater than 10 L/min. Chest 107(5):1411–1415

20. Miyao H et al (1992) Relative humidity, not absolute humidity, is of great importance when using a humidifier with a heating wire. Crit Care Med 20(5):674–679

21. Ricard JD et al (2000) Efficiency and safety of mechanical ventilation with a heat and moisture exchanger changed only once a week. Am J Respir Crit Care Med 161(1):104–109

22. Christiansen S et al (1998) Measurement of the humidity of inspired air in ventilated patients with various humidifier systems. Anasthesiol Intensivmed Notfallmed Schmerzther 33(5):300–305

23. Fassassi M et al (2007) Airway humidification with a heat and moisture exchanger in mechanically ventilated neonates: a preliminary evaluation. Intensive Care Med 33(2):336–343

24. Tontschev G, Lueder M, Bensow C (1980) The efficiency of various humidifiers for respired gas. Resuscitation 8(3):167–179

25. Walker AK, Bethune DW (1976) A comparative study of condenser humidifiers. Anaesthesia 31(8):1086–1093

26. Condon E (1967) Handbook of physics. Churchill Livingstone, New York

27. Lellouche F, Brochard L (2009) Advanced closed loops during mechanical ventilation (PAV, NAVA, ASV, SmartCare). Best Pract Res Clin Anaesthesiol 23(1):81–93

28. Lellouche F et al (2003) Impact of ambient air temperature on a new active HME and on standard HMES: bench evaluation. Intensive Care Med 29:S169

29. Lellouche F et al (2006) Under-humidification and over-humidification during moderate induced hypothermia with usual devices. Intensive Care Med 32(7):1014–1021

30. Lellouche L et al (2003) Advantages and drawbacks of a heated humidifier with compensation of under-humidification. Am J Respir Crit Care Med 167(7):A909

31. Standardization, IOf, Anesthetic and respiratory equipment. Heat and moisture exchangers for use in humidifying gases in humans. 1st ed. ISO International Standard 9360, 1992

32. Branson R, Davis J (1996) Evaluation of 21 passive humidifiers according to the ISO 9360 standard: moisture output, dead space, and flow resistance. Respir Care 41:736–743

33. Eckerbom B, Lindholm CE (1990) Performance evaluation of six heat and moisture exchangers according to the Draft International Standard (ISO/DIS 9360). Acta Anaesthesiol Scand 34(5):404–409

34. Mebius C (1983) A comparative evaluation of disposable humidifiers. Acta Anaesthesiol Scand 27(5):403–409

35. Mebius C (1992) Heat and moisture exchangers with bacterial filters: a laboratory evaluation. Acta Anaesthesiol Scand 36(6):572–576

36. Ogino M, Kopotic R, Mannino FL (1985) Moisture-conserving efficiency of condenser humidifiers. Anaesthesia 40(10):990–995

37. Shelly M, Bethune DW, Latimer RD (1986) A comparison of five heat and moisture exchangers. Anaesthesia 41(5):527–532

38. Tilling SE, Hancox AJ, Hayes B (1983) An accurate method of measuring medical humidifier output. Clin Phys Physiol Meas 4(2):197–209

39. Boisson C et al (1999) Changing a hydrophobic heat and moisture exchanger after 48 hours rather than 24 hours: a clinical and microbiological evaluation. Intensive Care Med 25(11):1237–1243

40. Davis K Jr et al (2000) Prolonged use of heat and moisture exchangers does not affect device efficiency or frequency rate of nosocomial pneumonia. Crit Care Med 28(5):1412–1418

41. Thomachot L et al (2000) Changing heat and moisture exchangers after 96 hours rather than after 24 hours: a clinical and microbiological evaluation. Crit Care Med 28(3):714–720

42. Thomachot L et al (1998) Efficacy of heat and moisture exchangers after changing every 48 hours rather than 24 hours. Crit Care Med 26(3):477–481

43. Dery R (1967) Humidity in anesthesiology III. heat and moisture patterns in the respiratory tract during anesthesia with the semi-closed system. Can Anaesth Soc J 14:287–298

44. Dery R (1973) The evolution of heat and moisture in the respiratory tract during anesthesia with a nonrebreathing system. Can Anaesth Soc J 20:296–309

45. Chalon J et al (1984) The Pall Ultipor breathing circuit filter—an efficient heat and moisture exchanger. Anesth Analg 63(6):566–570

46. Cigada M et al (1990) The efficiency of twelve heat and moisture exchangers: an in vitro evaluation. Int Care World 7:98–101

47. Gedeon A, Mebius C (1979) The Hygroscopic Condenser Humidifier. A new device for general use in anaesthesia and intensive care. Anaesthesia 34(10):1043–1047

48. Unal N et al (1995) An experimental set-up to test heat-moisture exchangers. Intensive Care Med 21(2):142–148

第三部分

气道湿化和高流量氧疗

第8章 气道湿化相关主题：湿化不足的高流量氧疗给危重症患者带来的不适感

Gerald Chanques 和 Samir Jaber

8.1 疼痛、不适感和应激反应与危重症患者发病率增加相关

重症监护室（intensive care unit，ICU）中的危重症患者常常诉疼痛和不适，其病因多种多样，如由原发病所致，但也存在医疗行为和器械相关因素[1]。ICU 中的应激源与患者发病率增加有关，其原因在某种程度上是因为增加的应激反应、较差的生活质量以及存活患者不愉快的记忆。有研究显示，对于综合 ICU 患者，进行系统性的疼痛和躁动评估与改善 ICU 患者发病率相关[2]。

8.2 高流量氧疗可导致患者出现不适症状

长期以来，对于存在器官功能不全以及 ICU 的患者，氧疗是一种常用的治疗手段。无气管插管的重症患者常接受经面罩给予的大于 4L/min 的高流量氧疗（high flow oxygen therapy，HFOT）。用面罩替代鼻导管给氧是因为急性呼吸衰竭（acute respiratory failure，ARF）

G. Chanques (✉) • S. Jaber
Intensive Care and Anesthesiology Department "B" (SAR B),
Saint Eloi Hospital, CHU de Montpellier University,
80, Avenue Augustin Fliche, 34295 Montpellier Cedex 5, France
e-mail: g-chanques@chu-montpellier.fr

A.M. Esquinas (ed.), *Humidification in the Intensive Care Unit*,
DOI 10.1007/978-3-642-02974-5_8, © Springer-Verlag Berlin Heidelberg 2012

患者更喜欢经口呼吸而非经鼻呼吸。由于氧流量过高时鼻黏膜湿化不充分或重症 ARF 患者常经口呼吸，而给予患者的氧气又是干燥的，所以当 ICU 设备给氧流速大于 4L/min 时，建议湿化给氧。虽然在 ICU 患者中 HFOT 的使用较普遍，但有关这个患者群体的 HFOT 的气道湿化研究仍较少。我们研究了 30 例 ICU 患者（70% 为外科患者），通过面罩给予中位氧流量为 8L/min（5~11）的氧疗，持续 48~72 小时 [3]。HFOT 通过气泡湿化器（bubble humidifier，BH）（HAD 2; AGA medical，Rueil-Malmaison，France）或加热湿化器（heated humidifier，HH）（MR850; Fisher & Paykel Healthcare，Panmure，New Zealand）进行气道湿化，采用交叉随机试验设计，每 24 小时交换一次。每日试验结束后（使用任意一种湿化器加湿 24 小时）进行 2 小时空白期，期间不进行无创通气（noninvasive ventilation，NIV）、雾化治疗或口腔护理，之后由处于双盲状态的观察者评价患者不适感的临床指数，方法是通过使用扩大的适用于 ICU 患者的 0（无不适感）到 10 分（可想象到的最大程度的不适感）的数字评定量表（numerical rating scale，NRS），患者对他 / 她的不适感进行评分 [2]。不适感是由吸入氧气的干燥程度（口咽部、鼻的干燥程度、吞咽困难和咽痛）和温暖程度（面部热感）决定的。同时，通过对五个干燥症状进行加总，得出总的干燥程度的评分。试验的最后一天，患者需通过上气道黏膜的湿化程度和面罩的温暖程度两个指标判断更喜好哪一种湿化装置，具体为使用 5 分言语量表：+2＝比另一种装置好得多；+1＝好；0＝无偏好；–1＝差；–2＝差得多。最后，由处于双盲状态的观察者每日记录面罩内冷凝水的情况：有或无。试验的主要结果是：无论使用哪种湿化器，都有 56% 的患者出现中到重度的不适症状 [3]。

8.3　气道湿化可减少氧疗所致不适感

在我们的研究中，HFOT 经湿化后，患者的不适症状程度减弱 [3]。有三方面数据支持这一结论。

首先，使用 HH 后，患者与口咽部干燥相关的不适症状显著减少（图 8.1）。使用 HH 的患者的总干燥程度评分中位数比使用 BH

的患者的显著降低［3.1（1.7～4.8）对 4.8（2.0～6.4），P＜0.01］。口咽部干燥不适感的减轻更重要。使用 HH 后对其他症状只观察到有降低不适感的趋势，如鼻腔干燥、咽痛和吞咽困难，这可能是因为鼻胃管使用率较高（63%），其中大多数患者是消化道术后患者。两种加湿装置在面部热感方面无显著差异（图 8.1）。在最后一天的试验中，患者因 HH 对上呼吸道黏膜的湿化作用优于 BH 而明显倾向于选择 HH［1.0（0.0～1.3）对 0.0（–1.0～0.3），P＝0.02］，而对于面罩温暖程度方面，无显著偏好［0.0（0.0～1.3）对 0.0（–1.0～0.0），P＝0.17）。

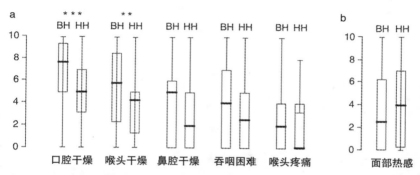

图 8.1　使用两种湿化器后，不适症状程度的评估，摘自 [3]。图 a 提示，使用加热湿化器后所有干燥症状的程度均比使用发泡湿化器减低，在口腔、喉头干燥症状方面二者存在显著差异，在其余症状方面仅有此趋势（P≤0.12）。图 b 提示，加热湿化器在面部热感方面无显著优势（P＝0.20）。中位数如横杠所示，第 25～75 百分位数如长条框所示，最大值 – 最小值之间 P 值为：***P＜0.001，**P＜0.01

其次，使用 HH 时面罩内壁产生的冷凝水比使用 BH 时明显增多（90% 对 18%，P＜0.001）。这已被推荐作为湿化程度适当的一个指标。有关 ICU 机械通气患者的研究发现，与温度测量法相比，对冷凝水的视觉评估法能更准确地估测湿化器的湿化效果。

第三，我们进行了一项实验室研究，通过温度测量法测定使用 HH、BH 湿化以及不使用湿化装置三种情况下氧气的湿度特征。结果显示，使用 HH 湿化，氧气的湿化指标比使用 BH 的增高，其平均绝对湿度是 BH 的 2 倍，支持临床试验的结果（图 8.2）。

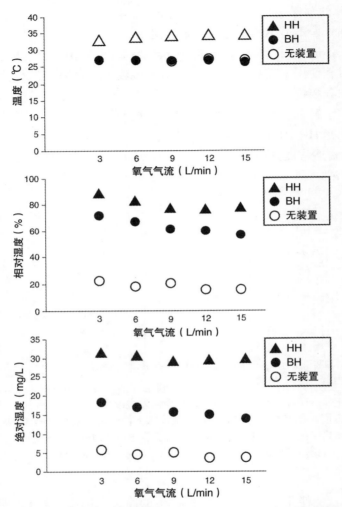

图 8.2　使用发泡湿化器、加热湿化器和不使用湿化装置三种情况下高流量氧疗湿度特征的实验室研究，摘自参考文献 [3]。此图为使用温度测量法的实验室研究。使用加热湿化器的中位温度比使用发泡湿化器的显著增高 [34.1（33.7~34.3）℃对 26.7（26.4~26.8）℃]，中位相对湿度 [77.6（77.3~82.4）% 对 60.7（59.7~66.3）%] 和中位绝对湿度 [29.7（24.4~30.6）mg/L 对 15.6（14.9~16.9）mg/L] 显著增高，魏克森秩和检验，*P* 均小于 0.05。在无湿化设备、温度为 26.7（26.6~26.9）℃时检测到的中位相对湿度和绝对湿度分别为 17.3（14.6~19.8）% 和 4.4（3.7~5.0）mg/L。对这两种设备的测定均为在恒定的室内环境中进行（温度 26℃；相对湿度 73%；绝对湿度 18mg/L）

8.4 除了与湿化不足的氧疗相关的不适症状外，优化的湿化氧疗还能带来哪些好处？

我们的研究显示，对于需进行 HFOT 的危重症患者，口腔和呼吸道黏膜的干燥情况的改善与吸入气体的绝对湿度相关；由此，可以更好地维持黏液 - 纤毛传输系统功能，降低呼吸道阻力。这对于易患肺不张和院内感染（如鼻窦炎、肺炎）的危重症患者来说，是非常重要的一个因素。根据本研究的结果，对于通过面罩给予 HFOT 的危重症患者，可考虑进行更好的湿化，因为此类患者常经口呼吸和（或）在高流速给氧情况下鼻黏膜湿化不充分，如对于无创机械通气的急性呼吸衰竭患者。同样道理，对于住院患者，尤其是分钟通气量较高或经常经口呼吸的危重症患者，改善气道湿化还可预防空调所致病态建筑综合征，此病多由健康护理人员报道。关于湿化设备对呼吸功能的临床影响和对危重症患者预后的影响，仍需进一步研究，同时也要考虑广泛应用时的效价比问题。

8.5 还需进一步研究我们应给予 ICU 氧疗患者什么样的湿化？

首先，危重症患者常存在疼痛、焦虑等症状，因此，对于 ICU 患者，应系统性评估他们的不适症状；其次，发泡湿化器的效价较加热湿化器的高，同时其并非完全无湿化效能（图 8.2），所以对于氧流量大于 4L/min 的 HFOT、无或仅有轻度不适症状的患者，可首选发泡湿化器。对于有中重度不适症状和 / 或存在肺不张的患者，需考虑使用加热湿化器。ICU 的呼吸机都配有 HH，常规是在机械通气的同时使用设备自带的 HH，这样做的效价比可能较单独使用另一种设备（如发泡湿化器）高。

（马军宇 译　吴丽娟 校）

参考文献

1. Chanques G, Sebbane M, Barbotte E, Viel E, Eledjam JJ, Jaber S (2007) A prospective study of pain at rest: Incidence and characteristics of an unrecognized symptom in surgical and trauma versus medical intensive care unit patients. Anesthesiology 107:858–859

2. Chanques G, Jaber S, Barbotte E, Violet S, Sebbane M, Perrigault P, Mann C, Lefrant J, Eledjam J (2006) Impact of systematic evaluation of pain and agitation in an intensive care unit. Crit Care Med 34:1691–1699

3. Chanques G, Constantin JM, Sauter M, Jung B, Sebbane M, Verzilli D, Lefrant JY, Jaber S (2009) Discomfort associated with underhumidified high-flow oxygen therapy in critically ill patients. Intensive Care Med 35:996–1003

第四部分

无创通气中的湿化

第9章 无创通气中的湿化

David Chiumello、Antonella Marino 和 Elisabetta Gallazzi

9.1 引言

目前，对气管插管患者在接受有创机械通气支持时的医疗气体进行湿化加热（如空调）已得到大家的公认[1]。通常情况下，空气在温度为 20～22℃时仅部分湿化，相对湿度（RH）约为 40%～50%，绝对湿度（AH）为 18～20 mgH$_2$O/L。鼻腔和上呼吸道对吸入气体中的微粒和微生物具有滤过作用，同时对吸入气体加热至体温（37.0℃）并使气体充分饱和[2]。这样可以保证最佳的气体交换和呼吸功能，将小气道、肺泡内气体混合温度维持在 37℃，AH 为 44 mgH$_2$O/L（即 RH 为 100%）。鼻腔黏膜和鼻甲骨在上述机制中起到主要作用。鼻腔黏膜由于血管丰富和黏液腺聚集而经常保持湿润[3]。鼻甲表面黏膜覆盖的区域由于卷曲而促使气体形成湍流，增加了气体与黏膜间的接触。因此，吸入气流到达口咽时已被加温到

D. Chiumello (✉)
Dipartimento di Anestesiologia, Terapia Intensiva e Scienze Dermatologiche,
Fondazione IRCCS Ospedale Maggiore Policlinico, Mangiagalli e Regina Elena di Milano,
Università degli Studi di Milano, Via F. Sforza 35, 20122 Milan, Italy
e-mail: chiumello@libero.it

A. Marino
Dipartimento di Anestesiologia, Terapia Intensiva e Scienze Dermatologiche,
Università degli Studi di Milano, Milan, Italy

E. Gallazzi
Dipartimento di Anestesia, Rianimazione (Intensiva e Subintensiva) e Terapia del Dolore,
Fondazione IRCCS Ca' Granda – Ospedale Maggiore Policlinico, Milan, Italy

A.M. Esquinas (ed.), *Humidification in the Intensive Care Unit*,
DOI 10.1007/978-3-642-02974-5_9, © Springer-Verlag Berlin Heidelberg 2012

30～32℃，几乎充分饱和（AH 为 28～34mgH$_2$O/L，相应地 RH 为
99%～100%）[5]。吸入气体在气管内进一步被加热至体温，当达到
等温饱和点时将被水蒸气填充[6]。

呼气相时，气道黏膜使呼出气热量和水分部分恢复，尽管并不
是完全恢复，但呼出气温度比吸入气温度更高，湿度更大，可导致
热量和水分的生理性净丢失[3,7]。

目前尚缺乏在 NIV 过程中对气体进行加湿的推荐[8]。在对患者
应用 NIV 时，应该认识到，进入患者鼻腔和口腔的为医疗加压气体，
气体温度取决于医院气体储存位置和室内温度，然而，气体的湿化
度往往是低的（表 9.1）。这些医疗加压气体在运送到患者体内之前
仍非常干燥。正如表 9.1 所示，医疗气体的 AH 低，与此同时，温度
尚在可接受的范围。当吸入干燥气体时，可产生湿化不足（肺泡与
外界气体的水含量有差异）[2,6]。这可能导致黏膜的湿度不足，上呼
吸道上皮细胞纤毛运动能力下降和功能改变[2,6]。另一方面，滥用湿
化装置可能引起过度湿化、加热（目前常见于气管插管机械通气患
者），进而导致重症患者不能耐受而提早中断 NIV。无论湿化不足还
是湿化过度，都会使患者的临床状况恶化，导致 NIV 失败需要气管
插管、有创机械通气支持。

表 9.1 21%～100% 氧气的温度、绝对和相对湿度

氧浓度（%）	温度（℃）	绝对湿度（mgH$_2$O/L）	相对湿度（%）
21	24.0	3.9	18
30	23.6	3.9	18
40	23.5	2.8	13
50	23.3	2.5	12
60	23.2	2.4	12
70	23.0	2.4	12
80	23.0	2.5	12
90	22.9	2.8	14
100	22.7	2.9	14

9.2　NIV 过程中的医疗气体湿化调控

两种最常见的湿化装置是加热湿化器（heated humidifier，HH）和热湿交换器（heat and moisture exchanger，HME）。HME 的效果相对较好，且通常具备微生物滤器。在呼气相，患者呼出气的热量、湿度凝结在交换器的膜上，用于对下一次吸入气加热湿化。HME 操作简单、费用较低，更受欢迎；缺点是会增加无效腔和气流阻力。一项比较急性呼吸衰竭患者应用 HH 和 HME 的动脉血气分析和呼吸功的交叉研究显示，尽管二者的二氧化碳水平相似，但应用 HME 者的分钟通气量显著高于应用 HH 者的分钟通气量[9]。此外，HME 会增加呼吸功并消耗患者体力。

NIV 最初应用于慢性肺疾病患者，但现在，NIV 已广泛应用于各种类型的急性呼吸衰竭患者，包括重症急性呼吸衰竭、心源性肺水肿患者[8]。文献报道，NIV 的失败率为 20%～50%[10]，部分失败是由于患者对 NIV 不能耐受所致[11]。与有创机械通气相比，NIV 时并未绕开对气体湿化起主要作用的上呼吸道。

对 NIV 的最终一致共识是：湿化不充分将导致患者呼吸窘迫，尤其是在应用管道氧或氧气瓶时。但由于缺乏可应用的数据资料，并没有给出具体建议[8]。目前，关于 NIV 时吸入气的最佳湿化水平尚无报道。美国国家标准协会（American National Standards Institute）建议：尽管不直接针对 NIV，但 AH 为 $10\,mgH_2O/L$ 是尽可能减少上呼吸道黏膜损伤的最低可接受水平[12]。

据文献报道，NIV 时患者可有由于湿化调节不足导致的危及生命的浓缩凝结分泌物产生[13]。对于接受持续气道正压通气（continuous positive airway pressure，CPAP）治疗的阻塞性睡眠呼吸暂停（obstructive sleep apnea，OSA）患者，由于气体渗漏导致的可能并发症是气体以高速单向气流形式通过鼻腔，如果这种高速气流没有经过湿化，将会导致炎症介质[14]和鼻腔气道阻力[15]增加。Richards 等的研究显示，对于存在口腔漏气的 CPAP 而言，应用加热湿化器使吸入气有效湿化会减轻气道阻力增加[16]。该研究证实，由高速气流引起的黏膜干燥将导致鼻腔阻力增加。类似的，Martins de Araujo 等对 OSA 患者应用 CPAP 时吸入加热湿化气体和干燥气体两

种情况进行了比较 [17]。与未应用 CPAP 保留自主呼吸的患者相比，开始 CPAP 后 RH 显著降低（80% 对 63%），当模拟漏气后 RH 进一步降低（39%）。对气体进行湿化将显著增加 RH，使 RH 达到与自主呼吸时相似的水平（82%）。最重要的是，作者同时对使用面罩进行 CPAP 的 RH 进行了评价，发现应用面罩时吸入干燥气体时 RH 水平与自主呼吸时类似。原因是：面罩可以将吸入的干燥气体与呼出的加热湿化气体进行混合，形成最佳湿化梯度，从而避免额外应用加湿器。

　　然而，当应用鼻罩进行 NIV 时，呼吸困难的患者通常会张口呼吸，这可导致漏气，降低 NIV 的效果 [18]。大部分应用面罩进行 NIV 的失败都是由于技术问题所致，如面罩周围漏气 [18-19]、皮肤损伤 [20]、面罩不舒适 [21-22]。一个新的装置——头罩（helmet）——已引入临床用于 NPPV[23-24]。Helmet 是一种透明塑料头罩，根据型号不同容量在 12～15L 之间。最初使用这种头罩是在高压氧治疗时，用于满足氧分压需要。与面罩相比，头罩与患者面部无任何接触，避免了皮肤损伤，增加了患者的舒适度，从而可延长 NIV 的使用时间。此外，头罩可用于面部解剖结构发生变化的情况，如缺少牙齿或面部创伤患者。几项针对急性呼吸衰竭患者应用头罩进行 NIV 的研究显示，应用头罩者由于接触面不适导致 NIV 终止的概率低于应用面罩者 [23]。与面罩不同，头罩容量更大（12～15L 对 0.3L），为呼出气与吸入的医疗气体进行混合提供了空间，进而可提高气体的温度和湿度。这样使医疗气体温度和湿度增高可避免加热湿化器的使用。最终头罩内的湿度主要取决于两个因素：一个是患者呼出气的湿化程度，一个是进入头罩内新鲜医疗气体的流速。

　　我们研究评价了不同 CPAP 模式下（重症监护常用呼吸机 CPAP、高流量 CPAP、低流量 CPAP），使用主动湿化器和不使用主动湿化器对头罩内呼吸气体的温度和湿度的影响。研究结果显示，首先，与未应用加热湿化器相比，在所有 CPAP 模式下，应用加热湿化器气体温度、绝对湿度和相对湿度均可升高；其次，与持续高流量 CPAP 和持续低流量 CPAP 相比，无论是否应用加热湿化器，呼吸机 CPAP 模式下气体温度、绝对湿度和相对湿度均显著高于前两者（除低流量 CPAP 时的温度）。与持续高流量 CPAP 相比，持续低流量 CPAP 显示了更高的温度、绝对湿度和相对湿度（表9.2）。这些数据资料显示，至少在短期内，在应用呼吸机 CPAP、持续低流量和高流量 CPAP 时使用加热湿化器，头罩内气体温度和湿度将显著增加。达到 $10\,mgH_2O/L$ 水平是 NPPV 通气时所需医疗气体的最小绝对湿度水平，而在不使用加热湿化器时，仅在应用呼吸机 CPAP 情况下可达到这个水平。第三，急性呼吸衰竭患者与健康个体展现出相似的对医疗气体进行湿化的能力。务必牢记的是：由于呼出气流并不经过 HME，因此应用头罩时不能使用 HME。

关于面罩，由于无效腔很小，因此推荐应用加湿系统；当出现严重漏气或伴有高碳酸血症的呼吸衰竭、呼吸肌做功增加时，应始终使用 HH。

表 9.2 急性呼吸衰竭患者应用和不应用加温加湿器的气体温度和湿度

	温度（℃）	AH（mgH_2O/L）	RH（%）
呼吸机 CPAP，应用 HH	32.4 ± 1.4	34.1 ± 2.8	98.1 ± 1.8
呼吸机 CPAP，不应用 HH	29.5 ± 2.0	18.4 ± 5.5	61.4 ± 14.7
低流量 CPAP，应用 HH	32.3 ± 1.0	33.9 ± 1.9	98.0 ± 1.0
低流量 CPAP，不应用 HH	28.5 ± 1.7	11.4 ± 4.8	40.4 ± 5.5
高流量 CPAP，应用 HH	29.4 ± 1.1	24.2 ± 5.4	82.3 ± 18.3
高流量 CPAP，不应用 HH	27.4 ± 1.2	6.4 ± 1.8	24.6 ± 6.9

9.3 结论

对于插管患者，气体湿化很常见，但 NIV 时是否进行气道湿化仍无明确指南。

（王春婷 译 段 军 校）

参考文献

1. Cook D, Ricard JD, Reeve B et al (2000) Ventilator circuit and secretion management strategies: a Franco-Canadian survey. Crit Care Med 28:3547–3554

2. Shelly MP, Lloyd GM, Park GR (1988) A review of the mechanisms and methods of humidification of inspired gases. Intensive Care Med 14:1–9

3. Negus VE (1952) Humidification of the air passages. Thorax 7:148–151

4. Cole P (1954) Respiratory mucosal vascular responses, air conditioning and thermo regulation. J Laryngol Otol 68:613–622

5. Chatburn RL, Primiano FP Jr (1987) A rational basis for humidity therapy. Respir Care 32:249–254

6. Shelly MP (1992) Inspired gas conditioning. Respir Care 37:1070–1080

7. Walker JEC, Wells RE, Merril EW (1961) Heat and water exchange in the respiratory tract. Am J Med 30:259–264

8. American Thoracic Society (2001) International Consensus Conferences in Intensive Care Medicine: noninvasive positive pressure ventilation in acute Respiratory failure. Am J Respir Crit Care Med 163:283–291

9. Lellouche F, Maggiore SM, Deye N et al (2002) Effect of the humidification device on the work of breathing during noninvasive ventilation. Intensive Care Med 28:1582–1589

10. Keenan SP, Kernerman PD, Cook DJ et al (1997) Effect of noninvasive positive pressure ventilation on mortality in patients admitted with acute respiratory failure: a meta-analysis. Crit Care Med 25:1685–1692

11. Carlucci A, Richard JC, Wysocki M et al (2001) Noninvasive versus conventional mechanical ventilation. An epidemiologic survey. Am J Respir Crit Care Med 163:874–880

12. American National Standards Institute (1979) Standard for humidifiers and nebulizers for medical use. ANSI, Washington DC

13. Wood KE, Flaten AL, Backes WJ (2000) Inspissated secretions: a life-threatening complication of prolonged noninvasive ventilation. Respir Care 45:491–493

14. Togias AG, Naclerio RM, Proud D et al (1985) Nasal challenge with cold, dry air results in release of inflammatory mediators. Possible mast cell involvement. J Clin Invest 76:1375–1381

15. Takayagi Y, Proctor DF, Salman S et al (1969) Effects of cold air and carbon dioxide on nasal air flow resistance. Ann Otol Rhinol Laryngol 78:40–48

16. Richards GN, Cistulli PA, Ungar RG et al (1996) Mouth leak with nasal continuous positive airway pressure increases nasal airway resistance. Am J Respir Crit Care Med 154:182–186

17. Martins De Araujo MT, Vieira SB, Vasquez EC et al (2000) Heated humidification or face mask to prevent upper airway dryness during continuous positive airway

pressure therapy. Chest 117:142–147

18. Navalesi P, Fanfulla F, Frigerio P et al (2000) Physiologic evaluation of noninvasive mechanical ventilation delivered with three types of masks in patients with chronic hypercapnic respiratory failure. Crit Care Med 28:1785–1790

19. Antonelli M, Conti G (2000) Noninvasive ventilation in intensive care unit patients. Curr Opin Crit Care 6:11–16

20. Meduri GU, Turner RE, Abou-Shala N et al (1996) Noninvasive positive pressure ventilation via face mask. First-line intervention in patients with acute hypercapnic and hypoxemic respiratory failure. Chest 109:179–193

21. Criner GJ, Travaline JM, Brennan KJ et al (1994) Efficacy of a new full face mask for noninvasive positive pressure ventilation. Chest 106:1109–1115

22. Kramer N, Meyer TJ, Meharg J et al (1995) Randomized, prospective trial of noninvasive positive pressure ventilation in acute respiratory failure. Am J Respir Crit Care Med 151:1799–1806

23. Antonelli M, Conti G, Pelosi P et al (2002) New treatment of acute hypoxemic respiratory failure: noninvasive pressure support ventilation delivered by helmet—a pilot controlled trial. Crit Care Med 30:602–608

24. Antonelli M, Pennisi MA, Pelosi P et al (2004) Noninvasive positive pressure ventilation using a helmet in patients with acute exacerbation of chronic obstructive pulmonary disease: a feasibility study. Anesthesiology 100:16–24

第 10 章　无创通气中的湿度测定

Antonio Matías Esquinas 和 Ahmed S. BaHammam

缩略语

AH　　　Absolute humidity　　绝对湿度

AHRF　　Acute hypoxemic respiratory failure　　急性低氧性呼吸衰竭

ARF　　　Acute respiratory failure　　急性呼吸衰竭

AWR　　　Airway resistance　　气道阻力

BPAP　　Bi-level positive airway pressure　　双水平气道正压

COPD　　Chronic obstructive pulmonary diseases　　慢性阻塞性肺疾病

CPAP　　Continuous positive airway pressure　　持续气道正压

EPAP　　End expiratory airway pressure　　呼气末气道压力

Ex–pha　Expiratory phase　　呼气相

FiO$_2$　　Fraction of inspired oxygen　　吸入氧浓度

HH　　　Heated humidifier　　加热湿化器

HWH　　Heated wire humidifier　　电导加温加湿器

IPAP　　Inspiratory positive airway pressure　　吸气气道正压

A. M. Esquinas (✉)
International Fellow AARC, Intensive Care Unit, Hospital Morales Meseguer,
Avd Marques Velez s/n, Murcia, Spain
e-mail: antmesquinas@gmail.com

A.S. BaHammam
University Sleep Disorders Center, College of Medicine, King Saud University,
Riyadh, Saudi Arabia
e-mail: ashammam2@gmail.com

A.M. Esquinas (ed.), *Humidification in the Intensive Care Unit*,
DOI 10.1007/978-3-642-02974-5_10, © Springer-Verlag Berlin Heidelberg 2012

NIV	Noninvasive mechanical ventilation	无创机械通气
OSAS	Obstructive sleep apnea syndrome 阻塞性睡眠呼吸暂停综合征	
PIF	Peak inspiratory flow	吸气峰流速
RH	Relative humidity	相对湿度

10.1　引言

尽管在有创机械通气过程中对吸入气体进行湿化已被大家认可为一项标准治疗，然而，对于 NIV 时是否进行气体湿化尚无明确指南。正常情况下，呼吸系统会温热、湿化吸入气体，使肺泡内气体达到温、与大气压相等并伴有饱和水蒸气（saturated with water vapor, BTPS）[1]。NIV 扰乱了正常生理系统对吸入气体的温热和湿化。NIV 在高容量、高流速情况下增加分钟通气量（minute volume, V_E），同时使吸入气体变得凉冷干燥。如果 NIV 为 ICU 呼吸机的模式，吸入气体是不含水分的墙壁压缩空气 / 氧气，气体干燥的风险增高。此外，ARF 患者接受 NIV 时易张口呼吸，因此对吸入气体加热和湿化的作用比经鼻呼吸时减弱[2]。OSAS 是家庭长期应用 NIV 的最重要适应证之一。现有的数据显示，高达 60% 的接受 CPAP 治疗的 OSAS 患者经受着鼻充血、口鼻干燥的痛苦[3-5]。因此，NIV 时对吸入气体进行湿化对于患者的舒适度和更好的治疗依从性有重要作用。

10.2　湿度测定和无创机械通气

最近，人们对 NIV 过程中引入面罩设计新技术和呼吸机后如何定义最佳湿化水平及其对预后（耐受性、有效性、舒适性、并发症等）的潜在影响给予了更多的关注。然而，几乎没有对最佳 RH 以及如何从湿化检测结果上获知我们所需的关于湿化有效性的信息进行分析的临床研究，尤其是在 ARF 的情况下。目前，尚未推荐湿度测定作为大多数 NIV 常用适应证的最佳标准或金标准治疗。

我们通过对现有的基础和临床研究资料进行的回顾分析将主要结果分为以下几方面：① 湿度测定和物理因素与 AH 稳定性的相互

影响；② 湿度测定与适应性或主观反应；③ 湿度测定与气体交换；④ 湿度测定与短期临床转归（如 NIV 失败）；⑤ 湿度测定与 NIV 期间的间接并发症（如肺不张、呼吸机相关肺炎、困难气管内插管等）。

10.3　基础研究

大多数传统研究来自控制生理状态和环境相当稳定的基础分析。湿化测定结果可通过直接措施（经鼻孔）或间接措施（温度计）获得完成[6-7]。在这些情况下，校准湿化测定必须考虑到一系列对校准产生影响的物理因素和 NIV 时的自身参数。通过这些研究，我们观察到影响 AH 的主要物理变量是：① 环境温度和湿度：吸入气体的温度不应超过 $32 \sim 34℃$[8]；② 大气压水平；③ 气体流速：气体流速水平和形式；④ 选择的湿化系统；⑤ 选择的 NIV 设备本身的特点（接口、模式、正压参数设定）。这些方面的总结如表 10.1 所示（湿化测定和 NIV 要素）。

表 10.1　NIV 过程中与湿化测定水平有关的因素

1. 漏气水平
2. 接口设计（无效腔）
3. 呼吸形式
4. 呼吸机设计（如高吸气流速 CPAP 系统）
5. IPAP/EPAP 设定水平
6. 吸入氧浓度
7. 传感器位置

10.4　在什么位置进行湿度测定？吸入气、呼出气还是二者均需要？

因吸气相和呼吸相解释和含义不同（呼吸环），为正确理解，必须有一个系统能区分吸气相和呼气相 AH（或 RH）的测定。这种系统的细节如图 10.1 所示。通过模式图，我们能够分析影响湿度测定值的与 NIV 相关的因素及其对于 NIV 时应用湿化器的含义。

分析影响湿化测定因素时，需要区分是单纯物理因素还是与

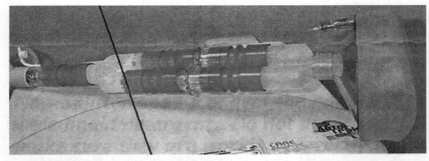

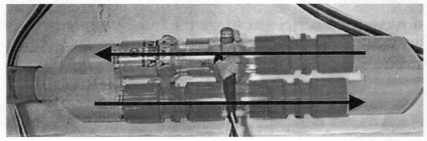

图 10.1 （也见彩图）Hycall system, 湿度计

ARF 患者情况相关的特定因素。

10.4.1 物理因素

以下为可能对湿度计操作产生影响的因素。

10.4.1.1 NIV 呼吸机

传统上，NIV 由重症监护呼吸机（ICU 呼吸机）实施。后来，因 OSAS 或其他患者需家庭治疗而引入便携式呼吸机。正压以产生高的流量并提供高的吸气峰流速的持续气道正压（CPAP）形式传输，或以双水平气道正压（BPAP）形式传输，根据 ARF 患者的需要调节吸入氧浓度（FiO_2），减少呼吸功（WOB）。

在这方面，小部分学者进行了基础研究，结果表明，NIV 会对 AH 产生不利影响。因此，推荐早期应用湿化设备[9-10]。

湿度测定最早是由 Wiest 等进行的，采用的是传统重症监护呼吸机，结果显示，对于特定涡轮呼吸机（$13\,mgH_2O/L$），应用 ICU 呼

吸机可提供范围在 $5\,mgH_2O/L$ 的低水平 AH[11]。根据 Wiest 等的研究结果，AH 水平低于 $5\,mgH_2O/L$ 时会发生并发症[11]。

最近，Holland 等进行的一项大型基础研究分析了 NIV 时机械通气参数和 HHW 系统对 RH、AH 和呼吸机使用的影响[12]。不进行湿化时，无论在何种机械通气设置条件下，NIV 管路的 RH（16.3%～26.5%）都大幅低于周围的 RH（27.6%～31.5%）[12]。另一个重要发现是，随着吸气气道正压（IPAP）cmH_2O 设置的增加，RH 显著下降（Spearman $r = 0.67$，$P < 0.001$），而在应用 HHW 后 RH 可恢复到正常范围[12]。上述现象可以用呼吸机湿化系统温度的增加、气流速度增加、涡轮速度增快产生更大的气流和正压来解释。正因为存在上述物理效应，IPAP 设定要略低于目标水平（0.5～$1.0\,cmH_2O$）。设定的通气参数、呼吸频率、气流和吸呼比（I∶E）也会影响最终的 RH。最近，Oto 等的一项基础研究显示，EPAP 会对 AH 产生显著影响[9]。随着 EPAP 增加，平均基础流量增加，AH 降低[9]。

10.4.1.2　气流入口加湿器

进入加湿器的气流性质对湿度测定产生一定程度的影响。Wenzel 等首先对这种物理现象进行了描述，他分析了不同气流速度（$20\,L/min$、$55\,L/min$、$90\,L/min$）对湿度测定的影响[13]。

10.4.1.3　面罩设计

张口呼吸会导致 AH 持续丢失，尤其是在应用鼻面罩时；张口呼吸也会影响湿度测定的稳定性。面罩和鼻部接触的地方与持续较高水平的漏气有关，并会导致湿度的丢失以及上鼻道阻力的增加。

最近，Chiumello 等对 CPAP 期间应用或不应用 HHW 的头罩系统内的湿度值进行了比较。研究纳入了 9 例 ARF 患者和 10 例健康者，CPAP 由三种方式提供：机械通气呼吸机、持续低流量（$40\,L/min$）或持续高流量（$80\,L/min$）[14]。结果发现，无论是在呼吸机 CPAP 时（AH 由 $18.4 \pm 5.5\,mgH_2O/L$ 增至 $34.1 \pm 2.8\,mgH_2O/L$），还是在低流量（AH 由 $11.4 \pm 4.8\,mgH_2O/L$ 增至 $33.9 \pm 1.9\,mgH_2O/L$）或高流量 CPAP 时（AH 由 $6.4 \pm 1.8\,mgH_2O/L$ 增至 $24.2 \pm 5.4\,mgH_2O/L$），HHW 系统均使 AH 水平增加。不应用加热湿化器时，呼吸机 CPAP 时的 AH（AH

由 18.4±5.5 mgH$_2$O/L 增至 34.1±2.8 mgH$_2$O/L）显著高于持续低流
量和高流量 CPAP 者。无论是否应用加热湿化器，三种 CPAP 通气
方式的舒适度相似。上述结果在健康者和 ARF 患者间相似。据此得
出如下结论：CPAP 系统的气流本身作为限制因素可对头罩内 AH 水
平产生影响。与在传统机械通气呼吸机上应用 NIV 头罩不同，在采
取持续流量 CPAP 系统时应尽早应用 HH。

10.4.1.4　漏气

大多数的既往研究并未对漏气量（L/min）及其对 NIV 临床疗效
的影响进行分析。如其他章节所述，漏气对湿度有不利影响，可导致
湿度测定水平较低，使 NIV 失败的风险呈指数增加。尽管我们无法建
立或定义何为"危重"漏气水平，但与漏气相关的是：AH 会明显下降。

10.4.1.5　加湿器

关于最好的和最有效的湿化器系统、最佳湿化水平，目前尚
未达成明确共识或建议。吸湿的加湿器可产生生理性的 AH 水平
（25～30 mgH$_2$O），足以保持气道功能。然而，Schumann 等的研究表
明，不同加湿系统的有效性（加湿性能）因呼吸频率和气流水平不
同而有所不同 [15]。

目前，尚不清楚有或无电线的主动湿化系统、被动（或滤过）
或混合系统（Booster 技术）的不同湿化系统是如何影响湿化控制的。

最近，Esquinas 等分析了 12 例低氧性 ARF 患者接受 NIV 治疗
的 AH 值，作者采用 BPAP 呼吸机进行 NIV，应用面罩提供较大范
围的 FiO$_2$，NIV 分为如下四种情况：①不进行湿化；②应用 HHW-
MR850 湿化；③应用 HHW-730 湿化；④应用 HME-Booster 专业湿
度测定法（Hycal 模型）（图 10.1 和 10.2）[16]。呼吸参数的平均范
围是：平均呼吸频率为 25.54±8.9；IPAP 为 21±4.7 cmH$_2$O；EPAP
为 7.8±2.5 cmH$_2$O；潮气量（VT）为 350±240 ml；分钟通气量
（VE）为 11.13±5.7 L/min；漏气量为 42±33.00 L/min。IPAP 水平
比 Holland 等所应用的高 [12]。作者分析了在四种不同湿化条件设备
下逐步增加 FiO$_2$（40%、50%、60%、70%、80%、90%、100%）对
AH 的影响（图 10.2）。

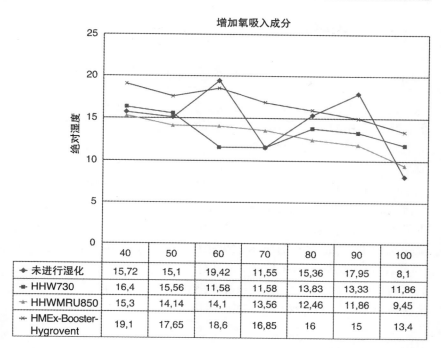

	40	50	60	70	80	90	100
◆ 未进行湿化	15,72	15,1	19,42	11,55	15,36	17,95	8,1
◼ HHW730	16,4	15,56	11,58	11,58	13,83	13,33	11,86
▲ HHWMRU850	15,3	14,14	14,1	13,56	12,46	11,86	9,45
✳ HMEx-Booster-Hygrovent	19,1	17,65	18,6	16,85	16	15	13,4

图 10.2 （也见彩图）不同条件下增加 FiO_2 的湿度测定 [16]：① NIV 时不进行湿化；② NIV 时应用 Fisher@Paykel-MR730 加湿器；③ NIV 时应用 Fisher@Paykel-MR850 加湿器；④ NIV 时应用加湿器（modelo Hygrovent, Medisize）

10.5　热丝加湿器（HWH）方面

　　应用电导的主要目的是避免冷凝水形成并因此获得更好的湿度。若无加热导丝，该系统提供的加热水会诱导水微滴产生（液滴不是气体），从而导致冷凝水的出现而影响湿化水平。

10.6　助推器技术

　　这是一个混合系统（如助推器技术），在这里，气流和 FiO_2 进入加湿器内的温水（液态）柱内。液态水柱提供每英尺更大部分的分子，因而 AH 更高 [16]。然而，这些设备将导致内部阻力增加，可能会对临床产生影响。

10.7　湿化系统（Booster 混合型）与电导湿化系统

另一重要方面是混合加热系统，其能使 AH 范围达到更高的水平。NIV 应用 HME-Booster 系统时的 AH 水平比应用 HWH 时高；但 HME-Booster 可能会增加人机不同步概率并导致 $PaCO_2$ 水平增加 [16]。

应用 HWH 时为了获得更好的人机协调、温度和湿度维持，吸气流速和吸入氧浓度需要匹配。这样会尽可能少地产生冷凝水，减少阻力，降低重复呼吸的风险（较少的无效腔）。通常情况下，被动湿化交换器或 Booster 的技术效果很好，但会导致内源性气道阻力（airway resistance，AWR）增加，具有潜在的危险，尤其是对于那些有气道呼吸疾病的患者，如慢性阻塞性肺疾病（COPD）。其他章将会讲述以上湿化系统及其最佳临床应用适应证。

10.7.1　吸入氧浓度

我们的研究 [16] 应用测湿计记录了在初始参数下，AH 随着 FiO_2 的逐渐增加的大小。我们观察到，在两种极端情况下（吸入氧浓度分别为 0.21 和 1.0）的 AH 值。

我们进行的一项观察性临床研究对一些患者使用面罩进行 NIV 时呼吸环的吸气相的 AH 值进行了分析。研究显示，吸入氧浓度水平与 AH 值呈负相关，二者之间呈反比（$1/FiO_2 = AH$）。FiO_2 增加导致远端 AH 和温度降低。Oto 等的基础研究有类似的发现，即 AH 与 FiO_2 之间明显呈负相关 [9]。

上述观察表明，FiO_2 水平将影响 NIV 患者的 AH 值。如果不控制 FiO_2，会对上呼吸道产生不良反应，如纤毛损伤、呼吸道黏膜细胞损伤，会对 ARF 危重症患者造成潜在的有害影响。如果 NIV 时张口呼吸，会导致上呼吸道内源性保湿系统不能保持最佳湿度，而张口呼吸在 ARF 患者中很常见。Holland 等和 Oto 等发现，在实验条件下，气道平均压（PAP）和 FiO_2 的变化会影响气道环路的湿度 [9,12]。这可以解释为：由于呼吸机的涡轮机转速不断增加，产生了更高的气体流速和更高的平均气道压，使呼吸机温度升高，进而导致呼吸环路温度增加，RH 随之下降。当然，上述情况是在实验室严格控制条件下观察到的结果，并不能完全解释实际影响 ARF 患者湿度水平的一些重要因素，如漏气、更高的 IPAP（20 cmH_2O）、呼吸机类型、FiO_2 范围。

我们小组分析了 12 例低氧性 ARF 患者在接受以 BPAP 呼吸机和面罩方式给予 NIV 时，不同 FiO_2 状态下的 AH 水平[16]。我们的方法正如本书中所述实验方法，将 AH 测量设备置于呼吸环路与面罩之间，分别测定吸气相和呼气相的 AH 值（图 10.1）。

对应用上述设备的患者逐渐增加 FiO_2，在上调 FiO_2 后短时间内测量 AH 值。对测量结果进行统计分析，比较每一次升高 FiO_2 后的 AH 值变化（图 10.2）。

我们观察的结果显示，随着 FiO_2 增加，在接触面处测湿计测量的 AH 显著下降，这在未应用湿化器组（A 组）的患者中最为明显，尤其是当 FiO_2 超过 60% 时（图 10.2）。据此，可将 60%FiO_2 定义为 NIV 患者应用 NIV 时的危险 FiO_2 值。现有的数据表明，随着 FiO_2 增加，AH 显著下降。这对临床应用最佳的湿化器和设定不同的 FiO_2 值具有指导作用。在湿化早期应用大于 50%（有些研究为 60%）的 FiO_2 可能即为 NIV 患者的危险 FiO_2 值。本研究证实了 Holland 等和 Oto 等[9,12]的结果，即增加 IPAP 和 FiO_2 会导致 NIV 湿化需求增加。

至目前为止，尚无 NIV 期间最佳 AH 或 RH 值的证据。关于不同 NIV 系统的湿度水平也未达成共识。

10.7.2　与患者呼吸形式相关的因素

10.7.2.1　呼吸形式，呼吸频率

呼吸急促也意味着吸气相湿化不足，并且由于呼气相相对变短，AH 进一步减少。

10.7.2.2　张口呼吸

张口呼吸导致湿度持续丢失，而最重要的是，呼吸道并不能代偿这种湿度丢失（呼气相）。

10.7.2.3　高吸气峰流量（PIF）

吸气流速会影响 AH 和 RH。随着 PIF 增加，AH 下降。影响吸气流速形式的因素有多种，包括潮气量（V_T）、吸呼比（I : E）和呼吸衰竭（ARF）严重程度。

10.7.2.4　潮气量（V_T）

潮气量变化可影响 AH 水平。生理学上，AH 下降可解释为呼吸道需要湿化更多的空气 / 氧气。湿化疗法旨在平衡这种增加的湿化需求。

在我们的研究中，平均 V_T 高于以往 NIV 研究中的水平，尤其高于应用鼻罩 CPAP 治疗的 OSAS 患者。在我们的研究中，V_T 和 V_E（minute volume）高于 Holland 等的研究（$V_T = 350 \pm 240\,ml$；$V_E = 11.13 \pm 5.7\,L/min$）。这显示，对 ARF 患者进行湿度测定有一定的困难，可能因患者情况不同、NIV 系统和参数设置不同而导致测量结果不同。总之，已可获得的数据显示，V_T 和呼吸频率越高，吸入气的湿度越低。当应用 NIV 时应考虑到上述影响因素 [16]。

10.8　呼气湿度：临床意义

之前大多数研究并未直接测定鼻腔 / 口咽 / 喉咽的湿度。在我们的研究中，研究者对呼气相的 AH 进行了测定。结果发现，AH 变化与 FiO_2 呈反比（缺乏内源性湿化保持现象）[16]。呼气相（Ex-pha）被认为是湿度保持或湿度储存阶段。因此，应记录呼气相 AH 值并将其波动维持在很小的范围，以避免湿度丢失，这具有重要临床和生理学意义。相反，大量漏气将导致呼气相 AH 升高，继而增加湿度丢失。

10.9　湿度测定研究的局限性

10.9.1　吸入氧浓度

在实验模型中研究气体湿度测定需考虑到：因患者均有不同程

度的低氧性 ARF 而不能采用低的 FiO_2，因而需逐渐增加 FiO_2。

　　Oto 等[9]最近的研究评估了临床和实验模型 9 中 FiO_2 对气体湿度的影响。当 FiO_2 在 0.3 ~ 0.5 范围时，临床研究上并未发现 FiO_2 与湿度和口干之间的关系；而基础研究则显示，随着 FiO_2 增加，AH 明显下降[9]。

10.9.2　传感器技术

　　湿度传感器进行信号记录具有较大的可变性（不可知性）。

10.10　结论

1. 必须知道所用湿化系统技术的局限性、外界环境的影响和所用呼吸机的性能特点。
2. 基础研究得出的结果不能推广和直接用于临床上对急性或慢性患者的 NIV 治疗，因为有些可能会影响临床 AH 的因素在基础研究中并未涉及，还需要在实际患者中进行更多的临床研究，以评价不同因素对吸入气的 AH 的影响。
3. 关于如下问题并未达成明确共识：①在急性病患者或家庭应用NIV 时何时和怎样达到最佳湿化？②推荐的湿化水平是多少？③目前湿化系统的有效性如何？
4. 少数研究分析了对 NIV 患者进行的 RH 测定，尤其是对低氧性ARF 患者。
5. 研究应采用专门的湿度测定系统分别对吸气相和呼气相的 AH 进行测定。

（王春婷　译　段　军　校）

参考文献

1. Shelly MP (2006) The humidification and filtration functions of the airways. Respir Care Clin N Am [Review] 12(2):139–148
2. Mercke U (1975) The influence of varying air humidity on mucociliary activity.

Acta Otolaryngol 79(1–2):133–139

3. Ruhle KH, Franke KJ, Domanski U, Nilius G (2000) Quality of life, compliance, sleep and nasopharyngeal side effects during CPAP therapy with and without controlled heated humidification. Sleep Breath. Epub ahead of print

4. Mador MJ, Krauza M, Pervez A, Pierce D, Braun M (2005) Effect of heated humidification on compliance and quality of life in patients with sleep apnea using nasal continuous positive airway pressure. Chest 128(4):2151–2158

5. Pepin JL, Leger P, Veale D, Langevin B, Robert D, Levy P (1995) Side effects of nasal continuous positive airway pressure in sleep apnea syndrome. Study of 193 patients in two French sleep centers. Chest 107(2):375–381

6. Fischer Y, Keck T, Leiacker R, Rozsasi A, Rettinger G, Gruen PM (2008) Effects of nasal mask leak and heated humidification on nasal mucosa in the therapy with nasal continuous positive airway pressure (nCPAP). Sleep Breath 12(4):353–357

7. Lellouche F, Maggiore SM, Lyazidi A, Deye N, Taille S, Brochard L (2009) Water content of delivered gases during non-invasive ventilation in healthy subjects. Intensive Care Med 35(6):987–995

8. Chiumello D, Pelosi P, Park G, Candiani A, Bottino N, Storelli E et al (2004) In vitro and in vivo evaluation of a new active heat moisture exchanger. Crit Care 8(5):R281–R288

9. Oto J, Imanaka H, Nishimura M (2010) Clinical factors affecting inspired gas humidification and oral dryness during noninvasive ventilation. J Crit Care. Epub ahead of print

10. Poulton TJ, Downs JB (1981) Humidification of rapidly fl owing gas. Crit Care Med 9(1):59–63

11. Wiest GH, Fuchs FS, Brueckl WM, Nusko G, Harsch IA, Hahn EG et al (2000) In vivo efficacy of heated and non-heated humidifiers during nasal continuous positive airway pressure (nCPAP)-therapy for obstructive sleep apnoea. Respir Med 94(4):364–368

12. Holland AE, Denehy L, Buchan CA, Wilson JW (2007) Efficacy of a heated passover humidifier during noninvasive ventilation: a bench study. Respir Care 52(1):38–44

13. Wenzel M, Wenzel G, Klauke M, Kerl J, Hund-Rinke K (2008) Characteristics of several humidifiers for CPAP-therapy, invasive and non-invasive ventilation and oxygen therapy under standardised climatic conditions in a climatic chamber. Pneumologie 62(6):324–329

14. Chiumello D, Chierichetti M, Tallarini F, Cozzi P, Cressoni M, Polli F et al (2008)

Effect of a heated humidifier during continuous positive airway pressure delivered by a helmet. Crit Care 12(2):R55

15. Schumann S, Stahl CA, Moller K, Priebe HJ, Guttmann J (2007) Moisturizing and mechanical characteristics of a new counter-fl ow type heated humidifier. Br J Anaesth 98(4):531–538

16. Esquinas A, Carrillo A, González G, Humivenis Working Group (2008) Absolute humidity variations with a variable inspiratory oxygenation fraction in noninvasive mechanical ventilation (NIV). A pilot study. Am J Respir Crit Care Med 177:A644

第11章 无创机械通气的气道湿化：湿化策略的决定因素

Antonio Matías Esquinas、Suhaila E. Al-Jawder 和 Ahmed S. BaHammam

缩略语

AH	Absolute humidity	绝对湿度
ARF	Acute respiratory failure	急性呼吸衰竭
BIPAP	Bilevel airway pressure	双水平气道正压通气
COPD	Chronic obstructive pulmonary disease	慢性阻塞性肺疾病
CPAP	Continuous positive airway pressure	持续气道正压通气
CPE	Cardiac pulmonary edema	心源性肺水肿
ETI	Endotracheal intubation	气管内插管
FEV1	Forced expiratory volume in the first second	1秒用力呼气容积

A. M. Esquinas (⊠)
International Fellow AARC, Intensive Care Unit,
Hospital Morales Meseguer, Avd Marques Velez s/n,
Murcia, Spain
e-mail: antmesquinas@gmail.com

S. E. Al-Jawder
Department of Medicine, Salmaniya Medical Complex,
Manama, Kingdom of Bahrain

A. S. BaHammam
University Sleep Disorders Center, College of Medicine,
King Saud University, Riyadh, Saudi Arabia

A.M. Esquinas (ed.), *Humidification in the Intensive Care Unit*,
DOI 10.1007/978-3-642-02974-5_11, © Springer-Verlag Berlin Heidelberg 2012

H1N1	H1N1 flu virus　H1N1　流感病毒
HME	Heat and moisture exchanger　热湿交换器
HWH	Heated wire humidifiers　湿化加热导丝
ICU	Intensive care unit　重症监护病房
IMV	Invasive mechanical ventilation　有创机械通气
MV	Mechanical ventilation　机械通气
NAWR	Nasal airway resistance　鼻气道阻力
NIV	Noninvasive mechanical ventilation　无创机械通气
RH	Relative humidity　相对湿度
SAOS	Sleep apnea obstructive syndrome 阻塞性睡眠呼吸暂停综合征
SARS	Sever acute respiratory syndrome 严重急性呼吸道综合征（非典型肺炎）
VAP	Ventilator-associated pneumonia　呼吸机相关性肺炎
V_T	Volume tidal　潮气量

11.1　无创机械通气和气道湿化的发展

机械通气（MV）过程中对温度和湿度的规定在世界范围内都有标准的护理规程 [1]。对有创机械通气过程中湿化的重要性已达成国际共识。有创机械通气中的湿化包括两种方法：加热增湿器和热湿交换器（HME）。

无创机械通气（NIV）已被越来越广泛地应用于 ICU 和急诊室。近来，NIV 已作为 COPD 急性加重、急性心源性肺水肿和免疫抑制患者的标准化治疗方法 [2-3]。不久的将来，NIV 将用于对睡眠呼吸障碍和慢性呼吸衰竭患者的家庭治疗。

NIV 过程中是否常规进行湿化存在争议。目前并没有对湿化的指征、患者的选择和装置的选择达成共识。一些文献提供了湿化能增加患者舒适度且能改善一些生理指标的依据，但 NIV 过程中究竟是否需要湿化仍需进一步进行更为可信的研究来提供依据 [4-5]。

本章主要讲述 NIV 过程中的湿化应用，特别是针对急性呼吸衰竭的患者。关于湿化的生理学方面本书其他章节有详尽叙述。本章将通过回顾文献中现有的数据来制定 NIV 湿化的最佳策略。

11.2　NIV 过程中的湿化

目前，这方面可用的数据还非常稀少。另外，已发表的研究存在很多局限性，因此具体湿化策略的制定也存在一定困难。

在制定标准的 NIV 湿化策略中面临着以下挑战：

1. 尽管已有应用 NIV 的整体标准和指南，但仍缺乏对 NIV 过程中湿化的共识 [2,4]。
2. 由于在真实患者中存在很多因素的相互作用，一些临床和实验室研究并不能真实反映临床实践过程 [6-8]。
3. 没有对开业医师进行全面的综合调查。
4. 合理的临床实践指南的制定很大程度上依靠对严格选择的人群中进行的随机临床试验的结果 [9-10]，目前尚缺少这方面的数据。

对急性呼吸衰竭（ARF）患者的观察性研究使研究人员开始认识到 NIV 过程中湿化的重要性。这些研究报道使研究人员注意到：NIV 过程中应用湿化的益处和吸入未湿化气体的潜在并发症 [11-13]。

由于缺乏足够的数据，2001 年出版的 NIV 国际共识并没有详细解释 NIV 过程中如何进行湿化，尤其是未阐明 NIV 在 ARF 患者中的应用 [2]。在过去的十年中，无论是在新型加湿设备的制造工艺方面，还是在将新型加湿设备与传统 NIV 设备整合的理解方面，都取得了重大的技术突破；如应用某些湿化设备后可获得一些潜在的益处：如控制高碳酸血症和呼吸功（WOB）[13]。进而，应常规对吸入气体进行湿化的观念已逐渐被一些专业医师接受 [1]。自 2005 年起，越来越多有关 NIV 湿化的研究已发表。在这一章中，我们将讨论一项 2008 年在全世界 15 家医院进行的研究——探讨临床实践中将 NIV 与湿化结合的效果 [5]。本章将重点关注三个关键问题：

5. 那些患者将从湿化中获益？
6. 应用湿化的时机如何选择？

7. 如何将湿化与 NIV 结合起来？

11.3　湿化技术在 NIV 中的早期 / 短期应用

　　NIV 已在世界各地的急诊室或家庭中被接受，并且已广泛应用于众多具有明确适应证的呼吸系统疾病[1]。然而，NIV 与湿化技术合用却并未常规应用于临床实践中。目前，我们已经了解，NIV 可能会对机体自身正常的气体湿化系统造成不利影响，从而降低吸入气体的湿度[4]。

　　评估哮喘患者在过度吸入冷空气或换气过度状况下上、下气道的反应性的结果显示：1 秒用力呼气容积（FEV1）降低，鼻腔气道阻力升高[4]。此外，在症状已控制、用嘴呼吸的哮喘患者中同样可发现鼻腔气道阻力的升高[14]。可以猜想，在患有阻塞性疾病的患者中，患者经口吸气造成的气体湿化的不充分是造成上述结果的主要原因。

　　增加 NIV 的耐受性和依从性是早期应用湿化技术的目的之一。NIV 引起的不适或不耐受的原因多种多样，而黏膜的干燥是主要的影响因素。应用湿化技术究竟是否能增强耐受性和依从性仍需进行大量的临床试验来证实[11,14]。

　　湿化技术的具体实施方案应根据特定患者的临床特征和需求来制订。因此，应考虑到影响气道湿度的各种因素，如是否有呼吸道黏膜疾病，鼻中隔是否偏曲，是否有药物作用，以及呼吸机设置和接口的型号[14]。鼻导管可造成经口气体的泄露和增加鼻部的单向气流，导致鼻腔气道阻力增加和张口呼吸，进一步可增加经口气体的泄露[14-15]。本书其他章节中讨论的加热增湿器可增加吸入气体的相对湿度，降低鼻腔气道阻力，可增强患者对 NIV 的耐受性。

　　现有的文献缺乏评估 NIV 患者早期应用湿化技术效果的大规模研究。临床实践中已经观察到，由于缺乏湿化而直接或间接导致 NIV 失败或困难插管的现象[16]。另外，现有的文献还缺乏 ARF 患者进行 NIV 时发生这种问题的频率的数据。然而，应用加热增湿器在改善黏膜干燥等症状中已被证明是安全有效的，因此，也说明这种增湿器可增强 NIV 的舒适性和依从性，尤其是对处于慢性呼吸系统疾病稳定期的患者中[17-18]。制定一个规则来区分具有不同危险因素的患者是十分必要的。充足的专业知识、培训和医疗团队的经验是制定合理的 NIV 策略的必要保障。

影响气道湿化早期应用的因素包括：

1. **成本效果：**

　　经济因素及实施湿化策略的花费是考虑是否选择湿化的重要因素，特别是对于短期应用 NIV 的患者，应考虑湿化策略所需的花费和收益间的平衡问题 [18]。对于有创机械通气（IMV），关于其上机持续时间、呼吸机相关性肺炎的风险和撤机困难等问题已得到很好的阐明，而且已有重要的研究结果显示：早期常规应用湿化技术可获得较好的效果 [19-20]。然而，对于 NIV，上述问题并未得到研究和阐明。尽管如此，对应用 NIV 治疗的 ARF 患者，未应用合理的湿化将导致并发症的发生并增加 ARF 患者的花费。此外，任何原因导致的 NIV 失败将被迫进行花费更高的治疗，例如，进行气管内插管。因此，对于未应用湿化而导致并发症中高风险的 NIV 患者，应尽早对他们应用湿化技术。其中一项严重的并发症是：上气道黏膜干燥造成的气管内插管困难 [5,8,16,21]。

2. **呼吸系统疾病的类型：**

　　对于继发于呼吸系统疾病的呼吸衰竭者（如 COPD、哮喘），要求尽早应用湿化策略；对于这些患者，湿化将带来很好的效果 [12,14]。

3. **ARF 的类型：**

　　在讨论关于 NIV 中有关湿化的现有研究数据时，我们需将 ARF 分为低氧型急性呼吸衰竭和高碳酸血症型呼吸衰竭。对于低氧型急性呼吸衰竭患者，如他们所需的吸氧浓度（FiO_2）超过 0.6 或需要长时间持续进行 NIV 时（通常指需 2 小时以上者），则要求进行气道湿化 [15-16]。对于高碳酸血症型呼吸衰竭患者，若他们所需的吸氧浓度（FiO_2）超过 0.6 或需长时间持续 NIV（需 2 小时以上）[22] 或支气管内分泌物增加 [12,23] 时，也要求进行气道湿化。

4. **通气参数：**

　　通气参数的设置影响着气道水分的丢失。正如 NIV 中的持续气道正压通气（CPAP）模式，潮气量（V_T）越高，吸气峰流速越高，则气道水分丢失就越严重。因此，应用 NIV 时应考虑这些参数。

早期进行湿化将减少 V_T 和吸气峰流速对气道湿度的影响 [12,24]。

5. **支气管内分泌物的清除：**

支气管内黏性分泌物的流变特性对早期湿化策略的选择至关重要，尤其是在危重患者中，这一点详见本书其他章节 [25]。流变特性的丧失将导致气道内分泌物潴留和排出障碍，尤其是支气管远端，这将直接增加气道阻力，妨碍气体交换，导致气道阻塞 [6,15,21]。早期适宜的气道湿化策略加上辅助排痰技术将大大提高 NIV 的预后。另一些鼓励早期进行湿化的因素包括：高龄、鼻腔气道阻力增高、黏液纤毛功能障碍、应用造成黏膜干燥的药物、慢性鼻或呼吸系统疾病、经口呼吸、支气管分泌物增多；特别是当上述因素与 COPD 或支气管扩张相关时 [21,23,25]。尽管 NIV 中进行湿化已被证实有诸多益处，但临床实践中应用 NIV 时却一般不进行湿化 [1,4]，而且对湿化的益处仍存在众多争议，ARF 患者进行 NIV 时应用湿化的益处仍需进行更多的研究去证实。尽管如此，在上述条件下仍然鼓励临床工作者对 NIV 患者常规应用湿化技术。

相反，在一些条件下，不推荐常规应用湿化技术，这些因素包括：

1. 缺乏选择适当的入选者和明确的适应证的统一标准时。
2. 在一些病例中，湿化装置可通过不同机制导致人－机不同步时 [6,13,19,26-27]：
   - Ⅰ. 增加无效腔
   - Ⅱ. 增加呼吸功
   - Ⅲ. 重复呼吸问题
   - Ⅳ. 导致吸气正压下降
3. 湿化技术增加 NIV 费用时 [18]。
4. 应用湿化可能增加交叉感染风险时。应用 HME 在短期应用于 NIV 的 ARF 患者中很少造成交叉感染 [28]。而应用加热增湿器可大大增加传播呼吸道病毒气溶胶（SARS、H1N1）或结核分枝杆菌的风险。然而，最近国际网络工作组发表的研究分析了 H1N1 流行期的交叉感染风险，结果似乎并未显示出上述相关性 [29]。但对于家庭长期使用 NIV 的阻塞性睡眠呼吸暂停综合征患者，已证实存在潜在的病原体感染和定植的风险 [30]。

11.4　NIV 湿化的实施现状

1.　院内情况：

在一些医疗机构中，NIV 中是否应用湿化技术取决于 NIV 在何处应用，如是在急诊室、ICU，还是在门诊。当在高风险患者中应用高流量 NIV-CPAP 时，即使通气时间很短，也推荐应用湿化技术 [24]，这种情况常见于内科 ICU 或术后恢复室 [31]。

2.　地理分布情况：

不同国家应用湿化技术的情况反映了湿化应用的地域差异。尽管如此，一项关于湿化实践状况的全球调查并不将这些地域差异作为湿化实践的影响因素 [5]。欧洲关于无创通气的调查显示，湿化技术在欧洲已被广泛应用 [3]。

11.5　湿化实践状况的国际调查

令人惊讶的是，目前还没有指导湿化的临床应用的有关 NIV 湿化及其短期预后的流行病学调查 [3,5,31]。以下为对现有数据的总结：

1.　湿化设备的类型：

现在还没有数据说明哪一种湿化设备优于其他设备，或比其他设备有更高的湿化效能或绝对湿度。对加湿器类型的选择取决于其他因素，如接口种类（鼻罩、面罩或头罩）[32]、机械通气模式（家用呼吸机、高流量 CPAP 系统或 ICU 专用呼吸机）[3,5,24,31]。

（1）加热增湿器（HH）

HH 可将绝对湿度（AH）提高到适当水平而很少影响吸气相压力（IPAP）（IPAP 一般平均减少 $0.5 \sim 1 \, cmH_2O$）[20]。目前，HH 多在吸入气体较干、冷且支气管内分泌物潴留时使用 [26]。单向气流可引起鼻腔黏膜干燥，促使炎症因子释放并增加鼻腔气道阻力 [15,21]。HH 可增加吸入气体的相对湿度，降低鼻腔气道阻力，与 HME 相比可能增加患者对 NIV 的耐受性 [6,8-9,17,26,33]。

（2）热湿交换器（HME）

正如其他章节所述，HME 的作用机制是：在呼吸回路内部保存水分，适用于那些有足够的保持吸入气体绝对湿度能力的患者。HME 应强调早期使用，但不推荐使用鼻罩或面罩等接口，推荐应用头罩接口。Chanques 等人发现，在术后恢复室中，最常用的湿化设备为 HME（占 52%），其次为 HH（占 26%），两者均用占 4%，而两者均不用占 19%

2008 年，我们进行了一项国际调查（如图 11.1 所示），分析了世界各地 15 家医院 1635 例使用 NIV 患者的信息 [5]（图 11.1）。我们发现，HWH 的应用最为广泛（占 46.6%），并且在不同国家、不同种类医院或急症监护病房间均不存在差异，这与 Changues 等人对术后恢复室的研究结果不同 [31]。

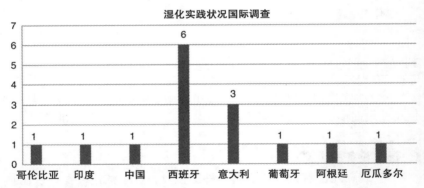

湿化实践状况国际调查

图 11.1　参加 NIV 国际调查的国家

2. 湿化设备的可用性：

这取决于以下几个因素：医院的不同科室（急症监护病房、普通病房、门诊），ARF 的类型，通气设备及接口的种类，同时使用 NIV 的患者数量。以上因素决定了湿化设备的可用性及类型 [3,5]。

3. 湿化的实施方案：

在调查中，我们发现，40% 的医院没有指导 NIV 过程中湿化技术的书面方案。NIV 中湿化策略的实施很大程度上依赖于操作者的个人经验和喜好。目前，仍缺乏大规模的分析其他湿化相关因素及对 NIV 的反应的流行病学研究 [5]（如图 11.1、11.2 和 11.3 所示）。

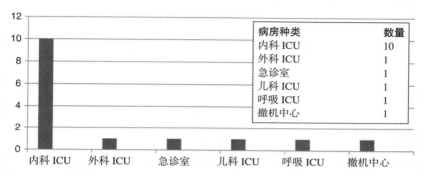

病房种类	数量
内科 ICU	10
外科 ICU	1
急诊室	1
儿科 ICU	1
呼吸 ICU	1
撤机中心	1

图 11.2　不同病房 NIV 湿化实践状况的调查

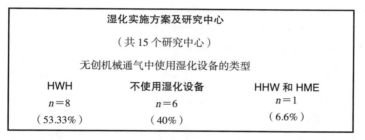

图 11.3　湿化实施方案及应用湿化设备的类型

4. **宣教：**

　　宣教是 NIV 中实现湿化最佳实施和达到最佳疗效的重要手段 [26]。在调查过程中我们发现，在接受调查的医院中尚无针对 NIV 和湿化技术的正规教育和培训。

11.6　结论

　　目前，尚无帮助制定 NIV 过程中最佳湿化策略的大规模的流行病学调查。然而，基于现有的数据制定最适宜的湿化策略，我们认为，首先，要明确 NIV 中影响湿化的因素及 ARF 患者中大量水分丢失的原因；其次，应针对具体患者选择适宜的湿化策略，应考虑到患者的临床状况，机械通气参数的设置，及接口种类的情况。早期应用湿化技术可能使患有低氧型呼吸衰竭或阻塞性肺疾病的患者以及使用高流量 CPAP 或需要持续进行 NIV 的患者受益。今后，需要进行大规模的、多中心的研究去探究何种患者可能获益于湿化治疗，并评估湿化对 NIV 耐受性的影响以及其对不同临床预后的影响。

（黄琳娜 译 李 敏 校）

参考文献

1. Branson RD (2006) Humidification of respired gases during mechanical ventilation: mechanical considerations. Respir Care Clin N Am [Review] 12(2):253–261

2. Evans TW (2001) International Consensus Conferences in Intensive Care Medicine: non-invasive positive pressure ventilation in acute respiratory failure. Organised jointly by the American Thoracic Society, the European Respiratory Society, the European Society of Intensive Care Medicine, and the Societe de Reanimation de Langue Francaise, and approved by the ATS Board of Directors, December 2000. Intensive Care Medicine. [Consensus Development Conference Review]. 27(1):166–178

3. Crimi C, Noto A, Princi P, Esquinas A, Nava S (2010) A European survey of noninvasive ventilation practices. Eur Respir J: Official Journal of the European Society for Clinical Respiratory Physiology 36(2):362–369

4. Branson RD, Gentile MA (2010) Is humidification always necessary during noninvasive ventilation in the hospital? Respir Care 55(2):209–216, discussion 16

5. Esquinas A, Nava S, Scala R, Carrillo A, González G, Humivenis Working Group (2008) Humidification and difficult endotracheal intubation in failure of noninvasive mechanical ventilation (NIV). Preliminary results. Am J Respir Crit Care Med 177:A 644

6. Jaber S, Chanques G, Matecki S, Ramonatxo M, Souche B, Perrigault PF et al (2002) Comparison of the effects of heat and moisture exchangers and heated humidifiers on venti lation and gas exchange during non-invasive ventilation. Intensive Care Med 28(11):1590–1594

7. Lellouche F, Maggiore SM, Lyazidi A, Deye N, Taille S, Brochard L (2009) Water content of delivered gases during non-invasive ventilation in healthy subjects.

Intensive Care Med 35(6):987–995

8. Martins De Araujo MT, Vieira SB, Vasquez EC, Fleury B (2000) Heated humidification or face mask to prevent upper airway dryness during continuous positive airway pressure therapy. Chest 117(1):142–147

9. Ruhle KH, Franke KJ, Domanski U, Nilius G (2010) Quality of life, compliance, sleep and nasopharyngeal side effects during CPAP therapy with and without controlled heated humidification. Sleep Breathing May 26

10. Worsnop CJ, Miseski S, Rochford PD (2010) Routine use of humidification with nasal continuous positive airway pressure. Intern Med J [Research Support, Non-US Gov't] 40(9):650–656

11. Nava S, Ceriana P (2004) Causes of failure of noninvasive mechanical ventilation. Respir Care 49(3):295–303

12. Wood KE, Flaten AL, Backes WJ (2000) Inspissated secretions: a life-threatening complication of prolonged noninvasive ventilation. Respir Care 45(5):491–493

13. Lellouche F, Maggiore SM, Deye N, Taille S, Pigeot J, Harf A et al (2002) Effect of the humidification device on the work of breathing during noninvasive ventilation. Intensive Care Med 28(11):1582–1589

14. Nava S, Navalesi P, Gregoretti C (2009) Interfaces and humidification for noninvasive mechanical ventilation. Respir Care 54(1):71–84

15. Richards GN, Cistulli PA, Ungar RG, Berthon-Jones M, Sullivan CE (1996) Mouth leak with nasal continuous positive airway pressure increases nasal airway resistance. Am J Respir Crit Care Med 154(1):182–186

16. Carrillo E-A, González G, Humivenis Working Group (2008) Absolute humidity variations with a variable inspiratory oxygenation fraction in noninvasive mechanical ventilation (NIV). A pilot study. Am J Respir Crit Care Med 177:A 644

17. Mador MJ, Krauza M, Pervez A, Pierce D, Braun M (2005) Effect of heated humidification on compliance and quality of life in patients with sleep apnea using nasal continuous positive airway pressure. Chest 128(4):2151–2158

18. Nava S, Cirio S, Fanfulla F, Carlucci A, Navarra A, Negri A et al (2008) Comparison of two humidification systems for long-term noninvasive mechanical ventilation. Eur Respir J 32(2):460–464

19. Siempos II, Vardakas KZ, Kopterides P, Falagas ME (2007) Impact of passive humidification on clinical outcomes of mechanically ventilated patients: a meta-analysis of randomized controlled trials. Crit Care Med [Comparative Study Meta-Analysis] 35(12):2843–2851

20. Girault C, Breton L, Richard JC, Tamion F, Vandelet P, Aboab J et al (2003) Mechanical effects of airway humidification devices in difficult to wean patients. Crit Care Med [Clinical Trial Comparative Study Randomized Controlled Trial] 31(5):1306–1311

21. Miyoshi E, Fujino Y, Uchiyama A, Mashimo T, Nishimura M (2005) Effects of gas leak on triggering function, humidification, and inspiratory oxygen fraction during noninvasive positive airway pressure ventilation. Chest 128(5):3691–3698

22. Cinnella G, Giardina C, Fischetti A, Lecce G, Fiore MG, Serio G et al (2005) Airways humidification during mechanical ventilation. Effects on tracheobronchial ciliated cells morphology. Minerva Anestesiol [Comparative Study Randomized Controlled Trial] 71(10):585–593

23. Nakagawa NK, Macchione M, Petrolino HM, Guimaraes ET, King M, Saldiva PH et al (2000) Effects of a heat and moisture exchanger and a heated humidifier on respiratory mucus in patients undergoing mechanical ventilation. Crit Care Med [Clinical Trial Comparative Study Randomized Controlled Trial Research Support, Non-US Gov't] 28(2):312–317

24. Poulton TJ, Downs JB (1981) Humidification of rapidly flowing gas. Crit Care Med 9(1):59–63

25. Nakagawa NK, Franchini ML, Driusso P, de Oliveira LR, Saldiva PH, Lorenzi-Filho G (2005) Mucociliary clearance is impaired in acutely ill patients. Chest 128(4):2772–2777

26. Holland AE, Denehy L, Buchan CA, Wilson JW (2007) Efficacy of a heated passover humidifier during noninvasive ventilation: a bench study. Respir Care 52(1):38–44

27. Boyer A, Vargas F, Hilbert G, Gruson D, Mousset-Hovaere M, Castaing Y et al (2010) Small dead space heat and moisture exchangers do not impede gas exchange during noninvasive ventilation: a comparison with a heated humidifier. Intensive Care Med [Comparative Study Randomized Controlled Trial Research Support, Non-US Gov't] 36(8):1348–1354

28. Conti G, Larrsson A, Nava S, Navalesi P. On the role of non-invasive (NIV) to treat patients during the H1N1 influenza pandemic. http://dev.ersnet.org/uploads/Document/63/WEB_CHEMIN_5410_1258624143.pdf

29. Esquinas A. Humidification practice during H1N1 pandemic. International Survey (unpublished data)

30. Sanner BM, Fluerenbrock N, Kleiber-Imbeck A, Mueller JB, Zidek W (2001) Effect of continuous positive airway pressure therapy on infectious complications

in patients with obstructive sleep apnea syndrome. Respiration [Comparative Study] 68(5):483–487

31. Chanques G, Jaber S, Delay JM, Perrigault PF, Lefrant JY, Eledjam JJ (2003) Phoning study about postoperative practice and application of non-invasive ventilation. Ann Fr Anesth Reanim 22(10):879–885

32. Chiumello D, Chierichetti M, Tallarini F, Cozzi P, Cressoni M, Polli F et al (2008) Effect of a heated humidifier during continuous positive airway pressure delivered by a helmet. Crit Care 12(2):R55

33. Duong M, Jayaram L, Camfferman D, Catcheside P, Mykytyn I, McEvoy RD (2005) Use of heated humidification during nasal CPAP titration in obstructive sleep apnoea syndrome. Eur Respir J 26(4):679–685

第 12 章　家庭氧疗的适应证和禁忌证

Antonio Costa 和 Ricardo Reis

12.1　引言

　　Sullivan 等人 [1] 在 1981 年第一次应用了经鼻持续气道正压通气技术（nasal continuous positive airway pressure，nCPAP），自此这项技术已被广泛应用于阻塞性睡眠呼吸暂停的治疗。

　　nCPAP 不仅能纠正睡眠过程中因过度的气道负压及不充分的上气道扩张导致的呼吸道阻塞，而且是无创的。然而，尽管 nCPAP 是一种有效的治疗手段，但治疗的依从性却有限（46% ~ 85%）。

　　很多因素影响着 CPAP 的应用，例如，对患者支持及随访的强度，面罩幽闭恐惧症 [2]，既往上颚手术史，自认为无效。然而，影响治疗依从性的最主要障碍是 nCPAP 可能出现的并发症，如鼻黏膜充血、出血、干燥，咽喉干燥、疼痛，这些并发症影响了 30% ~ 50% 的阻塞性睡眠呼吸暂停综合征患者 [3]，但因严重并发症而被迫停止治疗的现象非常罕见（如严重的鼻出血）。

　　目前的治疗主要是减少并发症的发生率及严重程度，措施包括：

A. Costa (✉)
Serviço de Pneumologia,
Centro Hospitalar do Alto Ave, Guimarães, Portugal
e-mail: amsantoscosta@gmail.com

R. Reis
Serviço de Pneumologia,
Centro Hospitalar Trás-os-Montes e Alto Douro, Vila Real, Portugal
e-mail: ricardomcreis@gmail.com

A.M. Esquinas (ed.), *Humidification in the Intensive Care Unit*,
DOI 10.1007/978-3-642-02974-5_12, © Springer-Verlag Berlin Heidelberg 2012

应用避免干燥的药物，鼻腔局部应用糖皮质激素，鼻腔保湿方案，应用全面罩及湿化设备。其中，加热增湿器已被证实是减少不良反应的最为有效的方法，并且还可提高患者的舒适度。

12.2　生理学方面

吸入的气体在鼻腔被处理，鼻腔黏膜的丰富的毛细血管的勃起窦组织及相对大表面积中的轻度湍流可使一些微粒被去除，气体被增温、加湿。事实上，考虑到人体鼻腔的容积，气流的周转速率及热量和水分交换的绝对数值，鼻腔的气体交换效率是非常可观的，可将呼出气体中约 1/3 的水分向吸入气体转运。这一功能同样需要维护，故每隔几个小时，一侧鼻腔对吸入的空气进行处理，而另一侧鼻腔由于气流的减少可进行黏膜的修复和再生。这一过程对于维持鼻腔处理气体的功能十分重要，因为如果鼻腔黏膜的热量和水分得不到及时补充，就会导致黏膜干燥、鼻腔阻塞及呼吸道内膜形态学上的改变，最终会造成鼻腔黏膜清除空气中悬浮微粒的效率降低[4]。另外，药物作用、解剖结构异常、多种疾病状态及生理因素（如处于仰卧位）均会降低鼻腔处理干冷气体的能力[5]。

12.3　上气道正压的病理生理效应

与自主呼吸相比，在应用 nCPAP 的过程中，吸入气体的相对及绝对湿度均降低，尤其是在高吸气压时；这在 Holland 等人的研究中得到了很好的证实。他们的研究发现，增加吸气压将导致气体升温（可能由于气体压缩的效应），结果将降低气体的相对湿度；要保持吸入气体的湿度，则需另外向呼吸回路中添加水蒸气。他们的研究还显示，用于测试的湿化设备传递的压力很小，不具有临床意义[6]。

经口漏气将进一步加重水分的丢失，这将导致很高的单向鼻腔气流，加重鼻腔黏膜对吸入气体增温、加湿的负担；由于鼻腔黏膜无法进行呼出及吸入气体间水分的转运，上气道黏膜水分将进行性丢失，导致上气道干燥。除了造成鼻腔黏膜干燥外，经口漏气也会损害纤毛功能，增加纤毛黏性，促进黏膜炎症反应，增加鼻黏膜血流量，加重鼻黏膜充血 [7-11]。这些会进一步加重经口呼吸，使上颚肌肉松弛而造成咽阻塞，增加经鼻和经口的单向气流，进一步增加呼吸道内膜的水分丢失。即使在正常人群中，模拟 CPAP 的经口漏气过程，也会造成口、鼻干燥以及鼻充血和鼻腔阻力增加的主观感受。尽管这些湿化不足造成的不良影响部分是可逆的，但却与治疗持续时间及吸入气体的性质直接相关。

这样一来，气道正压通气治疗将会影响鼻腔功能，最终影响 CPAP 治疗的有效性。尽管众多机制均可引起鼻腔不适，但 nCPAP 过程中经口漏气最为重要。另外，很多需长期应用 CPAP 治疗的患者可能会出现一些情况，导致他们更喜爱经口呼吸，如鼻中隔偏曲、慢性鼻炎、鼻息肉及悬雍垂腭咽成形术，均会造成 CAP 应用过程中的不适。

因此，应用加热增湿器对吸入气体进行处理已在实验室中被证明可减轻鼻黏膜血流量及鼻气道阻力，并可在长期应用 nCPAP 治疗的阻塞性睡眠呼吸暂停综合征患者中减轻上气道不良反应 [12-14]。

然而，关于湿化治疗还有诸多问题亟待解决，例如，如何设定适合的绝对湿度指标以保证最佳疗效，如何精准判断患者是否需要湿化设备辅助治疗。

临床试验经常忽略室内温度和相对湿度，因此，要将这些结果推广到临床实践中可能会比较困难，因为这些数据可随气候或生活质量相关因素的不同而变化。

12.4　适应证

从理论上讲，对非侵入性机械性通气（non invasive mechanical ventilation，NIMV）气体进行湿化是合理的。众所周知，不充足的湿化将增加黏膜的黏度、分泌物潴留，导致气道阻力增加，从而造成患者的不适，降低 CPAP 治疗的依从性和有效性。

然而，一般情况下，NIMV 并不与湿化合用，而且究竟哪些患者可以从湿化中获益也是一个问题。事实上，关于 NIMV 应用的共识和指南对于是否加用湿化的问题存在争议 [15-17]，这也反映了这一问题缺乏研究数据。

但湿化的应用，尤其是加热增湿设备的应用，已被证实是一种安全的、有效的方法，可明显缓解吸入冷空气继发的鼻部不适症状，而且可提高患者舒适度并增强治疗的依从性。

应用面罩是减少鼻部症状及经口漏气的另一选择；然而，尽管这一方法有诸多优点，但面罩会降低患者的舒适度，导致依从性降低。其他方法，如应用鼻腔减压装置、鼻腔内糖皮质激素或鼻腔保湿方案，目前还没有足够的科学依据证明其有效性。

在临床实践中，湿化技术通常仅用于有持续的且严重的上呼吸道不良反应的患者，而且通常在症状出现后的数周或数月后应用。

观察患者是否出现上呼吸道不良反应可鉴别患者是否能从湿化中获益，但湿化的延迟应用可能降低其增加依从性的潜在益处。对于不规律应用 CPAP 的患者（定义为平均最大变异率为 4 小时 / 晚），可通过 4 天的治疗来鉴别患者是否需要湿化治疗 [18]。

尽管不推荐常规应用湿化技术，以下因素可能作为最终需要湿化治疗的预测因素：

- 高龄：随着年龄的增长，气道黏膜纤毛的活动力逐渐降低。
- 应用一些可导致黏膜干燥的药物，如抗高血压药及抗抑郁药。
- 既往有可能引起鼻腔炎症、干燥及经口漏气的鼻腔疾病史，如慢性鼻炎、鼻息肉、鼻窦炎及鼻中隔偏曲。
- 悬雍垂腭咽成形术——由于频繁的经口漏气而进行此项手术。
- 具有支气管内高分泌因素的患者，如 COPD、支气管扩张，尤其是有气道干燥或分泌物潴留因素的患者。

关于湿化技术对 CPAP 依从性的影响，Massie 等人 [12] 的研究表明，湿化可增加 CPAP 的应用时间，尽管增加的时间很短（平均每天增加 30 分钟），但这一结果十分重要。尽管增加的治疗时间很少，但 CPAP 中湿化的应用似乎增加了患者的满意度。

另外还有其他一些研究对早期使用增温湿化设备的益处及对缓解上呼吸道干燥的作用进行了评估，结果表明，在短期内，患者对 CPAP 的依从性及舒适度并未随着湿化的应用而显著改善。

总之，CPAP 初始即应用增温湿化设备并不能显著改善依从性及减少不良反应。因此，增温湿化设备应在患者出现鼻部症状时再作为对症治疗开始应用。唯一能增加患者依从性的最初的干预措施只有对患者加强教育和支持。

12.5　禁忌证

湿化的应用并没有绝对的禁忌证。CPAP 过程中湿化的应用并不会增加额外的或更多的不良反应。事实上，关于加用湿化技术导致的问题并非临床自然规律。其中一个问题是：nCPAP 治疗过程中合用湿化技术可增加花费，而且会使实际操作复杂化（如增加了转运及清洁等环节）。另外，由于水蒸气会凝结在面罩或管路上，可能会滴落在患者的脸上，因此需要向患者告知并解释这一问题。水蒸气的凝结是吸入气体在管路中遇冷而成的，由于室内温度较低，故湿度较高的气体中的水分在管路中会凝结，从而造成呼吸管路中冷凝水的聚集或凝集，最终减少了输送至患者面罩的气体的湿度。由于这个原因，很多需要使用增温加湿器的患者会遇到管路中水蒸气凝结这一麻烦，尤其是在冬季室温较低时。但这一问题可由控制性增温呼吸管路加湿技术来解决，后者可避免水蒸气在管路中的凝结。

湿化技术的应用同样可带来新的麻烦，如增加感染的风险，尤其是考虑到微生物污染呼吸机管路、加湿器及雾化器的报道。为了解决这一问题，制造商已淘汰了"气泡式加湿器"，因为担心雾化水分子可能传播细菌，增加呼吸道感染风险。然而，许多最新的研究显示，目前应用于 CPAP 系统的对流加热增湿器不会雾化水分子[19]；相反，这种加湿器可提供水蒸气分子而不会传播细菌或其他微生物。

总之，湿化技术总体上来说是安全的治疗手段，患者不适应或不耐受是唯一的禁忌证。

（黄琳娜 译　李　敏 校）

参考文献

1. Sullivan CE, Issa FQ, Berthon-Jones M, Eves L (1981) Reversal of obstructive sleep apnea by continuous positive airway pressure applied through the nares. Lancet 1:862–865

2. Kribbs N, Pack A, Kline L et al (1993) Objective measurement of patterns of nasal CPAP use by patients with obstructive sleep apnea. Am Rev Respir Dis 147:887–895

3. Pepin J, Leger P, Veale D, Langevin B, Robert D, Levy P (1995) Side effects of nasal continuous positive airway pressure in sleep apnea syndrome. Chest 107:375–381

4. Mlynski G (2004) Physiology and pathophysiology of nasal breathing. In: Behrbohm H, Tardy T Jr (eds) Essentials of septorhinoplasty. Philosophy-approaches-techniques. Thieme Medical Publishers, Stuttgart, New York, pp 75–87

5. Assanasen P, Baroody FM, Naureckas E, Soloway J, Naclerio RM (2001) Supine position decreases the ability of the nose to warm and humidify air. J Appl Physiol 91:2459–2465

6. Holland AE, Denehy L, Buchan C, Wilson JW (2007) Efficacy of a heated passover humidifier during noninvasive ventilation: a bench study. Respir Care 52(1):38–44

7. Constantinidis J, Knobber D, Steinhart H, Kuhn J, Iro H (2000) Fine-structural investigations of the effect of nCPAP-mask application on the nasal mucosa. Acta Otolaryngol 120:432–437

8. Hayes M, McGregor F, Roberts D, Schroter R, Pride N (1995) Continuous nasal positive airway pressure with a mouth leak: effect on nasal mucosal blood flux and geometry. Thorax 50:1179–1182

9. Richards JH (1974) Effect of relative humidity on the rheologic properties of bronchial mucus. Am Rev Respir Dis 109(4):484–486

10. Richards G, Cistulli P, Ungar R, Berthon-Jones M, Sullivan C (1996) Mouth leak with nasal continuous positive airway pressure increases nasal airway resistance. Am J Respir Crit Care Med 154:182–186

11. Ohki M, Usui N, Kanazawa H et al (1996) Relationship between oral breathing and nasal obstruction in patients with obstructive sleep apnea. Acta Otolaryngol 523:228–230

12. Massie CA, Hart RW, Peralez K, Richards GN (1999) Effects of humidification on

nasal symptoms an mpliance in sleep apnea patients using continuous positive airway pressure.   116(2):403–408

13. Wiest G, Lehr   , Bruck W, Meyer M, Hahn E, Ficker J (1999) A heated humidifi er   s upper airway dryness during continuous positive airways pressure th   Respir Med 93:21–26

14. de Arauj   Martins, Vieira SB, Vasquez EC et al (2000) Heated humidification or face   to prevent upper airway dryness during continuous positive pressure thera   est 117:142–147

15. Ev   W (2001) International Consensus Conference in Intensive Care   e: noninvasive positive pressure ventilation in acute respiratory failure.   sive Care Med 27(1):166–178

1   hta S, Hill NS (2001) Noninvasive ventilation. Am J Respir Crit Care Med   3(2):540–577

Clinical indications for noninvasive positive pressure ventilation in chronic respiratory failure due to restrictive lung disease, COPD, and nocturnal hypoventilation – a consensus conference report. Chest (1999) 116:521–534

18. Weaver T, Kribbs NB, Pack AI et al (1997) Night-to-night variability in CPAP use over the first three months of treatment. Sleep 20:278–283

19. Wenzel M, Klauk M, Gessenhardt F et al (2005) Sterile water is unnecessary in a continuous positive airway pressure convection-type humidifier in the treatment of obstructive sleep apnea syndrome. Chest 128:2138–2140

第13章　睡眠呼吸障碍CPAP治疗中应用气道湿化的优点和缺点

Arschang Valipour

　　阻塞性睡眠呼吸暂停（obstructive sleep apnea，OSA）的特点是睡眠时上气道暂时性塌陷或狭窄。上气道的闭塞可导致低氧血症伴呼吸功增加，在惊醒时达到顶点，上气道重新开放并经过短暂的过度通气，然后恢复睡眠。OSA的发生率在男性为4%，在女性为2%，OSA不治疗危害很大，如日间嗜睡、神经认知功能障碍、机动车事故风险增加，也与高血压、心肌梗死及脑卒中相关。

　　经鼻持续气道正压（nasal continuous positive airway pressure，nCPAP）疗法从1981年问世以来开始用于治疗OSA。nCPAP的作用像个充气夹板一样，在吸气相和呼气相输送预设的恒定正压，可增加上气道的横截面积，尤其是口腔和咽喉部的横截面积，防止睡眠中的气道阻塞。

　　nCPAP的诸多益处已被证实，包括改善OSA的症状，如减轻日间嗜睡，提高生活质量，减少与睡眠呼吸暂停相关的心血管疾病的发病率和死亡率。另外，规律使用nCPAP可降低机动车事故的风险。但是，一开始就能接受nCPAP治疗的患者只有50%～90%，平均约80%。在使用nCPAP的患者中，依从（定义为在70%的使用日内每

A. Valipour
Department of Respiratory and Critical Care Medicine,
Ludwig-Boltzmann-Institute for COPD and Respiratory Epidemiology
Otto-Wagner-Spital, Sanatoriumstrasse 2, 1140 Wien, Austria
e-mail: arschang.valipour@wienkav.at

A.M. Esquinas (ed.), *Humidification in the Intensive Care Unit*,
DOI 10.1007/978-3-642-02974-5_13, © Springer-Verlag Berlin Heidelberg 2012

天使用时间超过 4 小时）率只有 40%～80%，依从性最高者是在对
nCPAP 的使用进行系统培训后患者中获得的。依从性和接受程度低
的最常见原因是治疗相关的不良反应，如鼻黏膜充血、鼻腔或咽喉
干燥以及吸入冷空气带来的不适感，后者的发生率高达 65%[1]。

　　特别是慢性鼻黏膜充血，可能会降低 nCPAP 的疗效。鼻黏膜
对吸入的气体有强大的加温加湿功能，但 nCPAP 产生的高速气流
及口腔漏气产生的单向气流会削弱这种功能。经鼻腔吸入的冷空气
会造成鼻黏膜干燥，导致血管活性物质及促炎因子的释放；这些因
子可使黏膜表面的血流增加并使深部的容量血管充血，进而增加鼻
腔的阻力 [2]；鼻腔阻力增加会迫使患者张口呼吸，形成一个病理性
恶性循环。Martins de Araujo 等人 [3] 在较早的研究中发现，患者在
nCPAP 治疗时由于鼻部不适导致的经口漏气在整个睡眠过程中高达
30%；并且在随后的研究中，作者发现，在经口漏气阶段，吸入气
体的湿度是要下降的。

　　上述不良反应可通过对吸入气体的湿化而被最大限度地避免。
加湿器通常包含一个电热板，通过对加湿罐内的水分加温来获得更
多的水蒸气。湿化技术一般用于缓解 OSA 患者的上气道干燥、充血
症状。然而，湿化设备也有它的缺点，如需要更大的空间，更高的
花费，更多的保养、清洁及运输工作。这些因素会增加患者错误操
作的可能性，并可由于湿化设备中病原体定植而增加感染风险。事
实上，Sanner 等人 [4] 在此前就报道过，在应用 nCPAP 治疗睡眠呼吸
障碍的过程中，感染并发症的增加与湿化设备的应用有关。

　　因此，在 nCPAP 治疗时增加湿化设备应严格掌握适应证。在此，
本文需要阐明如下问题：开始湿化治疗的最佳时机是什么？湿化治
疗是否会增加患者对 nCPAP 的依从性？不加热的湿化设备和加热的
湿化设备的临床疗效有无不同？加热湿化设备在寒冷环境中如何工
作？是否还有其他预防 nCPAP 治疗 OSA 时上气道不良反应的办法？
截至目前，仅有少数研究试图去解答其中一部分问题，现总结如下。

　　Wiest 等人 [5] 在睡眠实验室中进行了在 nCPAP 启动时使用预防
性湿化是否会提高患者开始接受治疗时的舒适度和依从性的研究。
实验连续选取了 44 例未曾接受治疗的、无上气道干燥病史的 OSA
患者，对他们进行了连续两晚的观察，随机选择一晚使用湿化装置，

另一晚不使用。每晚治疗后，询问患者的舒适程度，两次治疗完成，询问患者哪一晚的感觉更舒适，更希望长期应用那一种方式。结果显示，在上述条件下，使用湿化设备不能提高患者开始治疗时的依从性和舒适度。Neil 等人 [6] 的研究表明，预防性使用湿化设备不能提高 nCPAP 治疗开始时的舒适程度。Duong 等人 [7] 的进一步研究证实，nCPAP 初始即应用加温加湿装置并不会对气道阻力、鼻部症状及 CPAP 支持水平产生额外的优化作用。随后，他们进行了为期 1 年的研究，比较了预防性湿化和按需湿化——即在患者出现相关的上气道症状而简单治疗，如鼻腔内应用糖皮质激素，短期应用局部血管收缩剂无效时才使用加温加湿装置——结果显示，两种湿化方式对治疗的依从性无显著性影响，而后者是临床实践中最常用的方法。可见，湿化治疗仅适用于 nCPAP 治疗过程中出现严重持续不良反应的患者。尽管如此，在开启 nCPAP 治疗时确定湿化治疗最可能的适宜人群仍是必要的。Rakatonanahary 等人 [8] 的研究观察到，下列患者在临床实践中最有可能需要湿化装置：年龄大于 60 岁；存在导致经口漏气的基础情况，如鼻中隔偏曲、慢性鼻黏膜疾病、鼻息肉及悬雍垂腭咽成形术后等。据此看来，50% 的患者需要在接受 nCPAP 治疗的过程中加用了湿化装置，这些患者中有一半成功应用了不加热的湿化技术，改善了上气道症状；然而，这项技术并未改善 nCPAP 的每日使用状况；其他患者在使用不加热的湿化装置时上气道症状仍未改善，4 周后更换为加热的湿化装置，几乎所有患者的症状都消失了，nCPAP 使用的依从性得以提高。

　　Massie 等人 [9] 用其他方法比较了不加热的和加热的湿化技术。作者使用随机交叉法将患者分到加热和不加热两个治疗组中，两组间患者的年龄、性别、体质指数（body mass index，BMI）、睡眠呼吸暂停的严重程度及 nCPAP 压力均无明显差异。所有合适的患者在调节压力时即开始应用湿化技术。与不加热的湿化技术相比，76% 的患者更接受加热湿化技术。作者还观察了湿化技术对依从性的影响。与不应用湿化相比，使用加热湿化装置后，患者每晚使用 nCPAP 的时间从 4.9 ± 2.2 小时增加到 5.5 ± 2.1 小时，而至有显著性差异（$P = 0.008$）；但加热湿化和不加热湿化，以及不加热湿化和不湿化相比，未见显著差异。对于影响 nCPAP 使用的不良反应的改善作用，如对鼻腔、口腔及咽喉干燥的改善作用，也有类似的差异。这说明，加热湿化技术改善患者依从性的原因是它减少了 nCPAP 的不良反应。此外，加热湿化技术能使患者清醒后更加振作，而不加热的湿化技术则不具备该作用。

应当承认，使用传统的加湿器时，吸入气体的湿化程度可能要受周围环境温度的影响。当环境温度较低时，气体在管路中被逐步降温，饱和水蒸气压力随之下降；结果是水蒸气在管路中凝结成水滴，即冷凝水，可降低实际的湿化量。在冬季，很多需要通过加热湿化器解决口、鼻、咽部问题的 nCPAP 使用者都会被管路中的冷凝水所困扰。截至目前，关于冷凝水减少有效管腔面积后是否会降低 CPAP 的有效压力，文献中尚无一致结论。然而，有一些个案报道发现，管路中的冷凝水会增加夜间的觉醒次数，这种现象在冬季尤为明显。Nilius 等人的报道[10] 展示了一种带有整合式湿化设备的 CPAP 装置：除了呼吸机管路外，还包含一个电热板和一个湿化罐。设备的内置程序通过整合预设压力、环境温度及气体流速，调节加热器的功率，使输出的气体从湿化罐到鼻罩都具有个体化的温度和湿度。这个系统可以在很大程度上减少 CPAP 面罩及管路中冷凝水的形成，进而显著提高睡眠质量并改善主观感受。但由于造价高昂，该设备仅适用于那些因室温过低而经常被冷凝水困扰的使用者。

最后，加热湿化装置在 nCPAP 的使用者中并不能完全纠正因经口漏气而引起的黏膜脱水。人们根据经验指出，口鼻面罩可以用来预防 OSA 患者使用 nCPAP 过程时出现的气道干燥。口鼻面罩使饱和的呼出气体在呼气相回到管路中，在每个呼吸周期中抵消了干燥的吸入气体与饱和的呼出气体间的湿度差，建立了最佳的气道湿度梯度[3]。尽管口鼻面罩可减轻鼻部症状，大多数患者仍然倾向于使用鼻罩[11]。根据经验，作者提出下列人群适合使用口鼻面罩：习惯于经口呼吸者、需要 CPAP 压力大于 12 cmH$_2$O 者、合并肥胖低通气或 COPD 需要使用双水平通气支持者。

现代 CPAP 改良技术的使用已逐渐增多，如自动调节和（或）呼气压力释放式气道正压（expiratory pressure relief positive airway pressure，EPR–PAP）。这些改良的 CPAP 通常需要较低的治疗压力，因此气体流速较小，气道不良反应也少于传统装置。EPR–PAP 是在呼气相早期将气道压力降至预设压力以下，在呼气相末再增加至预设值，从而可提高患者的舒适度。最近我们发现，在具有同样疾病严重程度及相同临床特征的睡眠呼吸障碍患者中，与传统CPAP相比，EPR-PAP能显著减少湿化的需要量[12]。

（黄琳娜　译　宋韩明　校）

参考文献

1. Kakkar RK, Berry RB (2007) Positive airway pressure treatment for obstructive sleep apnea. Chest 132:1057–1072

2. Richards GN, Cistulli PA, Ungar RG et al (1996) Mouth leak with nasal continuous positive airway pressure increases nasal airway resistance. Am J Respir Crit Care Med 154:182–186

3. Martins De Araújo MT, Vieira SB, Vasquez EC et al (2000) Heated humidification or face mask to prevent upper airway dryness during continuous positive airway pressure therapy. Chest 117:142–147

4. Sanner BM, Fluerenbrock N, Kleiber-Imbeck A et al (2001) Effect of continuous positive airway pressure therapy on infectious complications in patients with obstructive sleep apnea syndrome. Respiration 68:483–487

5. Wiest GH, Harsch IA, Fuchs FS et al (2002) Initiation of CPAP therapy for OSA: Does prophylactic humidification during CPAP pressure titration improve initial patient acceptance and comfort? Respiration 69:406–412

6. Neill AM, Wai HS, Bannan SP et al (2003) Humidified nasal continuous positive airway pressure in obstructive sleep apnoea. Eur Respir J 22:258–262

7. Duong M, Jayaram L, Camfferman D et al (2005) Use of heated humidification during nasal CPAP titration in obstructive sleep apnoea syndrome. Eur Respir J 26:679–685

8. Rakotonanahary D, Pelletier-Fleury N, Gagnadoux F et al (2001) Predictive factors for the need for additional humidification during nasal continuous positive airway pressure therapy. Chest 119:460–465

9. Massie CA, Hart RW, Peralez K et al (1999) Effects of humidification on nasal symptoms and compliance in sleep apnea patients using continuous positive airway pressure. Chest 116:403–408

10. Nilius G, Domanski U, Franke KJ et al (2008) Impact of a controlled heated

breathing tube humidifier on sleep quality during CPAP therapy in a cool sleeping environment. Eur Respir J 31:830–836

11. Mortimore IL, Whittle AT, Douglas NJ (1998) Comparison of nose and face mask CPAP therapy for sleep apnoea. Thorax 53:290–292

12. Valipour A, Kapfhammer G, Pokorny R et al (2008) Expiratory pressure-relief reduces the need for heated humidification in association with continuous positive airway pressure therapy for obstructive sleep apnea. Eur Respir J Suppl 2008 41 s:380

第五部分

湿化和有创机械通气

第 14 章 危重症医学中的湿化：选择加湿装置的一般方法及机械通气的并发症

Pedro F. Lucero、David W. Park 和 Dara D. Regn

14.1 引言

当进行气管内插管（endotracheal tube，ETT）或外科气管切开术放置气管套管时，气管黏膜被绕开。为保持气管支气管黏膜的完整性，湿化必不可少 [1]。没有湿化，就会出现气管内黏膜纤毛功能障碍，分泌物黏稠，底层的结缔组织发生结构性变化 [2-5]。Williams 等进行的一项 Meta 分析评价了吸入气体的温度和湿度对气道黏膜功能的影响 [6]。他们提出了一个模型：高于或低于理想温度和湿度条件下，气道黏膜功能均会受损，或者说，充分的黏液、纤毛功能是理想湿化的标志。Oostdam 等的研究显示，吸入干燥空气的动物气道的疏松结缔组织血管外水显著减少，气道对组胺的反应性增高 [2]。继发于黏稠或干燥分泌物的 ETT 堵塞与湿化不佳显著相关 [5,7]。最常用的避免此类和其他可能的并发症（框 1）的方法是湿化，即通过应用无加热导丝的加温加湿器、有加热导丝的加温加湿器或热湿交换器（heat and moisture exchanger，HME）达到湿化的目的 [4,8]。这些湿化

P. F. Lucero • D. W. Park • D. D. Regn (✉)
Pulmonary/Critical Care/Sleep Medicine, Wright-Patterson AFB Medical Center,
Uniformed Services University of the Health Sciences and Wright State University,
Boonshoft School of Medicine,
2517 Acorn Dr, Kettering, OH 45419, USA
e-mail: drregn@hotmail.com

A.M. Esquinas (ed.), *Humidification in the Intensive Care Unit*,
DOI 10.1007/978-3-642-02974-5_14, © Springer-Verlag Berlin Heidelberg 2012

框 1
机械通气湿化不佳的并发症：
细胞 – 形态学气道改变
溶胶层厚度减少
气道分泌物变黏
气道炎症
变性（deciliation），上皮溃疡，坏死
气道功能改变
湿化功能降低
等温饱和界面（ISB）下移
黏液运输速度降低，分泌物潴留
支气管痉挛阈值降低
纤毛功能改变，纤毛麻痹
气道阻塞，气流阻力增加
肺、力学和功能改变
肺不张
功能残气量和顺应性减低
通气 / 血流不匹配，肺内分流增加，低氧血症
肺部感染
来源：参考文献 [5]

装置的目的是气道湿化，将吸入气体进行加温加湿，使吸入气体的绝对湿度至少达到 $30 \, mgH_2O/L$ 或相对湿度达到 100%，输送气体温度在 30℃ [4-5]。

无加热导丝的湿化器因形成冷凝水问题而逐渐被淘汰 [8]。含加热导丝湿化器是长期机械通气患者（机械通气时间大于 96 小时）的首选 [4,8]。加热湿化器的其他应用指征包括使用 HME 有禁忌证的患者（详见框 2）。加热湿化器能够使输送气体达到接近 37℃ 的体温，并使相对湿度达到 100%。然而，与 HME 相比，加热湿化器较贵，并且有可能导致电击、高热、热损伤及院内感染 [4,9-10]。温度或湿度设置不当可造成痰液堵塞、呼吸阻力增高、做功增加，甚至出现气管插管导管或气管切开套管堵塞，从而危及生命 [8,11]。

HME（即人工鼻）为一次性使用装置，具有被动储存患者呼出气中的热量和水分并将热量及水分释放至吸入气体的功能 [4,9]。HME

框 2

热湿交换器禁忌证：

大量黏稠或血性分泌物

呼出潮气量少于输入潮气量的 70%（如大的支气管胸膜瘘或气管内导管气囊不完全或缺乏）

体温＜32℃

高的自主分钟通气量（＞10L/min）

环路中置入雾化器，患者接受气溶胶治疗

来源：参考文献 [4]

对湿度的调节能力略低于加热湿化器，但两者的临床效果相似 [12]。HME 有疏水型、亲水型或两者结合型三种类型。疏水型 HME 具有最佳的抗菌性能和较差的保湿功能 [9]。亲水型 HME 抗菌滤过性能欠佳，但有较强的保湿特性。所有的 HME 均能吸收呼出气中的水分。HME 的温度和湿度由产品生产商预先设定。尚无 HME 的最佳操作规范。但 Lellouche 指出，绝对湿度＜30mgH₂O/L，气管内导管堵塞发生的风险增高（图 14.1）[13]。与疏水型或亲疏水相结合型 HME 相

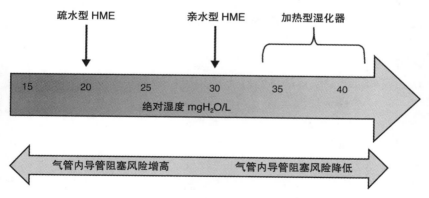

图 14.1　Lellouche 推荐

比，亲水型的气道阻力更低 [14]。

对于进行短时间机械通气的患者而言，HME 比加热湿化器更具吸引力，因为它更便宜且易于使用 [9-11]。HME 推荐用于机械通气＜96

小时的患者或患者的转运，有安全使用 HME 达 7 天的报道[4,10]。尽管大量文献表明，除了 COPD 患者，HME 可应用 96 小时，然而大多数产品生产商仍推荐每 24 小时更换一次 HME[10]。对于 COPD 患者，HME 应用满 48 小时，其维持湿度的功能就将丧失。HME 不需要电，因此不存在热损伤风险或冷凝水的问题。与加热湿化器相似，HME 具有一系列独特的并发症，如亚低温，因无效腔增加引起的低通气，分泌物嵌塞及呼吸做功增加。HME 也存在禁忌证（框 2）[4]。

临床医师应当注意到：HME 有较大的无效腔，尤其是应用小潮气量肺保护通气策略时[3]，它可导致高碳酸血症和（或）分钟通气量增加。一些专家认为，对于急性呼吸窘迫综合征患者不应使用 HME，而应使用加热湿化器。

呼吸机相关肺炎在过去几年中受到了广泛重视，它与包括湿化器在内的多种因素相关[15]。与呼吸机相关肺炎有较强关系的其他因素包括：导管气囊周围微生物吸入，胃肠道细菌定植，手卫生差，口腔护理不充分，镇静时间延长，仰卧位体位小于 30°[15]。而加湿器管理不当是呼吸机相关肺炎的重要危险因素。应用加湿装置时应定期检查分泌物情况和（或）患者回路中的冷凝水[4]。越来越多的证据显示，与主动温湿化装置相比，应用被动温湿化装置（HME）发生呼吸机相关肺炎的概率更低，相对危险度为 0.7[16]。分泌物阻塞、低温及插管时间较长往往影响 HME 的长时间持续应用。尽管对 HME 减少呼吸机相关肺炎的确切机制并不完全清楚，但大多数专家认为，如果患者没有禁忌证，就可以应用 HME。

一旦选择了加湿装置，如前所述，确定最佳的热度和湿度是困难的。Sottiaux 和 Branson 建议：最低温度为 32～34℃，相对湿度为 100%[5]。AARC 推荐：绝对湿度的最低限应为 $30\ mgH_2O/L$。然而并没有证据表明哪一水平的湿度能够改善预后[3]。尽管如此，湿化欠佳所致气管黏膜功能下降的现象不应被忽视[1,16]。AARC 推荐：吸入气体的理想温度应接近患者气道开口的温度，吸入气体的温度不应超过 37℃[4]。一般而言，HME 可改善湿温化，然而是否能达到说明书所言是很难评判的[3]。

Lemmens 等研究了常规麻醉手术中使用的三种不同的 HME，评估了这些装置是否真正能达到厂家说明书中所提及的性能[17]。他们的主要研究结果表明，在常规麻醉中，HME 并不能确定达到说明书中的性能。只有一种 HME 可达到，另外两种 HME 虽然能够进行湿化，但其参数低于说明书中的值。Solomita 通过机械通气患者气道分泌物量评估无加热导丝的加温加湿器、带加热导丝的加温加湿器和 HME 的湿化效果 [8]。他们的结果表明，单独测量温度不足以预测湿度，应用无加热导丝加温加湿器的患者分泌物量更多。在实际工作中，湿度因受技术和费用的限制而难以准确测量，常通过测量温度和观察分泌物累积量相结合的方式来评价湿度是否足够 [3,5]。

14.2　结论

气管插管或气管切开患者湿化不足会导致气管黏膜和纤毛功能严重受损 [1]。分泌物增多和感染可导致并发症的发生，气管插管阻塞也可随之而来 [2,5]。尽管温度和湿度的确切数值并没有准确的定义，但大量文献支持，至少应当维持在 32～34℃ 及相对湿度 100% 的这一最低生理条件 [5]。湿度的客观评估是困难的，推荐应常规监测分泌物的量 [4]。短时间气管插管机械通气患者如无禁忌证，一般优先选择 HME[4,10]。如果机械通气时间较长，则需要理想的湿化以保证气管黏膜功能。最后，随着更多研究的出现，湿化装置和湿化目标可能发生改变，但适应证会保持不变。

（杨　蕊译　李　洁校）

参考文献

1. Forbes AR (1973) Humidification and mucous flow in the intubated trachea. Br J Anaesth 45:874–878

2. Oostdam JC, Walker DC, Knudson K et al (1986) Effect of breathing dry air on structure and function of airways. J Appl Physiol 61(1):312–317

3. Branson R (2009) Conditioning inspired gases: the search for relevant physiologic end points. Respir Care 54(4):450–452

4. AARC Clinical Practice Guideline (1992) Humidification during mechanical

ventilation. Respir Care 37(8):887–890

5. Sottiaux T (2006) Consequences of under- and over-humidification. Respir Care Clin 12(2):233–252

6. Williams R, Rankin N, Smith T, Galler D, Seakins P (1996) Relationship between the humidity and temperature of inspired gas and the function of the airway mucosa. Crit Care Med 24(11):1920–1929

7. Branson RD (1998) The effects of inadequate humidity. Respir Care Clin N Am 4(2):199–214

8. Solomita M et al (2009) Humidification and secretion volume in mechanically ventilated patients. Respir Care 54(10):1329–1335

9. Ricard JD, Miere EL, Markowicz P et al (2000) Efficiency and safety of mechanical ventilation with a heat and moisture exchanger changed only once a week. Am J Respir Crit Care Med 161:104–109

10. Kollef M et al (1998) A randomized clinical trial comparing an extended-use hygroscopic condensor humidifier with heated-water humidification in mechanically ventilated patients. Chest 113:759–767

11. Jaber S et al (2004) Long-term effects of different humidification systems on endotracheal tube patency. Anesthesiology 100:782–788

12. Misset B et al (1991) Heat and moisture exchanger vs heated humidifier during long-term mechanical ventilation. Chest 100:160–163

13. Lellouche F, Taille S, Qader S et al (2004) Humidification des voies aeriennes: difficle mais vital. In: Programs and abstracts of the 12eme journee d' assistance ventilatoire en ventilation artificielle. Creteil, France: 23–40

14. Lucato JJ et al (2005) Evaluation of resistance in 8 different heat-and-moisture exchangers: effects of saturation and flow rate/profi le. Respir Care 50(5):636–643

15. Shaw MJ (2005) Ventilator associated pneumonia. Curr Opin Pulm Med 11(3):236–241

16. Branson RD (2005) The ventilator circuit and ventilator-associated pneumonia. Respir Care 50(6):774–785

17. Lemmens HJ, Brock-Utne JG (2004) Heat and moisture exchange devices: Are they doing what they are supposed to do? Anesth Analg 98:382–385

第 15 章 气道湿化装置对潮气量的影响

Michael J. Morris

缩略语

COPD	Chronic pulmonary disease	慢性阻塞性肺疾病
HH	Heated humidifier	加热湿化器
HME	Heat and moisture exchanger	热湿交换器（又称人工鼻）
MV	Mechanical ventilation	机械通气
$PaCO_2$	Partial pressure of carbon dioxide	二氧化碳分压
PS	Pressure support	压力支持
RR	Respiratory rate	呼吸频率
V_D/V_T	Dead space ventilation	无效腔通气量（又称死潮比）
V_E	Minute ventilation	分钟通气量
V_T	Tidal volume	潮气量

15.1 引言

　　机械通气时吸入气体加温加湿对于预防低体温、气道分泌和气道破坏是必要的 [1]。可应用加热湿化器或热湿交换器（HME）进行加温加湿，HME 包括亲水型和疏水型。加热湿化器或 HME 的选择

M. J. Morris
Pulmonary/Critical Care, Department of Medicine, Brooke Army Medical Center,
Fort Sam Houston, TX 78234, USA
e-mail: michael.morris@amedd.army.mil

A.M. Esquinas (ed.), *Humidification in the Intensive Care Unit*,
DOI 10.1007/978-3-642-02974-5_15, © Springer-Verlag Berlin Heidelberg 2012

取决于患者的类型、机械通气时间、费用及呼吸治疗师的选择。一般而言，考虑到气道阻塞问题，HME 更常用于外科手术患者及那些需要机械通气时间较短的患者。一些推荐规定以下情况优先选择加温加湿器而 HME 是禁忌的：大量分泌物，潮气量过小或过大［呼出气潮气量（V_T）＜70%，高分钟通气量（V_E）＞10 L/min］，低同步间歇机械通气频率和低体温[3]。最近 Siempos 等进行了一项 Meta 分析，比较了加热湿化器和 HME 的随机对照临床试验。他们发现，两组间呼吸机相关肺炎发生率、病死率、入住 ICU 时间、机械通气时间或气道阻塞发生率无差异[4]。尽管结局没有差异，但这两种湿化方式（加热湿化器对 HME）对于机械通气患者的呼吸力学可能有不同的影响。本节在现有数据基础上探讨气道湿化装置对于气道力学如呼吸频率（RR）、潮气量（V_T）、分钟通气量（V_E）及机械通气患者其他测量指标的影响。

15.2　加热湿化器与热湿交换器的对比

加热湿化器的主要原理是：对湿化罐内的水进行加热，吸入气体通过湿化罐从而达到湿化的目的。输入患者之前的湿化气体冷却可导致管路内大量凝集；通过管路内加热导丝持续加热可以阻止冷凝水的形成。应用加热湿化器不增加无效腔，因而对呼吸力学（如 V_T 和 $PaCO_2$）没有影响。HME 是被置于管路中，包含亲水冷凝器或疏水成分来维持温湿度，文献中它又常被称为"人工鼻"。新型 HME 包含这两种类型的冷凝器，来维持最高程度的湿化。与加热湿化器不同，HME 的一个重要特点是：增加呼吸机管路中无效腔，这是由于 HME 内部容积所致，有的甚至可高达 95 ml。无效腔增加以及 HME 内部阻力增加可能导致二氧化碳潴留，分钟通气量及呼吸做功增加。在大多数情况下，这种作用可以通过增加压力支持水平来克服，但这仍可能是 HME 使用中的禁忌。

15.3　呼吸力学的对比研究

Pelosi 等[5]首次比较了加热湿化器与两种不同的亲水 - 疏水

型 HME（这两种湿化器的无效腔和阻力不同）的应用差异，这项研究是在 14 例使用 PSV 模式进行机械通气的患者中完成的。患者被分为两组，每位患者均应用了 90 分钟的加热湿化器和 HME。正如预期的那样，使用 HME 的患者的分钟通气量、呼吸频率及呼吸做功显著增高；分钟通气量增加是由于潮气量增加（第 1 组潮气量为 0.49±0.13L 对 0.56±0.14L；第 2 组潮气量为 0.38±0.12L 对 0.44±0.12L）。在基线值基础上，PSV 减少 5cmH$_2$O，潮气量减少；PSV 增加 5cmH$_2$O，潮气量增加[5]。

Le Bourdelles 等[6]对应用 PSV 模式进行自主呼吸试验的 15 例患者进行了 HME 和加热湿化器的比较。与加热湿化器相比，应用 HME 患者的呼吸频率增加（21±2 次/分对 19±2 次/分；$P<0.05$），分钟通气量显著增加（9.3±0.8 升/分对 8.1±0.8 升/分；$P<0.005$），潮气量则无明显改变（470±32ml 对 458±39ml）；PaCO$_2$ 更高，反映了由于无效腔增加，肺泡通气不足。作者认为，使用 HME 会使患者自主呼吸的分钟通气量需求增加，尤其是对于撤机困难患者[6]。

Iotti 等[7]比较了加热湿化器和亲水型 HME 的效果，对 10 例应用 PSV 辅助通气的患者在应用 HME 同时应用机械性滤过器。通过保持吸气呼吸功恒定的反馈调节，压力支持被不断调整；患者通常在 25 分钟时达到稳态。应用加热湿化器对比 HME 对比带滤器的 HME，V$_D$/V$_T$ 和气道阻力逐步显著增加。因此，压力支持水平逐渐增加，加热湿化器组压力支持为 12.8±6.4cmH$_2$O，HME 组为 14.8±5.4cmH$_2$O，带滤器的 HME 组为 17.6±5.6cmH$_2$O。尽管每组呼吸频率保持恒定，但需要的潮气量显著增加，从 398±111ml 到 423±96ml 到 463±98ml。在这项研究中，PSV 支持力度的增加克服了吸气阻力、无效腔通气和动态过度通气的增高[7]。

Campbell 等[8]在两组患者中对比了三种湿化装置，分别为加热湿化器、无效腔量为 28ml 的亲水型 HME 和无效腔量为 90ml 亲水型湿化器。一组是有自主呼吸应用 PSV 模式通气的患者，另一组是术后全麻应用控制通气模式的患者。患者按照随机顺序分别使用三种湿化器一个小时并测量了呼吸力学。在自主呼吸患者中，尽管应用 HME 导致无效腔通气增加，但通过增加呼吸频率［22.1±6.6 次/分（加热湿化器）对 24.5±6.9 次/分（HME-28）对 27.7±7.4 次/

分（HME-90）]，肺泡通气得以保持恒定，但分钟通气量整体显著增加（9.1±3.5 L/min 对 9.9±3.6 L/min 对 11.7±4.2 L/min）。值得注意的是，第一组应用 HME-28，潮气量有轻微下降，从 411±61 ml 降至 400±52 ml，而第二组应用 HME-90，潮气量增加至 428±67 ml。而在对照通气组，三种湿化器间呼吸频率、潮气量、分钟通气量或无效腔通气量无明显变化[8]。

Girault 等[9] 在 11 例慢性呼吸衰竭（>48 小时）患者中对比了加热湿化器和 HME（亲水 - 疏水结合型且 V_D/V_T=84 ml）。每例患者接受 4 个压力支持通气方式，分别应用两种湿化器并在 2 个不同压力支持水平上进行（7 cmH_2O 对 15 cmH_2O）通气。在 2 个压力支持水平上（7 cmH_2O 对 15 cmH_2O）应用两种装置的分钟通气量均有明显增加，但呼吸频率（28±7 次 / 分对 29±7 次 / 分；26±7 次 / 分对 28±7 次 / 分）或者潮气量（468±143 ml 对 457±143 ml；516±126 ml 对 516±150 ml）均无任何差异。在 HME 组，在低压力支持水平时，呼吸功及 PaCO_2 明显增加；但当压力支持水平增加至 15 cmH_2O 时，这种反应被抵消。作者由此得出结论，除非增高压力支持以克服 HME 引起的无效腔和阻力增高，否则在自主呼吸患者中应用 HME 会产生负面影响[9]。

这 5 项交叉研究通过测定加热湿化器和 HME 对分钟通气量、潮气量和呼吸频率的影响来比较这两种湿化装置。Cochrane 数据库中有研究者对这些研究进行的评估每一个参数的影响的系统性回顾[10]。就分钟通气量而言，上述 5 项研究共有 76 例患者，回顾分析显示，在低、中和高相关估计中，HME 组有显著的较高的分钟通气量。这 5 项研究也测定了潮气量：在低或中相关估计中，加热湿化器和 HME 组无明显差异；但在高相关估计中，HME 组潮气量显著增高。在上述 5 项交叉研究中只有 4 项研究报告了呼吸频率（n=65）：在低相关估计中，HME 组呼吸频率显著增高，但在中或高相关估计中组间无显著差异。

仅有一项交叉研究评估了短期无创通气时应用加热湿化器和 HME 的差别。Jaber 等在 24 例无创通气患者中对比了加热湿化器和 HME，每个装置都在 2 个连续的 20 分钟内应用。他们的研究显示，应用 HME 分钟通气量（14.8 L/min 对 13.2 L/min）和呼吸频率（26.5

次 / 分对 24.1 次 / 分）均增加，但潮气量（674 ml 对 643 ml）无显著改变[11]。此前在机械通气中的研究显示，分钟通气量和呼吸频率增加，这些研究结果与此前的研究相关。

15.4 不同热湿交换器潮气量的对比

有几项研究对比了机械通气时应用 HME 进行气道测量的差异。Boyer 等评估两种亲水型 HME 在长时间机械通气（至少 48 小时）患者的应用。两种 HME 内部无效腔量分别为 34 ml 和 90 ml。这项研究除了显示了两种湿化装置的安全性，也证明了两种装置潮气量或 PEEP 均无明显差异[12]。Sottiaux 等[13]在 29 例术后短时间机械通气（少于 24 小时）的术后患者中对比了三种 HME（其中两种是亲水型的），主要研究气道湿化的效果。尽管亲水型 HME 表现更好，但三组间潮气量或呼吸频率均无差异[13]。最后的这项研究对比了两种 HME 在 COPD 及非 COPD 患者在长期机械通气（至少 7 天）中的应用，主要研究气道湿化的效果。而两种类型的湿化器在次要测量指标潮气量（531±76 ml 对 536±37 ml；498±59 ml 对 510±55 ml）在 COPD 及非 COPD 患者均无差异[14]。

15.5 湿化对潮气量的影响

理论上湿化器对呼出潮气量有影响，几项研究在人工模肺上阐述了这个问题。应用 HME 时大的潮气量显著降低吸入气体的湿化。Eckerbom 和 Lindhold 评估了六种经常使用了设备。他们发现，在所有范围内，分钟通气量亲水型装置显著好于疏水型装置[15]。这项研究得到了 Bethune 和 Mackayas 的肯定，他们证实，潮气量在 1.0 L 且呼吸频率为 20 次 / 分时，疏水型 HME 提供的湿度为 17 mgH$_2$O/L，而亲水型 HME 能够提供的湿度为 31 mgH$_2$O/L[16]。同样，在另一个人工模型证实，在较高的潮气量时，四种亲水型 HME 有较好的湿化功能[17]。Schiffman 等应用新生儿肺模型对比了不同温度设置的加热湿化器和四种不同的 HME（见图 15.1 和 15.2）。呼气水分流失量受呼吸机参数影响。应用加热湿化器，温度升高 4℃会使呼气水分流

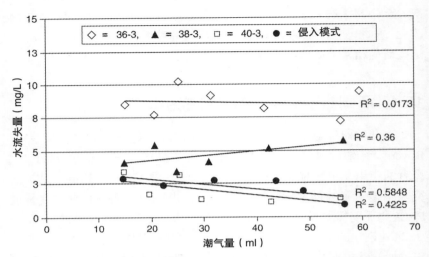

图 15.1 潮气量和加热湿化器（Reproduced with permission from Schiffmann[18]）

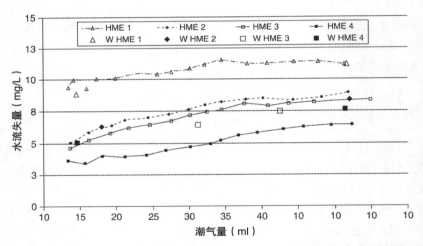

图 15.2 潮气量和热湿交换器（Reproduced with permission from Schiffmann[18]）

失量减少（9~1.5 mg/L）；较大的潮气量会使呼气水分流失量进一步减少。应用 HME，潮气量增加会导致呼气水分流失量增加（在 4个装置中 3个测试出＜7~9 mg/L）。这些研究表明，在气道湿化方面，亲水型 HME 比传统疏水型 HME 更佳，但应注意大潮气量需求所致的局限性。

15.6　结论

　　临床医师应当知道，机械通气时，气道湿化装置的选择在呼吸力学方面发挥着重要作用。应用加热湿化器对潮气量影响较小，但可能在气道湿化方面作用也较小。总体而言，应用 HME 确实能够增加 V_D/V_T，但大量研究和 Cochran 分析均不能证实潮气量或呼吸频率、分钟通气量有显著差异。然而，由于这些潜在的局限性，特定的临床情况，如高的分钟通气量或低的潮气量时，可能提示应用加热湿化器。此外，缺乏应用嵌入式测量潮气量方式评价气道湿化装置影响的数据，因为这种方式对输送至患者的潮气量有潜在的负性影响。

（杨　蕊译　李　洁校）

参考文献

1. AARC Clinical Practice Guideline (1992) Humidification during mechanical ventilation. Respir Care 37(8):887–890

2. Markowicz P, Ricard JD, Dreyfuss D, Mier L, Brun P, Coste F et al (2000) Safety, efficacy, and cost-effectiveness of mechanical ventilation with humidifying filters changed every 48 hours: a prospective, randomized study. Crit Care Med 28(3):665–671

3. Ricard JD (2006) Humidification in principles and practice of mechanical ventilation. In: Tobin MJ (ed) McGraw-Hill, New York, pp 1109–1120

4. Siempos II, Vardakas KZ, Kopterides P, Falagas ME (2007) Impact of passive humidification on clinical outcomes of mechanically ventilated patients: a meta-analysis of randomized controlled trials. Crit Care Med 35(12):2843–2851

5. Pelosi P, Solca M, Ravagnan I, Tubiolo D, Ferrario L, Gattinoni L (1996) Effects of heat and moisture exchangers on minute ventilation, ventilatory drive, and work of breathing during pressure-support ventilation in acute respiratory failure. Crit Care Med 24(7):1184–1188

6. Le Bourdelles G, Mier L, Fiquet B, Djedalhi K, Saumon G, Coste F et al (1996) Comparison of the effects of heat and moisture exchangers and heated humidifiers

on ventilation and gas exchange during weaning trials from mechanical ventilation. Chest 110(5):1294–1298

7. Iotti GA, Olivei MC, Palo A, Galbusera C, Veronesi R, Comelli A et al (1997) Unfavorable mechanical effects of heat and moisture exchangers in ventilated patients. Intensive Care Med 23(4):399–405

8. Campbell R, Davis K, Johannigman J, Branson R (2000) The effects of passive humidifier dead space on respiratory variables in paralyzed and spontaneously breathing patients. Respir Care 45:306–312

9. Girault C, Breton L, Richard JC, Tamion F, Vandelet P, Aboab J et al (2003) Mechanical effects of airway humidification devices in difficult to wean patients. Crit Care Med 31(5):1306–1311

10. Kelly M, Gillies D, Todd DA, Lockwood C (2010) Heated humidification versus heat and moisture exchangers for ventilated adults and children. Cochrane Database of Systematic Reviews. Issue 4. Art. No.: CD004711. DOI: 10.1002/14651858.CD004711.pub2

11. Jaber S, Chanques G, Matecki S, Ramonatxo M, Souche B, Perrigault PF et al (2002) Comparison of the effects of heat and moisture exchangers and heated humidifiers on ventilation and gas exchange during non-invasive ventilation. Intensive Care Med 28(11):1590–1594

12. Boyer A, Thiery G, Lasry S, Pigne E, Salah A (2003) Long-term mechanical ventilation with hygroscopic heat and moisture exchangers used for 48 hours: a prospective clinical, hygrometric, and bacteriologic study. Crit Care Med 31(3):823–829

13. Sottiaux T, Mignolet G, Damas P, Lamy M (1993) Comparative evaluation of three heat and moisture exchangers during short-term postoperative mechanical ventilation. Chest 104(1):220–224

14. Thiéry G, Boyer A, Pigné E, Salah A, de Lassence A, Dreyfuss D et al (2003) Heat and moisture exchangers in mechanically ventilated intensive care unit patients: a plea for an independent assessment of their performance. Crit Care Med 31(3):699–704

15. Eckerbom B, Lindholm CE (1990) Performance evaluation of six heat and moisture exchangers according to the Draft International Standard (ISO/DIS 9360). Acta Anaesthesiol Scand 34:404–409

16. Bethune DW, Shelley MP (1985) Hydrophobic versus hygroscopic heat-moisture exchangers. Anaesthesia 40:210–211

17. Mebius CA (1983) Comparative evaluation of disposable humidifiers. Acta

Anaesthesiol Scand 27:403–409

18. Schiffmann H (2006) Humidification of respired gases in neonates and infants. Respir Care Clin 12:321–336

第 16 章　有创机械通气中的湿化：设备的选择与更换

Jean-Damien Ricard

16.1　不同患者湿化设备的选择

　　如前所述，有创机械通气时对送入的气体进行加温加湿是必需的，这可以通过热湿交换器（heat and moisture exchanger，HME）和加热湿化器来实现[1]。

　　HME 使用的禁忌证很少，因为它的加温加湿是被动的，对送入气体加温加湿的量取决于在呼气过程中所保存下来的温湿度的量。因此，对于那些有深部低体温或有严重的支气管胸膜瘘的患者，最好选择使用加热湿化器来进行通气。此外，加热湿化器可能更适合于那些患有急性哮喘或急性呼吸窘迫综合征的患者，因为在这些患者中，潮气量的大量减少会引起极度的呼吸性酸中毒（避免使用 HME，以免增加无效腔）[2]，直到患者的呼吸状况改善可使用 HME。

　　除了这些特殊情况外，在所有机械通气患者，HME 应成为对

J.-D. Ricard
INSERM U722, UFR de Médecine,
Université Paris Diderot, Paris 7,
Paris, France

Assistance Publique – Hôpitaux de Paris, Hôpital Louis Mourier,
Service de Réanimation Médico-chirurgicale,
178, rue des Renouillers, F-92700 Colombes, France
e-mail: jean-damien.ricard@lmr.aphp.fr

A.M. Esquinas (ed.), *Humidification in the Intensive Care Unit*,
DOI 10.1007/978-3-642-02974-5_16, © Springer-Verlag Berlin Heidelberg 2012

送入气体进行加温加湿的首选装置。正如前面提到的，HME 与加热湿化器有着同样的临床效应，且价格便宜，使用方便。重要的是，内外科患者均能从中受益。事实上，尽管之前的说法倾向于使用 HME，但仅限于那些没有呼吸系统疾病病史及机械通气前 5 天的患者。一些研究已经明确指出，HME 可以在任何需要进行机械通气的患者中使用，即便是患有 COPD 或需要长期进行机械通气的患者。在美国，COPD 患者代表着 ICU 机械通气患者中最重要的一个群体，他们的通气时间要长于其他患者，充分的湿化对于这样的患者要比对于短期通气的患者更关键。众多研究表明，对于这样的患者，使用 HME 进行长期的机械通气是安全的 [3-6]。有三项研究对 HME 在 COPD 及非 COPD 患者中提供的湿度进行了比较。研究发现，在 COPD 及非 COPD 患者中测定的绝对湿度是非常相似的（图 16.1）[3,5-6]。

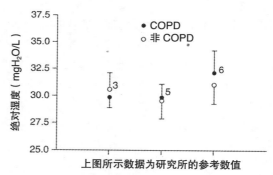

上图所示数据为研究所的参考数值

图 16.1   三项不同研究中，HME 在 COPD 及非 COPD 患者中提供的绝对湿度水平的比较。最终结果是非常相似的，表明 HME 可以在 COPD 患者中使用

16.2   HME 的更换频率

目前一些有力的证据表明，HME 的使用时间要比厂家推荐的 24 小时更长一些（综述 [7]）。这些令人注目的结果是来自严格的临床评估 [8-9] 或大量的床旁湿度测定 [3-6,10]。图 16.2 中的数字显示：在 HME 持续使用 7 天没有更换的条件下，湿度依然非常稳定。气道分泌物逐渐形成的阻塞（会大大增加气流阻力）可能是长期使用 HME 的一

个潜在缺点。而对使用超过 7 天的 HME 反复测定阻力并未发现这种现象 [3]（图 16.2）。HME 需要于气管插管之上始终保持垂直位（图 16.3），这需要护士和医师反复检查其位置，以防气管插管内分泌物反流阻塞 HME[3,5]。 HME 可以用于内科患者（包括患有 COPD 的患者 [3-6]），也可以用于外科患者 [10-12]。这个事实已被广泛接受，并且 HME 已被推荐一周仅需更换一次 [13]。根据我们自己已公开的和未公开的体验 [3,6]，从 1997 年开始，我们就一周更换一次 HME 且从未发生过气管内插管阻塞的情况。

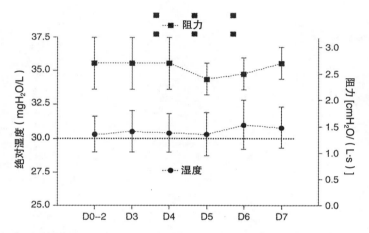

图 16.2　在持续 7 天进行机械通气的患者中使用 HME 的绝对湿度水平及阻力测定。在这 7 天的使用中，这两个参数都保持稳定（reproduced from Ricard JD[3]）

16.2.1　床旁调节

在床旁对湿化充足与否进行评估即便不是必不可少的，起码也是合理的，原因至少有两点：① 致命的气管插管阻塞的发生 [14] 可以没有任何湿化不足的前期临床表现；② 在某些情况下，设备所提供的温度和湿度可能达不到我们的期望值，或者是因为设备出了故障，或者是因为设备的临床性能并不像制造商宣传的那样好 [6]。

评估主要有两方面：① 设备是否能提供足够的温度和湿度（根据标准）；② 设备所提供的温度和湿度是否适合患者。

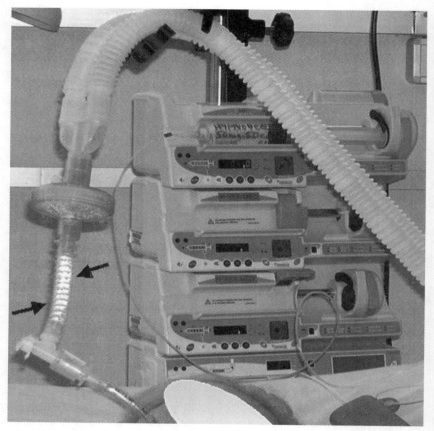

图 16.3 （也见彩图）HME 的图片及其在机械通气患者中的软管路。黑色箭头所指为软管路中充分的冷凝。软管及 HME 需要垂直放置于气管插管之上，以免分泌物进入 HME

16.3　对 HME 及加热湿化器进行床旁评估

　　评估一个特定的设备所提供的湿度的最简单的方法是：测定螺纹管中的冷凝水量，无论这个螺纹管是通过三通（当使用加热湿化器时）还是通过 HME 连到气管插管上的，这种测定都不受什么影响[15]。事实上，螺纹管（图 16.3 黑箭头所指）中的冷凝水量与床旁测定的绝对湿度是呈正相关的[15]。当使用特定设备时，螺纹管会随着时间的推移而逐渐变干或仅存很少的水滴，此时该设备所提供的绝对湿度可能低于 25 mgH_2O/L，患者会面临着气管内插管阻塞的危险。另一方面，当螺纹管中水滴很多或湿淋淋时，说明该装置所提供的绝对湿度已足够避免气管内插管的阻塞[15]。

16.4　评估吸入气体温湿化是否足够

虽然有些患者对湿化有着特殊的要求，但权威文献指出，加热湿化器和 HME 同样可以满足大多数机械通气患者的湿化需求。因此，通过检测分泌物（黏稠或稀薄）来判断湿化不足或湿化过度的价值是有限的。因为气道黏液性状的变化可能完全取决于患者的状况（呼吸状况、液体平衡等）而不是湿化设备。事实上，无论是使用加热湿化器对气体进行加湿，还是使用 HME 对气体进行加湿，其对机械通气患者的黏液流变特性、细胞连接及纤毛的传输功能的影响都是相似的。最后，最近的一篇 Meta 分析指出，HME 与加热湿化器都应被认为是湿化的金标准，因为尚未发现在机械通气患者中使用两者进行湿化的预后有什么不同[1,16]。但鉴于显著的实用性和经济原因，HME 应为常规应用的首选湿化设备。

（金静静　译　李　洁　校）

参考文献

1. Ricard JD (2007) Gold standard for humidification: heat and moisture exchangers, heated humidifiers, or both? Crit Care Med 35:2875–2876

2. Prin S, Chergui K, Augarde R, Page B, Jardin F, Vieillard-Baron A (2002) Ability and safety of a heated humidifier to control hypercapnic acidosis in severe ARDS. Intens Care Med 28:1756–1760

3. Ricard JD, Le Mière E, Markowicz P, Lasry S, Saumon G, Djedaïni K, Coste F, Dreyfuss D (2000) Efficiency and safety of mechanical ventilation with a heat and moisture exchanger changed only once a week. Am J Respir Crit Care Med 161:104–109

4. Markowicz P, Ricard JD, Dreyfuss D, Mier L, Brun P, Coste F, Boussougant

Y, Djedaïni K (2000) Safety, efficacy and cost effectiveness of mechanical ventilation with humidifying filters changed every 48 hours: a prospective, randomized study. Crit Care Med 28:665–671

5. Boyer A, Thiery G, Lasry S, Pigné E, Salah A, de Lassence A, Dreyfuss D, Ricard JD (2003) Long-term mechanical ventilation with hygroscopic heat and moisture exchangers used for 48 hours: a prospective, clinical, hygrometric and bacteriologic study. Crit Care Med 31:823–829

6. Thiéry G, Boyer A, Pigné E, Salah A, de Lassence A, Dreyfuss D, Ricard JD (2003) Heat and moisture exchangers in mechanically ventilated intensive care unit patients: a plea for an independent assessment of their performance. Crit Care Med 31:699–704

7. Ricard JD (2006) Humidification. In: Tobin M (ed) Principles and practice of mechanical ventilation. McGraw-Hill, New York, pp 1109–1120

8. Djedaïni K, Billiard M, Mier L, Le Bourdellès G, Brun P, Markowicz P, Estagnasie P, Coste F, Boussougant Y, Dreyfuss D (1995) Changing heat and moisture exchangers every 48 hour rather than every 24 hour does not affect their efficacy and the incidence of nosocomial pneumonia. Am J Respir Crit Care Med 152:1562–1569

9. Kollef M, Shapiro S, Boyd V, Silver P, Von Hartz B, Trovillion E, Prentice D (1998) A randomized clinical trial comparing an extended-use hygroscopic condenser humidifier with heatedwater humidification in mechanically ventilated patients. Chest 113:759–767

10. Davis K Jr, Evans SL, Campbell RS, Johannigman JA, Luchette FA, Porembka DT, Branson RD (2000) Prolonged use of heat and moisture exchangers does not affect device efficiency or frequency rate of nosocomial pneumonia. Crit Care Med 28:1412–1418

11. Thomachot L, Vialet R, Viguier JM, Sidier B, Roulier P, Martin C (1998) Efficacy of heat and moisture exchangers after changing every 48 hours rather than 24 hours. Crit Care Med 26:477–481

12. Thomachot L, Boisson C, Arnaud S, Michelet P, Cambon S, Martin C (2000) Changing heat and moisture exchangers after 96 hours rather than after 24 hours: a clinical and microbiological evaluation. Crit Care Med 28:714–720

13. Dodek P, Keenan S, Cook D, Heyland D, Jacka M, Hand L, Muscedere J, Foster D, Mehta N, Hall R, Brun-Buisson C (2004) Evidence-based clinical practice guideline for the prevention of ventilator-associated pneumonia. Ann Intern Med 141:305–313

14. Martin C, Perrin G, Gevaudan MJ, Saux P, Gouin F (1990) Heat and moisture exchangers and vaporizing humidifiers in the intensive care unit. Chest 97:144–149

15. Ricard JD, Markowicz P, Djedaïni K, Mier L, Coste F, Dreyfuss D (1999) Bedside evaluation of efficient airway humidification during mechanical ventilation of the critically ill. Chest 115:1646–1652

16. Siempos I, Vardakas K, Kopterides P, Falagas M (2007) Impact of passive humidification on clinical outcomes of mechanically ventilated patients: a meta-analysis of randomized controlled trials. Crit Care Med 35(12):2843–2851

第 17 章　有创机械通气中的湿化：设备的吸湿性能及成本

François Lellouche

17.1　引言

干燥气体对气道黏膜的损害很久以前就已被阐述过[1]。大量以动物和人类为研究对象的文献可以解释气道黏膜功能紊乱、炎症和肺不张与有创机械通气中气体的湿度以及暴露在干燥气体中的持续时间之间的关系[2]。关于吸入气体的最佳湿度目前仍存在争议。在有创机械通气中，气体湿度的最佳水平已有一些推荐的标准，但这些标准都不是最新的。一般来说，推荐使用至少能对吸入气体提供 $30\,mgH_2O/L$ 湿度的湿化设备[3-6]。许多已发表的研究结果能够对我们更好地确定一个安全的湿度水平起到很好的指导作用。如果我们考虑避免气管内插管阻塞的临床要求，那么略微低于正常水平的湿度可能就足够了[7]。很少有学者推荐将肺泡内的含水量作为气体湿度的标准，即 $44\,mgH_2O/L$，这相当于 37℃时 100% 相对湿度[8]，这些要求使用目前的设备是很难达到的[7,9]。直到现在，还没有哪项研究对提供 $40\,mgH_2O/L$ 湿度与提供 $30\,mgH_2O/L$ 湿度的设备进行过比较。临床上，对于那些患有急性呼吸窘迫综合征（ARDS）或严重哮喘

F. Lellouche
Institut Universitaire de Cardiologie et de Pneumologie de Québec,
Centre de recherche, Hôpital Laval,
2725, chemin Sainte-Foy, G1V4G5 Québec, QC , Canada
e-mail: francois.lellouche@criucpq.ulaval.ca, fl ellouche@free.fr

A.M. Esquinas (ed.), *Humidification in the Intensive Care Unit*,
DOI 10.1007/978-3-642-02974-5_17, © Springer-Verlag Berlin Heidelberg 2012

的通气患者，相对于湿度水平来说，其他因素似乎更应该被考虑到，特别是不同湿化设备的机械性能（特别是无效腔）。最后，湿化设备的成本问题在进行选择时也不能忽略。

17.2　主要湿化设备的湿化性能

17.2.1　机械通气中湿化的最佳水平

湿化的最佳水平现在已有标准，且从 1969 年开始就没有太大的变动，但这个难题依然被争论了很长时间。今年，Chamney 将目标锁定在气管插管或气管切开患者对湿化设备的要求上[10]。在这些患者中，学者们推荐，到达气管的气体：温度应在 30～36℃之间，湿度应在 30～40mgH_2O/L 之间。在 1987 年的一篇题为"湿化疗法的合理基础"的文章中，Chatburn 提出，提供 32～34℃的饱和气体（湿度 33.9～37.7mgH_2O/L），这是健康受试者气管内气体的湿度水平[11]。Chatburn 还在同一篇文章中指出，气体在 37℃时的饱和湿度还没有一个合理的标准。

几个不同的组织对有创机械通气中气体的湿化提出了建议。1970 年，英国标准协会提出在有创机械通气中以 33mgH_2O/L 的绝对湿度为标准[3]。1979 年，NASI（美国国家标准协会）提出了在使用加热湿化器时在30℃、100% 相对湿度的条件下的最低湿度水平（即 30.4mgH_2O/L 绝对湿度）[4]。此外 AARC（美国呼吸治疗学会）提出在有创机械通气中以 30mgH_2O/L 的湿度为标准并已将此标准应用于所有湿化设备[6]。在 1988 年，ISO 8185 也提出了 30mgH_2O/L 的湿度标准[5]。最后，1997 年，ISO 8185 提出了 33mgH_2O/L（6.8.4）的湿度标准，但是，这个标准"不适用于热湿交换器"（1.1）[12]。

17.2.2　气管内插管阻塞的风险等级

湿化设备的湿化性能是评价该设备首先应考虑的因素。目前已有多项湿化技术，这使对设备的湿化性能进行比较变得困难。对于同一种技术，我们可以对目前市场上能见到的各种各样的湿化设备的湿化性能进行比较。目前在市场上，大多数前几代和最新的加热湿化器、许多热湿交换器（HME）以及主动 HME 都可以见到[7]。

通过对文献中所得结果进行的比较（表 17.1）[13-30]，依据所使用的湿化设备及使用的条件，我们设计了一个气管内插管阻塞的风险分级（图 17.1）。这里我们只讨论现有的湿化设备的湿化性能。

17.2.3　加热湿化器的湿化性能

从性能上讲，加热湿化器通常被认为是最有效的，但其也有局限性。目前已证实，带有加热导丝的加热湿化器的性能范围在 20 ~ 40 mgH$_2$O/L 之间且受外在因素影响，特别是外界和呼吸机出口处的温度 [9]。当这些地方的温度升高时，湿化罐入口处的温度就会升高，导致加热板功率降低。事实上，调节这些湿化器内加热板功率的目的在于维持湿化罐内的一个恒定温度（通常是 37℃）。湿化器内水的温度与加热板的功率相关，水在低温时无法变成湿气，因此，湿化罐入口处的温度与湿化性能完全是呈负相关的（图 17.2）[9]。因此，在一些极不利的条件下（环境高温、涡轮通风机、高分钟通气量），加热湿化器提供的湿度水平极低（大约 20 mgH$_2$O/L 甚至更低），这个湿度水平很容易引起气管插管阻塞。使用 HME BB2215 型测定的湿度与之相当，甚至更低；而使用 HME BB2215 湿化器发生气管插管阻塞的概率在 10% ~ 20% 之间 [13-17]。此外，即便在适宜的条件下（正常的外界和通气温度），所测定的湿度也比厂家所讲的（44 mgH$_2$O/L）要低 [9,31]。这再次说明：对湿化设备需要进行独立的评估 [7,32]。

在另一项研究中，我们评估了外界环境温度和呼吸机出口处温度对多种湿化器的影响，特别是在不带加热导丝（需要在呼吸机管路中使用积水杯）的前几代产品 [33]。在达到同一设置条件（Y 型管处温度是 35℃和 37℃）下，与带有加热导丝的加热湿化器相比，不带加热导丝的加热湿化器的湿化性能受外界环境的影响较小，①更加稳定，②可提供的气体的绝对湿度在 30 mgH$_2$O/L 之上。然而，③如果设置在传统水平下（Y 型管处温度 32℃），这些设备所能提供的湿度接近极限值 30 mgH$_2$O/L，有时会更低一些。

近来，我们用不同的技术（逆流加热湿化器）评估加热湿化器，并运用相应方法减少设备湿化不足的风险 [34]。我们发现，在适当的外界条件、呼吸机出口端温度、流速和潮气量的影响下，MR 850（Fisher&Paykel）和 HC 200 湿化器（Hamilton Medical）可使吸入气

表 17.1　HME 与加热湿化器的比较研究总结（上表）以及单独使用 HME 发生导管阻塞的概率（下表）[13-30]

第一作者[参考文献]	加热湿化器			热湿交换器			绝对湿度（湿度测定法）mgH₂O/L
	设备	总人数/阻塞发生数	气管插管阻塞百分比	设备	总人数/阻塞发生数	气管插管阻塞百分比	绝对湿度（湿度测定法）mgH$_2$O/L
Cohen[13]	Cascade	81/1	1.2	BB2215	170/15	8.8	21.8
Martin[14]	HHBW（32℃）	42/0	0.0	BB2215	31/6	19.4	21.8
Misset[15]	MR450（32～34℃）	26/2	7.7	BB2215	30/4	13.3	21.8
Roustan[16]	Aquapor（31～32℃）	61/0	0.0	BB2215	55/9	16.4	21.8
Branson[25]	Conchaterm Ⅲ（32～34℃）	32/0	0.0	Aqua+	88/0	0.0	ND
Dreyfuss[20]	MR 450	70/0	0.0	Hygrobac	61/1	1.6	31.7
Villafane[17]	MR 310（32℃）	7/1	14.3	BB2215	8/3	37.5	21.8
				Hygrobac	8/0	0.0	31.7
Boots[19]	MR 730（37/35）	41/0	0.0	Humid Vent Light	75/0	0.0	30.8
Hurni[21]	F&P（32℃）	56/1	1.8	Hygroster	59/0	0.0	30.7
Kirton[23]	Marquest	140/1	0.7	BB100	140/0	0.0	26.8
Kollef[30]	MR 730（35～36）	147/0	0.0	Duration	163/0	0.0	ND
Thomachot[24]	Cascade 2（32℃）	20/0	0.0	Humid Vent Light	9/0	0.0	30.8
Jaber[26]	MR 730（37/40）	34/2	5.9	Hygrobac	26/1	3.8	31.7
Lacherade[22]	MR 730（37/40）	185/5	2.7	Hygrobac	85/1	0.5	31.7
Boots[18]	MR 730（37/40 或 37/35*）	191/1	0.0	Humid Vent Light	90/0	0.0	30.8
	总 HH	1133/13	1.1%	总 HME 1	298/40	3.1%	
				总 HME 1（不包括 BB2215）	814/3	0.4%	
Thomachot[29]				Humid Vent Light	66/1	1.5	30.8
				BB100	70/1	1.4	26.8
Thomachot[28]				Humid Vent	77/1	1.3	30.8
				Clear Therm	63/0	0.0	26.2

作者	设备			
Boisson[46]	Maxipleat	12/0	0.0	20.1
Davis[58]	Aqua + (24h)	100/0	0.0	ND
	Duration（120h）	60/0	0.0	ND
	Aqua + (120h)	60/0	0.0	ND
Markowicz[81]	Hygrobac	21/0	0.0	31.7
	Humid Vent	20/0	0.0	30.8
	Clear Therm	20/0	0.0	26.2
Ricard[57]	Hygrobac	33/0	0.0	31.7
Thomachot[27]	Thermovent	84/0	0.0	27.8
	Hepa + (1j)			
Boyer[89]	Thermovent	71/0	0.0	27.8
	Hepa + (7d)			
	Edithflex	22/0	0.0	ND
	Hygrolife	21/0	0.0	ND
	总 HME 2	800/0	0.4%	
	总 HME 1 + 2	2 098/43	2.0%	
	总 HME 1 + 2（不包括 BB2215）	1 614/6	0.4%	
总 HH		1 133/13	1.1%	

报道的湿化设备。对于 HME，用湿度测定法评价 HME 的性能 [7]

NA，尚未报道

* 湿化罐内的温度 /Y 型管处的温度

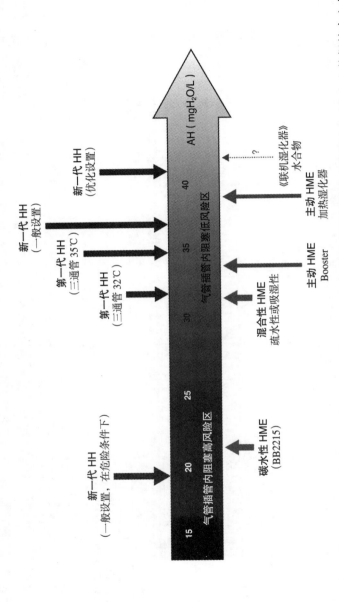

图 17.1 湿度风险等级。不同湿化设备与其湿化性能的关系基于同样于同样的测量技术（湿度方法）（个人数据结合文献数据）[7,9,33-34,49,51,92]。 在 25～30mgH₂O/L 湿度范围是一个灰色区间，存在阻塞风险，但对其认识不多。在 25mgH₂O/L 以下的湿度，阻塞风险可能很大[13-17]；在 30mgH₂O/L 以上的绝对湿度，阻塞风险较低[20,22,57,80]。此外，用湿度测定对性能最好的设备进行测定，存在着过度湿化的风险[93]，而这个风险目前很难去估量。新一代的 HH 代表为带有加热丝和特殊校准回路的 HH。"处于危险状况"是最高的外界湿度呼吸机出口端温度，这与设备的低湿化性能相关。有关新的"联机喷雾器"的数据还都是初步的，尚需进一步确认。HH，加热湿化器；HME，热湿交换器。

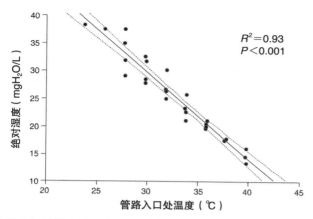

图 17.2　带有加热导丝的湿化器与通气入口处温度的相关性。湿化器性能（送入气体的绝对湿度）与通气入口处温度密切相关。在此项研究中还发现：湿化器性能与加热板温度之间有很好的相关性 [9]

体的含水量在 35 ~ 40 mgH$_2$O/L 之间 [34]。在逆流加热湿化器也得到了相似的数据 [35]。

即便最新的加热湿化器的性能有所提高（使用了代偿法和逆流湿化器），使用了加热导丝，但回路中的冷凝水问题依然存在。关于湿化器的这个问题已被提出过很多次 [36]，加热导丝的使用也是为了避免出现这样的问题。然而，吸气回路中冷凝水的问题还是很严重的 [37]，特别是使用涡轮呼吸机以及外界环境温度较低时 [38]。新的"渗透性"呼气回路避免了呼气回路中的这个问题，然而在吸气回路中这个问题依然存在。之所以对"渗透性"回路感兴趣是因为：它有可能减少呼气回路中的含水量，避免气体中水分的冷凝，而冷凝可能会干扰呼吸速度描记器对呼气流速的测定 [39]。

即便使用了加热湿化器，临床医师也必须警惕由这些技术问题引起的一些临床症状（黏稠分泌物、气管内插管完全或不完全阻塞等）。当在一些所谓"正常"的条件下使用加热湿化器时，湿化器仅仅是个"装样"设备，并不能发挥实质作用。这些"正常"条件包括：①在向阳的房间内阳光洒在加热湿化器上，虽然外界环境温度稳定且适宜，但对湿化器的工作相当不利；②如果使用涡轮通气机，虽然呼吸机出口端温度适当，仍需额外注意。

17.2.4   热湿交换器的湿化性能

17.2.4.1 文献中对气管导管阻塞风险的比较

在欧洲，HME 是最常用的湿化设备 [40]；在北美，HME 的使用也越来越多 [41]（图 17.3）。

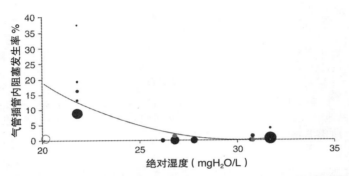

图 17.3 （也见彩图）应用热湿交换器发生气管插管内阻塞的发生率 [13-30,57] 与测定的 HME 提供的绝对湿度之间的关系（见表 17.1）（来自 [7]）。一项研究（左下角圈）得出了例外的结论 [46]，尽管湿化性能较差，但是，气管插管内阻塞的发生率却很低。事实上，这项研究仅包括 12 例病例，不足以得出关于设备安全性的结论。疏水性的 HME(Pall BB2215) 可提供的绝对湿度为 21.8±1.5 mgH$_2$O/L，从之前的 5 项研究中得出的气管内插管阻塞的发生率很高 [13-17]（表 17.1）。一些研究用灰色圆点表示，圆点的大小代表了纳入研究中的患者的数量

至于加热湿化器，许多技术的改进使市场上出现了一些可以执行 HME 功能的新型设备。第一个金属的 HME 不是一次性的，而且会产生很大的阻力 [42-44]。第一个一次性的 HME 是在 1976 年生产的，被用于麻醉患者中 [45]。第一个供 ICU 患者使用的 HME（吸湿性的 HME）存在湿化不足的问题，因此不被接受 [13-17]。改良后的产品减小了 HME 的容积并提高了它的性能。我们对 48 种湿化设备 ［HME、热湿交换过滤器（HMEF）、抗菌过滤器］的性能进行了一个大规模的评估 [7]，得出的主要结果是：这些设备的性能参差不齐。抗菌过滤器不该被用于湿化气体。然而，一些过滤器的外观与 HME 或 HMEF 非常相似，但含水量完全不同，很有可能混淆。最有效的

HME 对吸入气体提供的湿度在 30 mgH$_2$O/L 以上，但有些设备在气道湿化时提供的湿度在 25 mgH$_2$O/L 以下，有时在 20 mgH$_2$O/L 以下。此外，比较厂家提供的数据，我们观察到很大的差别。这再次说明对湿化设备要有一个独立的评估系统。

我们以我们的评估数据和文献中的数据来评估湿化水平与气管内插管阻塞风险的关系，结果显示：BB2215 型设备提供的湿度为 22 mgH$_2$O/L，阻塞的风险明显增加 [13-17]。而 HME 可以提供 25 mgH$_2$O/L 以上的绝对湿度，引起阻塞的风险似乎较小。虽然湿化性能在 25 ~ 30 mgH$_2$O/L 这个区间的湿化设备的相关数据非常有限，但也没有证据显示在这个区间气管阻塞的风险会比较低 [23,27,29]。事实上，气管内插管阻塞的风险可能与湿化性能直接相关。虽然湿度在 25 mgH$_2$O/L 左右时，气管内插管阻塞的风险度还没有确切的数字显示，但当湿度接近或超过 30 mgH$_2$O/L 时，可将这种风险降到最低。

对后一种结论，也有一些研究反对。在 Boisson 等的研究中 [46]，当使用疏水性（湿度仅为 20 mgH$_2$O/L）的 HME 时，没有阻塞发生。但这项研究仅包含 12 例病例。虽然主要问题是安全问题，但考虑到这项研究的样本量太小，我们对结果依然不能给予肯定。Kapadia 等 [47-48] 报道了 8000 例患者在 5 年时间内导管阻塞的发生率。当使用 BB2215（22 mgH$_2$O/L）和 Cleartherm（26 mgH$_2$O/L）这两种 HME 时，阻塞的发生率"仅仅"为 0.16%。然而，通过分析该结果显示，该研究中机械通气平均持续时间少于 2 天，也许这才是阻塞率低的原因。在分析气管内插管阻塞风险时，通气持续时间必须考虑进去。因此，这些研究的结论是不可靠的。

17.2.4.2 外界条件对 HME 吸湿性能的影响

HME 的性能稳定，很少受环境影响，但却受患者机体核心温度的影响。我们研究了外界环境对 HME 的影响，结果显示，外界的高温不会影响 HME 的性能 [49]。Croci 等研究显示，低环境温度（20℃对 26℃）会略微降低疏水性 HME 的效率（21 mgH$_2$O/L 对 23 mgH$_2$O/L）[50]。

患者的机体核心温度对 HME 的性能有很大的影响。事实上，HME 提供给患者的气体的水分很大程度上取决于呼出气中水分的含量（图 17.4）。对于诱导体温至 32℃ 的患者 [51]，呼出气中的水的

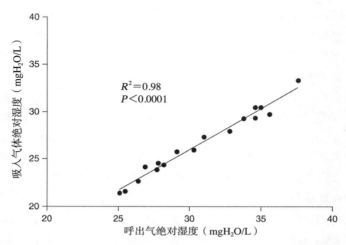

图 17.4　使用湿热交换器测定吸入和呼出气体的绝对湿度间的相关性。使用湿热交换器对吸入和呼出气体进行湿度测定，发现两者之间存在密切的相关性。该项研究使用了性能较好的湿热交换器：吸入气体的湿度相当于呼出气的湿度的 87%

含量约为 27 mgH$_2$O/L，而患者在正常体温时呼出气中的含水量约为 35 mgH$_2$O/L[51-52]。因此，即便是性能最好的 HME，在低体温时也只能对送入气体提供 25 mgH$_2$O/L 左右的含水量。在这种情况下，即便加热湿化器提供非理想水平的湿度，湿化的目标在低体温时还是不确定的。（原文含义不清）

高分钟通气量会使 HME 的性能降低[53-54]。这已用疏水性 HME 解释过。但是，最新的疏水性 HME 和亲水性 HME 似乎都不受高分钟通气量的影响[49]。

17.2.4.3　评估影响气道湿化的其他因素

我们必须明白评估气道湿化的临床指标的价值。如在许多研究中都曾提及的气管内插管阻塞这项指标。这项因素很容易检测，但它仅代表了较突出的问题。使用其他指标进行研究很难对结果进行解释，因为这些研究比较的湿化器的性能都是相似的，而且能够帮助大家更好地了解什么是有效的比较的湿化测量方法很少。Hurni 等[21]和 Nakagawa 等[55]所做的研究采用原始技术（一个采用了气道细胞的细胞学，一个采用了气道分泌物流变学）对 HME 和第一代的加热湿化器进行了比较。但是，这些设备的性能非常相似（差别不超过 5 mgH$_2$O/L），结论没有明显的不同。此外，Jaber 等的研究 [26] 采用了声学的方法来评估 HME 和 HH（带有加热导丝）中气管插管内的阻力。但由于他们没有提供关于湿度的数据，使得他们很难解释结论，特别是此项研究中使用的湿化器没有补偿设备，且湿化器的湿化性能波动较大 [9]。值得关注的是，与此同时，一项研究表明，与 HME 相比，使用带加热导丝的湿化器的气管内插管阻塞的风险并没有显著增加（2.7% 对 0.5%，$P=0.12$）[22]。该项研究将 HME 与 HH 进行了比较，文献中这样的比较更普遍，都暗含着 HH 要优于 HME。我们已经表明这是不对的，特别是对于带有加热导丝的湿化器 [56]。

　　HME 的另一个问题是由分泌物引起的阻塞。在 Ricard 等的一项研究中，HME 是置于高于气管插管的位置，以避免气道分泌物进入 HME，这样将 HME 的使用时间延长到 7 天时发生阻塞的概率也仅为 10%[57]。在 Kollef 的研究中因 HME 阻塞而更换 HME 的概率为 15%[30]；这再次证明：HME 的使用时间可以延长至 7 天。在 Davis 等的研究中对 HME 没有采取任何防护措施，HME 每 24 小时更换一次，HME 发生部分阻塞的发生率是 3%，每 5 天更换一次则为 9%[58]。该研究测定了 12 个部分阻塞的 HME 的阻力 [58]，从使用前的平均 1.1 cmH$_2$O/(L · s) 增长到 2.8 cmH$_2$O/(L · s)。阻力最高的是 2 例的部分阻塞是由血性分泌物造成的，他们的阻力从使用前的 0.85 cmH$_2$O/(L·s) 增长到 5.8 cmH$_2$O/(L · s)。这种 HME 或气管插管阻力的上升与湿化不足或分泌物过于黏稠有关，这些可能会延长患者撤机时间，而且目前依然是有待解决的问题。

17.2.5　主动 HME 与改进设备

　　主动 HME 很难去定义。这种类型的设备是由 Kapadia 等在 1992 年首先提出的 [59]。在 HME 与患者之间连有 Booster™。由薄膜覆盖的金属部分可以对外部送入的水进行加温。薄膜是由 Gore-Tex™ 制造的，可以产生水蒸气。这设备可以与各种 HME 相配使用并可以提高它们的性能 [60]。另一种设备，Humid-Heat™，是基于同样的原理，在特定的 HME 周围安装了一个加热湿化器件，也需要有外部水供应[61]。第三种"主动"HME被称为"执行者",也是基于同样的原理[62]。Chiumello等进行的研究采用湿度测定法对后者进行了评估并与我们的结果进行了对比。这种设备提供的送入气体含水量比性能良好的HME还高 $3 \sim 5\,mgH_2O/L$[49,62]。与高效的HME相比,主动HME有更高的湿化性能。在标准条件下,使用 Booster™ 时,湿度可增加约 $3\,mgH_2O/L$;使用 Humid-Heat™ 时,湿度可增加 $5\,mgH_2O/L$。然而,将湿度从 $30\,mgH_2O/L$ 增加至 $35\,mgH_2O/L$,患者是否受益并不清楚。

亲水型 OMNI(Hydrate Inc., Midlothian, VA),一种新型独创的设备,目前市场上已有,但关于它的数据很少。这种设备既不是加热湿化器,也不是被动或主动HME,而是一个与一个加热瓷片相连的水蒸发器。据厂家所述,这种内置蒸发器的湿化设备性能非常好,且我们对其进行最初的评价也得出了同样的结论(未发表的数据)。目前还没有数据显示外界条件对该设备会产生什么样的影响。此设备的另外一个优点是:没有增加无效腔,因为它是置于 Y 型管之后的(呼吸机端)。理论上,吸气支管路不应有冷凝水,积水杯或可渗透的回路应该在呼气支管路中使用。然而,目前没有临床证据推荐使用可提供 $40\,mgH_2O/L$ 或超过对 $30\,mgH_2O/L$ 的设备。而且临床医师应该明白,对于可以提供 $40 \sim 45\,mgH_2O/L$ 甚至更高湿度的设备,我们还没有什么经验,对这种新的设备,应该格外注意。另外,成本/效益是这套设备需要考虑的另外一个因素。

17.3   湿化设备的机械性能(阻力与无效腔)

除了加湿性能之外,在特殊的临床条件下,HME 与 HH 的其他机械性能(特别是阻力与无效腔)也必须考虑。湿化设备在阻力与无效腔上存在很大的差异[7,63-66]。在 HME 与 HH 中,相对于阻力,无效腔更需要考虑。事实上,湿化设备的阻力都非常相近[67]。HH回路的阻力不能忽略不计,特别是在使用加热导丝时。如果加热导丝沿管壁缠绕,则阻力会更小。一些研究表明,在辅助通气期间,与 HH 相比,使用 HME 的患者的呼吸功和分钟通气量增加,肺泡通气量降低[68-73]。在限制性通气中,与 HH 相比,HME 只降低肺泡通气量[73-78]。在 ARDS 患者中，使用加热湿化器时，因为设备的无效腔减少，使患者在较低的潮气量时可能获得同样的肺泡通气量。在 Moran 的研究中，当使用加热湿化器代替 HME 时，保持肺泡通气量不变，可将潮气量从 521 ± 106 ml 减少至 440 ± 118 ml（$P < 0.001$），而 $PaCO_2$ 没有太大改变，并且气道的平台压也从 25 ± 6 cmH$_2$O 降至 21 ± 6 cmH$_2$O（$P < 0.001$）[75]。

为了弥补 HME 的无效腔，与使用加热湿化器进行压力支持下的自主呼吸实验相比，HME 压力支持的最低水平应增加 5～8 个 cmH$_2$O[68,70,72]。

17.4　湿化设备成本的比较

有几项研究对湿化设备的成本进行了比较[15,19-21,25,30,57,80-82]。综合性的研究很难进行，因为需要考虑：①设备和回路的成本；②人力的成本，如组装加热湿化器的时间，改装 HME 的时间，清理积水杯的时间（当没有使用加热导丝时）；③其他成本，如湿化器的清洁、保管、维修、使用的水、积水杯等。

并不意外的是，大多数评估相关成本的研究显示：加热湿化器的成本比 HME 的成本大很多。Branson 等将 HME 与带有加热导丝的 HH 和不带有加热导丝的 HH 进行了比较[82]。在此项研究中，使用没有加热导丝的湿化器在积水杯的排空方面增加了很大的工作量（每 24 小时平均 9 次），而排空过程约持续 5 分钟。因此，使用这台设备每天有 45 分钟时间是用在将积水杯排空的。在这项研究中，使用加热湿化器（有或无加热导丝）的成本都比使用 HME 的成本高（表 17.2）。此外，在这项研究过程中，HME 每 24 小时更换一次。如果更换频率再低一些

表 17.2　不同湿化设备的日常售价（美元，来自[82]）

湿化设备	第一天	第二天	第三天	第四天	第五天
HME	5.2	4.6	4.5	4.4	4.7
带加热导丝的 HH	30.2	16.1	12.6	9.9	9.0
无加热导丝的 HH	27.8	21.7	19.6	18.6	18.0

HH，加热湿化器；HME，热湿交换器

（每 2～3 天或 7 天更换一次），那么此设备每天的成本会更低[27,57,58,80-81]。

　　在 Craven 的研究中，呼吸机管路每 24 小时更换一次，结果不佳[36]。其他研究也相继指出：呼吸机管路更换频率降低，甚至对同一患者不更换管路，可以降低成本，特别是降低呼吸机相关性肺炎的发生率[83-87]，这颠覆了我们以往的想法。HME 的使用时间问题也遵循同样的规律，但是，不更换或更换频率降低会使我们担心湿化性能降低和阻力增加，所以对延长该设备的使用时间至今依然存在担忧。许多厂家都建议每 24 小时更换一次该设备，而许多研究则认为其寿命比 24 小时长[24,27,30,46,57-58,80-81,88-89]，甚至可以达到 7 天[27,30,57]。Ricard 等发现，当使用高效 HME 时，即使长时间使用，HME 的湿化性能也不会变化很大，这是与其他研究结果不同的结论。虽然在该项研究中 10 例 COPD 患者中有 3 位使用的 HME 随着时间推移，效率降低：使用几天之后，绝对湿度低于 27 mgH$_2$O/L（最低湿度出现在第 5 天时，为 24.9 mgH$_2$O/L[57]。但对其他 23 例无 COPD 的患者及大多数 COPD 患者进行的每日绝对湿度的测定表明，其测定值在使用的 7 天中都是很稳定的。同样，此研究中也没有发生一例气管内插管阻塞，并且 HME 的阻力在使用前后没有明显的不同[57]。

　　除了单个 HME 的最长使用时间外，对需要长期机械通气的患者使用湿化器的最长时间这个问题也逐渐浮出。Branson 等提出，HME 的最长使用时间要限制在 5 天以内[25,90]，如果超过这个时间，要用加热湿化器替代。目前还没有明确的限制 HME 使用时间的数据。许多研究表明，延长 HME 的使用时间不会对患者造成特殊的伤害[20,22,91]。尤其在 Lacherade 等的研究中，他们就呼吸机相关性肺炎的发生率对 HME 和 HH 进行了比较。在 HME 组，使用的持续时间平均为 2 周（n=185），没有出现特殊问题[22]。呼吸机相关性肺炎的发生率（28.8% 对 25.4%，P=0.48）、机械通气的持续时间（14.9±15.1 对 13.5±16.3，P=0.36）和死亡率（34.2% 对 32.8%，NS）在两组之间都是相似的。而在加热湿化器组，气管内插管阻塞的发生率要多于 HME 组。

17.5　结论

　　在机械通气中，湿化设备的选择当然要考虑湿化性能，而且还要考虑机械性能以及设备的成本（表 17.3）。对于大多数患者来说，运行良好的 HME 可以在机械通气刚开始时使用。在特殊情况下，当设备的无效腔也成为被考虑因素时，加热湿化器或许是个更好的选择。临床医师需要注意外界条件，特别是外界或呼吸机出口处的温度（加热湿化器）或患者的体内温度（热湿交换器）对湿化设备性能的影响。

表 17.3　不同湿化设备的优缺点

湿化设备	湿化性能	回路冷凝（I/E）	无效腔	阻力	成本
被动 HME	– ~ ++	0/0	+ ~ +++	+	–
主动 HME	++	0/0	++	+	+
加热湿化器	– ~ +++	0 ~ ++/0 ~ +	0	0^a ~ +	+
联机喷雾器	+++ ?	0/ ?	0	+/–	+ ?
不存在的设备	+++	0/0	0	0	–

HME，热湿交换器
[a] 如果回路板中有加热导丝

外界环境温度高（没有空调或加热湿化器置于日光下）或呼吸机出口处温度高，都会造成湿化器入口处温度升高，这会使带有加热导丝的湿化器的性能大大降低。这个问题通过代偿法及应用特殊的技术（逆流湿化器）已有所改善，但这些设备并不是在任何国家都能买到。正如预期的那样，没有加热导丝的湿化器的性能受设置值的影响，但几乎不受外界条件的影响。对于这些湿化器（Y 型管的温度在 30 ~ 32℃左右），建议将气体的湿度设置在 30 mgH₂O/L 左右或稍高一些。

HME 的湿化性能各不相同，只有几个型号可以达到 30 mgH₂O/L。外形看上去相似的设备之间性能却有很大的差别，这很容易引起混淆。HME 的性能主要受呼出气湿度的影响，而呼出气的湿度主要取决于患者的体温。在低温患者，呼出气含水量较体温正常患者低，因此 HME 的作用不佳。事实上，对于短期低体温（例如，心搏骤停后的治疗性低体温，通常为 24 小时）的患者，呼出气含水量还缺乏临床数据。HME 的额外的设备无效腔还会降低肺泡通气量，这会对那些需要保护性通气策略（低潮气量高呼吸频率）的患者造成影响，在这些患者可以使用加热湿化器。HME 在辅助通气时会增加呼吸功，这对 COPD 患者来说也是一个问题，且如果使用 HME，自主呼吸实验的最小支持压力应为 10～12 mgH$_2$O/L 而不是 5～7 mgH$_2$O/L。

对主动 HME 及新的设备（联机蒸发器）的界定目前还不明确，还需要获得更多的数据来评定它们的潜在优缺点。并且，使用新设备，需要关注过度湿化的问题。临床医师必须清楚这个潜在的危险，这是以前的设备中不曾出现的问题。

除了以其他因素区分 HME 和加热湿化器外，临床医师也必须知道有关湿化设备性能的独立数据（主要是机械性能和成本），以便为机械通气的患者选择最优的湿化设备。

（金静静 译　李　洁 校）

参考文献

1. Burton JDK (1962) Effect of dry anaesthetic gases on the respiratory mucus membrane. Lancet 1:235

2. Williams R et al (1996) Relationship between the humidity and temperature of inspired gas and the function of the airway mucosa. Crit Care Med 24(11):1920–1929

3. British Standards Institution (1970) Specifications for humidifiers for use with breathing machines. BS 4494. British Standards Institute, London

4. American National Standards Institute (1979) Standard for humidifiers and nebulizers for medical use. ASI Z79.9:8

5. International Organization of Standards (1988) Humidifiers for medical use. ISO 8185 60:14

6. AARC Clinical Practice Guideline (1992) Humidification during mechanical ventilation. American Association for Respiratory Care. Respir Care 37(8):887–90

7. Lellouche F et al (2009) Humidification performance of 48 passive airway humidifiers: comparison with manufacturer data. Chest 135(2):276–286

8. Ryan SN et al (2002) Energy balance in the intubated human airway is an indicator of optimal gas conditioning. Crit Care Med 30(2):355–361

9. Lellouche L et al (2004) Influence of ambient air and ventilator output temperature on performances of heated-wire humidifiers. Am J Respir Crit Care

Med 170:1073–1079

10. Chamney AR (1969) Humidification requirements and techniques. Including a review of the performance of equipment in current use. Anaesthesia 24(4):602–617

11. Chatburn RL, Primiano FP Jr (1987) A rational basis for humidity therapy. Respir Care 32:249–254

12. International Organization of Standards (1997). Humidifiers for medical use. General requirements for humidification systems. ISO 8185.

13. Cohen IL et al (1988) Endotracheal tube occlusion associated with the use of heat and moisture exchangers in the intensive care unit. Crit Care Med 16(3):277–279

14. Martin C et al (1990) Heat and moisture exchangers and vaporizing humidifiers in the intensive care unit. Chest 97(1):144–149

15. Misset B et al (1991) Heat and moisture exchanger vs heated humidifier during long-term mechanical ventilation. A prospective randomized study. Chest 100(1):160–163

16. Roustan JP et al (1992) Comparison of hydrophobic heat and moisture exchanger with heated humidifier during prolonged mechanical ventilation. Intensive Care Med 18(2):97–100

17. Villafane MC et al (1996) Gradual reduction of endotracheal tube diameter during mechanical ventilation via different humidification devices. Anesthesiology 85(6):1341–1349

18. Boots RJ et al (2006) Double-heater-wire circuits and heat-and-moisture exchangers and the risk of ventilator-associated pneumonia. Crit Care Med 34(3):687–693

19. Boots RJ et al (1997) Clinical utility of hygroscopic heat and moisture exchangers in intensive care patients. Crit Care Med 25(10):1707–1712

20. Dreyfuss D et al (1995) Mechanical ventilation with heated humidifiers or heat and moisture exchangers: effects on patient colonization and incidence of nosocomial pneumonia. Am J Respir Crit Care Med 151(4):986–992

21. Hurni JM et al (1997) Safety of combined heat and moisture exchanger filters in long-term mechanical ventilation. Chest 111(3):686–691

22. Lacherade JC et al (2005) Impact of humidification systems on ventilator-associated pneumonia: a randomized multicenter trial. Am J Respir Crit Care Med 172(10):1276–1282

23. Kirton OC et al (1997) A prospective, randomized comparison of an in-line heat moisture exchange filter and heated wire humidifiers: rates of ventilator-associated

early-onset (community-acquired) or late-onset (hospital-acquired) pneumonia and incidence of endotracheal tube occlusion. Chest 112(4):1055–1059

24. Thomachot L et al (1998) Efficacy of heat and moisture exchangers after changing every 48 hours rather than 24 hours. Crit Care Med 26(3):477–481

25. Branson RD et al (1993) Humidification in the intensive care unit. Prospective study of a new protocol utilizing heated humidification and a hygroscopic condenser humidifier. Chest 104(6):1800–1805

26. Jaber S et al (2004) Long-term effects of different humidification systems on endotracheal tube patency: evaluation by the acoustic reflection method. Anesthesiology 100(4):782–788

27. Thomachot L et al (2002) Randomized clinical trial of extended use of a hydrophobic condenser humidifier: 1 vs. 7 days. Crit Care Med 30(1):232–237

28. Thomachot L et al (1999) Do the components of heat and moisture exchanger fi lters affect their humidifying efficacy and the incidence of nosocomial pneumonia? Crit Care Med 27(5):923–928

29. Thomachot L et al (1998) Comparing two heat and moisture exchangers, one hydrophobic and one hygroscopic, on humidifying efficacy and the rate of nosocomial pneumonia. Chest 114(5):1383–1389

30. Kollef MH et al (1998) A randomized clinical trial comparing an extended-use hygroscopic condenser humidifier with heated-water humidification in mechanically ventilated patients. Chest 113(3):759–767

31. Rathgeber J et al (2002) Evaluation of heated humidifiers for use on intubated patients: a comparative study of humidifying efficiency, flow resistance, and alarm functions using a lung model. Intensive Care Med 28:731–739

32. Thiery G et al (2003) Heat and moisture exchangers in mechanically ventilated intensive care unit patients: a plea for an independent assessment of their performance. Crit Care Med 31(3):699–704

33. Lellouche F, et al (2003) Influence of ambient air temperature on performances of different generations of heated humidifiers. Intensive Care Med: p. A

34. Lellouche F, Lyazidi A, and L. Brochard (2007) Improvement of humidification performances with new heated humidifiers. Am J Respir Crit Care Med. 175: p. A

35. Schumann S et al (2007) Moisturizing and mechanical characteristics of a new counter-flow type heated humidifier. Br J Anaesth 98(4):531–538

36. Craven DE et al (1982) Contamination of mechanical ventilators with tubing changes every 24 or 48 hours. N Engl J Med 306(25):1505–1509

37. Ricard JD et al (2003) New heated breathing circuits do not prevent condensation

and contamination of ventilator circuits with heated humidifiers. Am J Respir Crit Care Med 167:A861

38. Lellouche L et al (2003) Advantages and drawbacks of a heated humidifier with compensation of under-humidification. Am J Respir Crit Care Med 167(7):A909

39. Qader S et al (2002) Influence de la température et de l'humidité du gaz sur la mesure du volume courant expiré. Reanimation 11:141s

40. Ricard JD et al (2002) Physicians' attitude to use heat and moisture exchangers or heated humidifiers: a Franco-Canadian survey. Intensive Care Med 28(6):719–725

41. Burns KE et al (2009) Weaning critically ill adults from invasive mechanical ventilation: a national survey. Can J Anaesth 56(8):567–576

42. Mapleson WW, Morgan JG, Hillard EK (1963) Assessment of condenser-humidifiers with special reference to a multiplegauze model. Br Med J 1(5326):300–305

43. Walley RV (1956) Humidifier for use with tracheotomy and positive-pressure respiration. Lancet 270(6926):781–782

44. Hingorani BK (1965) The resistance to airflow of tracheostomy tubes, connections, and heat and moisture exchangers. Br J Anaesth 37:454–463

45. Steward DJ (1976) A disposable condenser humidifier for use during anaesthesia. Can Anaesth Soc J 23(2):191–195

46. Boisson C et al (1999) Changing a hydrophobic heat and moisture exchanger after 48 hours rather than 24 hours: a clinical and microbiological evaluation. Intensive Care Med 25(11):1237–1243

47. Kapadia FN (2001) Factors associated with blocked tracheal tubes. Intensive Care Med 27(10):1679–1681

48. Kapadia FN et al (2001) Changing patterns of airway accidents in intubated ICU patients. Intensive Care Med 27(1):296–300

49. Lellouche F et al (2003) Impact of ambient air temperature on a new active HME and on standard HMES: bench evaluation. Intensive Care Med 29:S169

50. Croci M, Elena A, Solca M (1993) Performance of a hydrophobic heat and moisture exchanger at different ambient temperatures. Intensive Care Med 19(6):351–352

51. Lellouche F et al (2006) Under-humidification and over-humidifi cation during moderate induced hypothermia with usual devices. Intensive Care Med 32(7):1014–1021

52. Dery R (1973) The evolution of heat and moisture in the respiratory tract during anesthesia with a nonrebreathing system. Can Anaesth Soc J 20:296–309

53. Martin C et al (1992) Performance evaluation of three vaporizing humidifiers and two heat and moisture exchangers in patients with minute ventilation > 10 L/min. Chest 102(5):1347–1350

54. Martin C et al (1995) Comparing two heat and moisture exchangers with one vaporizing humidifier in patients with minute ventilation greater than 10 L/min. Chest 107(5):1411–1415

55. Nakagawa NK et al (2000) Effects of a heat and moisture exchanger and a heated humidifier on respiratory mucus in patients undergoing mechanical ventilation. Crit Care Med 28(2):312–317

56. Lellouche F et al (2004) Under-humidification of inspired gas with HME during induced hypothermia. Intensive Care Med 30(Suppl 1):S 201

57. Ricard JD et al (2000) Efficiency and safety of mechanical ventilation with a heat and moisture exchanger changed only once a week. Am J Respir Crit Care Med 161(1):104–109

58. Davis K Jr et al (2000) Prolonged use of heat and moisture exchangers does not affect device efficiency or frequency rate of nosocomial pneumonia. Crit Care Med 28(5):1412–1418

59. Kapadia F et al (1992) An active heat and moisture exchanger. Br J Anaesth 69(6):640–642

60. Thomachot L et al (2002) The combination of a heat and moisture exchanger and a Booster: a clinical and bacteriological evaluation over 96 h. Intensive Care Med 28(2):147–153

61. Larsson A, Gustafsson A, Svanborg L (2000) A new device for 100 per cent humidification of inspired air. Crit Care 4(1):54–60

62. Chiumello D et al (2004) In vitro and in vivo evaluation of a new active heat moisture exchanger. Crit Care 8(5):R281–R288

63. Ploysongsang Y et al (1988) Pressure flow characteristics of commonly used heat-moisture exchangers. Am Rev Respir Dis 138(3):675–678

64. Manthous CA, Schmidt GA (1994) Resistive pressure of a condenser humidifier in mechanically ventilated patients. Crit Care Med 22(11):1792–1795

65. Lucato JJ et al (2005) Evaluation of resistance in 8 different heat-and-moisture exchangers: effects of saturation and flow rate/profile. Respir Care 50(5):636–643

66. Branson R, Davis J (1996) Evaluation of 21 passive humidifiers according to the ISO 9360 standard: moisture output, dead space, and flow resistance. Respir Care 41:736–743

67. Lellouche F et al (2002) Effect of the humidification device on the work of

breathing during noninvasive ventilation. Intensive Care Med 28(11):1582–1589

68. Girault C et al (2003) Mechanical effects of airway humidification devices in difficult to wean patients. Crit Care Med 31(5):1306–1311

69. Iotti GA, Olivei MC, Braschi A (1999) Mechanical effects of heat-moisture exchangers in ventilated patients. Crit Care 3(5):R77–R82

70. Iotti GA et al (1997) Unfavorable mechanical effects of heat and moisture exchangers in ventilated patients. Intensive Care Med 23:399–405

71. Le Bourdelles G et al (1996) Comparison of the effects of heat and moisture exchangers and heated humidifiers on ventilation and gas exchange during weaning trial from mechanical ventilation. Chest 110:1294–1298

72. Pelosi P et al (1996) Effects of heat and moisture exchangers on minute ventilation, ventilatory drive, and work of breathing during pressure-support ventilation in acute respiratory failure. Crit Care Med 24:1184–1188

73. Campbell RS et al (2000) The effects of passive humidifier dead space on respiratory variables in paralyzed and spontaneously breathing patients. Respir Care 45(3):306–312

74. Hinkson CR et al (2006) The effects of apparatus dead space on P(aCO$_2$) in patients receiving lung-protective ventilation. Respir Care 51(10):1140–1144

75. Moran I et al (2006) Heat and moisture exchangers and heated humidifiers in acute lung injury/acute respiratory distress syndrome patients. Effects on respiratory mechanics and gas exchange. Intensive Care Med 32(4):524–531

76. Prat G et al (2003) Influence of the humidification device during acute respiratory distress syndrome. Intensive Care Med 29:2211–2215

77. Prin S et al (2002) Ability and safety of a heated humidifier to control hypercapnic acidosis in severe ARDS. Intensive Care Med 28:1756–1760

78. Richecoeur J et al (1999) Expiratory washout versus optimization of mechanical ventilation during permissive hypercapnia in patients with severe acute respiratory distress syndrome. Am J Respir Crit Care Med 160(1):77–85

79. Hilbert G (2003) Difficult to wean chronic obstructive pulmonary disease patients: avoid heat and moisture exchangers? Crit Care Med 31(5):1580–1581

80. Djedaini K et al (1995) Changing heat and moisture exchangers every 48 hours rather than 24 hours does not affect their efficacy and the incidence of nosocomial pneumonia. Am J Respir Crit Care Med 152(5 Pt 1):1562–1569

81. Markowicz P et al (2000) Safety, efficacy, and cost-effectiveness of mechanical ventilation with humidifying filters changed every 48 hours: a prospective, randomized study. Crit Care Med 28(3):665–671

82. Branson R, Davis J, Brown R (1996) Comparison of three humidification techniques during mechanical ventilation: patient selection, cost, and infection considerations. Respir Care 41:809–816

83. Dreyfuss D et al (1991) Prospective study of nosocomial pneumonia and of patient and circuit colonization during mechanical ventilation with circuit changes every 48 hours versus no change. Am Rev Respir Dis 143(4 Pt 1):738–743

84. Fink JB et al (1998) Extending ventilator circuit change interval beyond 2 days reduces the likelihood of ventilator-associated pneumonia. Chest 113(2):405–411

85. Hess D et al (1995) Weekly ventilator circuit changes. A strategy to reduce costs without affecting pneumonia rates. Anesthesiology 82(4):903–911

86. Kollef MH et al (1995) Mechanical ventilation with or without 7-day circuit changes. A randomized controlled trial. Ann Intern Med 123(3):168–174

87. Long MN et al (1996) Prospective, randomized study of ventilator-associated pneumonia in patients with one versus three ventilator circuit changes per week. Infect Control Hosp Epidemiol 17(1):14–19

88. Daumal F et al (1999) Changing heat and moisture exchangers every 48 hours does not increase the incidence of nosocomial pneumonia. Infect Control Hosp Epidemiol 20(5):347–349

89. Boyer A et al (2003) Long-term mechanical ventilation with hygroscopic heat and moisture exchangers used for 48 hours: a prospective clinical, hygrometric, and bacteriologic study. Crit Care Med 31(3):823–829

90. Branson R (1999) Humidification for patients with artificial airways. Respir Care 44(6):630–641

91. Memish Z et al (2001) A randomized clinical trial to compare the effects of a heat and moisture exchanger with a heated humidifying system on the occurrence rate of ventilator-associated pneumonia. Am J Infect Control 29:301–305

92. Lellouche F et al (2002) Influence of ambient and ventilator output temperatures on performance of new heated humidifiers. Am J Respir Crit Care Med 165:A788

93. Williams RB (1998) The effects of excessive humidity. Respir Care Clin N Am 4(2):215–228

第 18 章 术后机械通气 - 气道湿化

Leonardo Lorente

在术后患者的主要并发症中，肺部疾病是发病率和死亡率增高的最常见原因之一。有必要采取减少肺部并发症的发生率并使其临床反响降低到最低的预防性策略。肺不张是术后患者的常见并发症。患者在机械通气期间可能由于医用气体寒冷和干燥而发生肺不张。肺不张可引起低氧血症，并可增加发生院内获得性肺炎的风险。充分的气道湿化能够预防肺不张的发生。基于医疗成本、感染防控以及其他医疗因素的考虑，对每一位患者都应该应用热湿交换器（HME）或加热湿化器（HH）。从节约成本的角度来说，目前 HME 使用更多；然而，当患者存在的特定情况（如低体温、肺不张、分泌物黏稠或咯血）时，可以考虑使用 HHS。

18.1 引言

术后患者的肺部疾病包括一组严重并发症，是术后患者发病率和死亡率增加的主要原因之一[1]。肺部并发症主要包括以下几种：急性肺损伤（ALI）、急性呼吸窘迫综合征（ARDS）、胸腔积液、肺不张、院内获得性肺炎、肺栓塞和膈神经功能障碍。

L. Lorente
Intensive Care Unit,
Hospital Universitario de Canarias,
La Laguna, Tenerife, Spain
e-mail: lorentemartin@msn.com

A.M. Esquinas (ed.), *Humidification in the Intensive Care Unit*,
DOI 10.1007/978-3-642-02974-5_18, © Springer-Verlag Berlin Heidelberg 2012

在某些特定的人群中，肺部并发症的风险较高，如腹部外科手术后，心胸外科手术后，急诊手术后，全身麻醉，依赖性功能状态，有慢性阻塞性肺疾病（COPD）病史，感觉中枢受损或神经功能障碍，以及有吸烟史和老年患者。

肺不张是术后患者的常见并发症[2-5]。在麻醉诱导过程中，功能残气量（FRC）减少到低于肺闭合容积，从而导致微观和宏观的肺不张。另外，在机械通气过程中由于医用气体寒冷而干燥，肺不张可能进展。肺不张可导致低氧血症，并且可增加院内获得性肺炎的风险。

必须制定围术期的治疗策略以减少肺不张的发生，并尽量减少其临床反响，如充分的术后镇痛，充足的湿化，应用刺激性呼吸量测定法促进肺扩张，清除呼吸道分泌物，条件允许的情况下早期活动，以及适当的气道湿化。

18.2   湿化的必要性

在使用人工气道机械通气时需要调节吸入气体[6]。这是因为医用气体寒冷干燥，上气道被跨过而不能自然地进行加温加湿。

当吸入气体湿度较低时，黏液和纤毛周围液体中的水分蒸发，导致黏液的黏度增加以及纤毛周围液体层丢失。因此，纤毛难以去除浓稠的黏液，黏液纤毛系统的清除功能降低。此外，由于纤毛的摆动速率下降，黏液纤毛的运输功能受损。黏膜持续干燥导致纤毛麻痹、细胞损伤和功能残气量下降，肺不张由此而产生。

18.3   合理湿化水平

对于什么是吸入气体的最佳湿化水平以及恰当的湿化系统，一直存在争议。一些学者认为，气体的绝对湿化水平是 $26 \sim 32\,mgH_2O/L$，并建议使用热湿交换器（HME），因为 HME 能提供这种水平的湿化。而另外一些学者认为，气体的绝对湿化水平是 $44\,mgH_2O/L$，并推荐使用加热湿化器（HH），因为 HH 能将吸入气体调节到这种湿化水平（程序性输送医用气体的温度为 37℃，相对湿度为 100%）。这些学者认为，使用 HME 提供湿化水平为 $26 \sim 32 \, mgH_2O/L$ 的吸入气体，会导致 $12 \sim 18 \, mgH_2O/L$ 的湿度缺失，并且纤毛周围液体层的水分丢失率会较高。因此，吸入气体在第三级气道之前没有调节到体温水平，也没有被水蒸气饱和，导致黏液纤毛系统功能障碍和纤毛周围液体层水分丢失。这些学者认为，$32 \, mgH_2O/L$ 是最低水平的湿度，低于该水平将发生严重的功能障碍（纤毛麻痹和细胞损伤），因此推荐使用 HH，因为该设备能将吸入气体的湿度水平调节到 $44 \, mgH_2O/L$，从而避免纤毛周围液体层和黏膜水分流失，保护黏液纤毛系统的清除能力。

Williams 等人 [6] 进行了回顾性研究，该研究涵盖了有关上呼吸道生理和湿化的 200 篇文章 / 报道。他们认真审视了每项已发表研究的大量数据（明确的或隐含的），包括吸入气体的温度和湿度、患者的机体核心温度、每个湿化水平的时间以及每个湿化水平下黏液纤毛功能障碍的评分。他们把每项研究的测量数据作为独立点，将这些相关研究获得的数据绘制成湿度曲线。他们把每次测量时的功能障碍状态进行了编码。从这些数据点的位置，有可能得出连续性功能障碍状态的临界值。该回顾研究发现，对人类受试者进行湿度、温度和黏膜功能进行的研究很少，而且大部分研究所关注的持续时间只有 12 小时。研究数据的趋势表明，黏液纤毛功能障碍可能出现在绝对湿度 $< 3 \, mgH_2O/L$、$24 \sim 48$ 小时后（由 HME 提供湿化），医用气体的最佳湿化模式是在体温下和 100% 相对湿度，大约含有 $44 \, mgH_2O/L$ 的气体（可以由 HH 达到）。然而，还需要进一步进行持续时间超过 24 小时的研究以证明上述论点。

在 Hurni 等人 [7] 的研究中，115 例进行了 48 小时或更长时间机械通气的患者，随机接受了由 HME 或 HH 提供的温度为 32℃和相对湿度为 100% 的吸入气体。在 41 例接受了 5 天或 5 天以上机械通气的患者，在其进行机械通气的第 1 天和第 5 天通过气管内吸引的方法获得了形态完整的呼吸道上皮细胞。对可辨认的呼吸道上皮细胞采用 6 分制进行评价，观察以下特征：纤毛、终板、胞质颜色、细胞形状和细胞质的质地、核的大小、核的形状和质地，其中形态正常者获得 1 分，形态异常获得 0 分。200 份上皮细胞的得分相加获得最终分值，最大可能分值为 1200（表示最大程度的细胞学完整性），最小可能分值为 0（表示最大程度的细胞受损）。在两组患者中，分值从第 1 天到第 5 天均有显著下降（HH 组从 787±104 下降至 745±88，HME 组从 813±79 下降至 739±62；两组均为 $P<0.01$）。此外，虽然与 HH 组比较无统计学意义，HME 组的分值下降更为显著。作者指出，他们不能排除由于气管温度和湿度的不足导致细胞学分值的下降。在我们看来，没有统计学差异的原因可以归因于以下两个：①只有 41 例患者被纳入研究，样本量较小；②在 HH 组中，吸入气体的相对湿度被调节为 100%，而温度只有 32℃（如果将温度调节为 37℃以确保输送气体的湿度接近 44 mgH$_2$O/L，情况会如何呢？）。

18.4　湿化器的类型

医用气体的人工加湿过程可分主动型和被动型。主动型的湿化器被称为加热湿化器（HH），医用气体经过恒温水浴完成加热。被动型湿化器又被称为人工鼻或热湿交换器（HME），是将患者呼出气体的水分和热量保存住，在接下来的吸气过程中将其中部分水分和热量返还给患者。

18.5　不同类型湿化器的优点和缺点

人们对这些湿化系统对呼吸机相关性肺炎（VAP）的发生产生的影响仍存在争议。在 Siempos 等人[8]2007 年发表的 Meta 分析中，有对 2580 名患者参与的 13 项随机对照试验，结果表明，HME 组和 HH 组在 VAP 的发生率（OR 为 0.85，95% 置信区间 0.62~1.16）、ICU 死亡率（OR 为 0.98，95% 置信区间 0.80~1.20）、ICU 滞留时间（加权平均差异，-0.68 天，95% 置信区间 -3.65~2.30）、机械通气时间（加权平均差异，0.11 天，95% 置信区间 -0.90~1.12）或气道阻塞发生率（OR 为 2.26，95% 置信区间 0.55~9.28）均无统计学差异。尽管在每项随机对照试验中，HME 比 HH 更便宜，但有 5 项随机对照研究的亚组分析指出，HH 装有加热丝电路（显著减少了冷凝集水的形成，从而降低了 VAP 发生的风险）。该分析还指出，在机械通气患者中，对于 VAP 的进展，HME 组与带有加热丝电路的 HH 组无统计学差异（OR 为 1.16，95% 置信区间 0.73 ~ 1.84，1267 例患者）。7 项随机对照试验的亚组分析指出，无加热丝电路的 HME 组比无加热丝电路的 HH 组更少发生 VAP（OR 为 0.61，95% 置信区间 0.42 ~ 0.90，1073 例患者）。最后，3 项随机对照试验选取了平均机械通气时间大于 7 天且应用带有加热丝电路的 HH 的患者，试验表明，在 VAP 发生率上，主动型湿化器或被动型湿化器没有显著差异（OR 为 1.32，95% 置信区间 0.65 ~ 2.68，870 例患者）。

除了 VAP，在应用被动型湿化器时还有其他重要问题值得注意。许多研究的结果显示 HH 更可取，与 HME 相比，其发生气道阻塞、支气管分泌物浓稠和肺不张的情况都更低于 [9]。另外，使用 HME 会增加气道阻力和无效腔，由此会增加呼吸做功 [10-12]。

18.6 近期发布的关于湿化类型推荐意见的国际指南

许多已发表的呼吸机相关性肺炎的防治指南并无推荐使用 HH 或 HME 的倾向性。

美国卫生保健流行病学协会 / 美国传染病协会（SHEA/IDSA）2008 年发布的指南没有涉及气道湿化的问题 [13]。

加拿大重症护理学会（the Canadian critical Care Society）在 2008 年发表的指南没有对湿化系统给出推荐意见，原因是两种湿化系统的应用在 VAP 的发生率方面无差异 [14]。

2008 年，英国抗菌化疗协会（the British Society for Antimicrobial Chemotherapy）发布的指南提出，对于没有禁忌证（如气道阻塞）的患者，HME 要优于 HH，原因是 HME 可以更有效地降低 VAP 的发病率 [15]。然而，这个英国指南并没有把 Siempos 等人 2007 年发表的 Meta 分析收录在内，后者通过大量的病例和研究指出：患者使用 HH 和 HME 在 VAP 发生率、ICU 病死率、ICU 滞留时间、机械通气时间和气道阻塞发生率上无明显差异 [8]。

由四个欧洲协会（呼吸学，重症监护医学，临床微生物学和传染病学，麻醉学）组成的欧洲工作小组 2009 年发布的意见认为：HME 优于 HH [16]。

18.7　结论

　　术后患者的主要并发症中，肺部疾病是导致发病率和死亡率增加的最常见原因之一。

　　必须采取预防性的治疗策略以减少肺部并发症的发生，并尽量减小其对临床治疗的影响。

　　充分的气道湿化可能有助于预防肺不张的发生。每一名患者都应使用加热湿化器或热湿交换器，至于应用哪一种湿化系统，应综合医疗成本、感染控制和其他医疗因素决定。

　　基于节约成本考虑时可以使用热湿交换器（一些研究认为，HME 系统的费用比　HH 系统的费用低），但其不能降低呼吸机相关性肺炎的发生率（通过最近发表的 Meta 分析结果得出）。在合并特殊情况的患者中（如低温、肺不张、分泌物黏稠或咯血），可以考虑加热湿化器。

（常　硕译　李　涛校）

参考文献

1. Ferguson MK (1999) Preoperative assessment of pulmonary risk. Chest 115(5 Suppl):58S–63S

2. Tenling A, Hachenberg T, Tydén H, Wegenius G, Hedenstierna G (1998) Atelectasis and gas exchange after cardiac surgery. Anesthesiology 89(2):371–378

3. Volta CA, Verri M, Righini ER, Ragazzi R, Pavoni V, Alvisi R, Gritti G (1999) Respiratory mechanics during and after anaesthesia for major vascular surgery. Anaesthesia 54(11):1041–1047

4. Hedenstierna G, Strandberg A, Brismar B, Lundquist H, Svensson L, Tokics L (1985) Functional residual capacity, thoracoabdominal dimensions, and central blood volume during general anesthesia with muscle paralysis and mechanical ventilation. Anesthesiology 62(3):247–254

5. Singh N, Falestiny MN, Rogers P, Reed MJ, Pularski J, Norris R, Yu VL (1998) Pulmonary infiltrates in the surgical ICU: prospective assessment of predictors of

etiology and mortality. Chest 114(4):1129–1136

6. Williams R, Rankin N, Smith T, Galler D, Seakins P (1996) Relationship between the humidity and temperature of inspired gas and the function of the airway mucosa. Crit Care Med 24:1920–1929

7. Hurni JM, Feihl F, Lazor R, Leuenberger P, Perret C (1997) Safety of combined heat and moisture exchanger filters in long-term mechanical ventilation. Chest 111(3):686–691

8. Siempos II, Vardakas KZ, Kopterides P, Falagas ME (2007) Impact of passive humidification on clinical outcomes of mechanically ventilated patients: a meta-analysis of randomized controlled trials. Crit Care Med 35:2843–2851

9. Cohen IL, Weinberg PF, Alan I, Rowinsky GS (1988) Endotracheal tube occlusion associated with the use of heat and moisture exchangers in the intensive care unit. Crit Care Med 16:277–279

10. Buckley PM (1984) Increase in resistance of in-line breathing fi lters in humidified air. Br J Anaesth 56:637–643

11. Chiaranda M, Verona L, Pinamonti O, Dominioni L, Minoja G, Conti G (1993) Use of heat and moisture exchanging (HME) filters in mechanically ventilated ICU patients: influence on airway flow-resistance. Intensive Care Med 19:462–466

12. Eckerbom B, Lindholm CE (1990) Performance evaluation of six heat and moisture exchangers according to the Draft International Standard (ISO/DIS 9360). Acta Anaesthesiol Scand 34:404–409

13. Coffi n SE, Klompas M, Classen D, Arias KM, Podgorny K, Anderson DJ, Burstin H, Calfee DP, Dubberke ER, Fraser V, Gerding DN, Griffi n FA, Gross P, Kaye KS, Lo E, Marschall J, Mermel LA, Nicolle L, Pegues DA, Perl TM, Saint S, Salgado CD, Weinstein RA, Wise R, Yokoe DS (2008) Practice Recommendation of Society for Healthcare Epidemiology of America/Infectious Diseases Society of America (SHEA/IDSA). Strategies to prevent ventilatorassociated pneumonia in acute care hospitals. Infect Control Hosp Epidemiol 29(Suppl 1): S31–S40

14. Muscedere J, Dodek P, Keenan S, Fowler R, Cook D, Heyland D (2008) VAP Guidelines Committee and the Canadian Critical Care Trials Group. Comprehensive evidence-based clinical practice guidelines for ventilator-associated pneumonia: prevention. J Crit Care 23:126–137

15. Masterton RG, Galloway A, French G, Street M, Armstrong J, Brown E, Cleverley J, Dilworth P, Fry C, Gascoigne AD, Knox A, Nathwani D, Spencer R, Wilcox M (2008) Guidelines for the management of hospital-acquired pneumonia in the UK:

report of the working party on hospital-acquired pneumonia of the British Society for Antimicrobial Chemotherapy. J Antimicrob Chemother 62:5–34

16. Torres A, Ewig S, Lode H, Carlet J (2009) European HAP working group. Defi ning, treating and preventing hospital acquired pneumonia: European perspective. Intensive Care Med 35:9–29

第19章 腹腔镜手术中的湿化：主要技术成果和临床意义

腹腔镜手术的气体湿化

Guniz Meyanci Koksal 和 Emre Erbabacan

19.1 引言

随着腹腔镜技术能够为患者及在某种程度上为提供卫生保健带来更多的益处，它已成为当前常用的微创技术。这与其可缩短住院时间、减轻术后疼痛、减少肺部并发症以及能使患者较早恢复正常活动有着密切关系[2]。进行腹腔镜手术有必要向腹腔内充入二氧化碳以建立气腹。在手术过程中，气腹可导致心输出量减少，并且系统性的二氧化碳（CO_2）吸收会影响到内脏、肾和脑血流量的变化[1,2]。

临床普遍选择 CO_2 作为充入气体。医用 CO_2 往往以液体压缩形式储存在钢瓶中以便使用，其解封温度约为 –90℃[3]。腹腔镜手术使用的 CO_2 在进入腹膜腔时的温度为 –19～21℃，且相对湿度接近 0%，这与腹膜腔的正常生理状况（温度 36℃，相对湿度近乎 100%）存在差异。对持续时间较短的腹腔镜手术充气的试验和临床研究表明，充入寒冷干燥的 CO_2 可引起腹膜变化（腹膜间皮表层在结构、形态

G. M. Koksal (✉) • E. Erbabacan
Department of Anesthesiology and Reanimation,
Cerrahpasa Medical Faculty, Istanbul University,
Istanbul, Turkey
e-mail: gunizkoksal@hotmail.com; emreerbabacan@gmail.com

A.M. Esquinas (ed.), *Humidification in the Intensive Care Unit*,
DOI 10.1007/978-3-642-02974-5_19, © Springer-Verlag Berlin Heidelberg 2012

和生化等方面发生改变），并可导致许多有害的结果，如体温降低、术后疼痛加剧、麻醉药消耗增加以及长时间的恢复延迟[3-4]。

低体温症可使围术期发病率显著增加，而这正是麻醉师非常关注的问题。在日常临床应用中，我们注意到，腹腔镜手术时间的延长是环子中心体温明显下降的主要原因。有两种因素综合影响到中心体温：一个是特异性热损失，主要是由于充入气体的对流和蒸发导致的机体能量损失；另一个是非特异性热损失，是由全身麻醉过程中温度调节机制的不平衡所引起的[5]。温暖的腹腔和腹腔内的脏器可为热交换提供巨大的体内表面积[6]。由于气体不断循环和更新，气体在加热过程中，从患者到腹膜内气体存在着显著的能量传递。通过在前瞻性随机对照研究中对传统干燥寒冷气体、干燥温暖气体和温暖湿润气体进行的比较，很多研究对经历了不同手术过程的患者在术后疼痛和麻醉药用量方面进行了评价。

Sammour 等[7] 对 82 例腹腔镜结肠手术患者进行了多中心双盲随机对照试验，以探讨充入温暖湿润的 CO_2 对手术的影响。由于术后止痛药用量、术中中心体温、腹膜或血浆细胞因子反应等方面的试验数据在试验组间无显著的统计学差异，因此得出了在腹腔镜结肠手术中不推荐充入温暖湿润的气体的结论。

Savel 等人[8] 对 30 例腹腔镜 Roux-en-Y 胃旁路手术患者进行了前瞻性随机双盲对照临床试验。患者术后通过自控吗啡镇痛泵止痛，研究测定了术后疼痛评分和吗啡使用量。无论衡量疼痛的标准是吗啡需求量还是疼痛评分，他们的试验均不能提供证明充入温暖湿润的 CO_2 能够显著减轻术后疼痛的证据。他们的数据可以证明，充入温暖湿润的 CO_2 在手术结束时温度上升存在统计学差异，但没有临床意义。

Wong 等人[9] 在猪模型上进行的研究结果表明，CO_2 气腹会导致严重的腹膜酸中毒，并且对气体加温、湿化或加碳酸氢盐也不能消除腹膜酸中毒。在腹腔镜肿瘤手术中，腹膜酸中毒具有促进肿瘤细胞植入的作用。

Farley 等人[10] 的研究表明，当对患者进行腹腔镜胆囊切除术时，使用加温（35℃）湿化（相对湿度 95%）的 CO_2 有诸多益处，虽然在组间有统计学意义但无临床意义。他们建议进行更好和更大型的双盲随机试验。

　　Mouton 等人[11]认为采用湿化的充入气体可以减轻腹腔镜胆囊切除术后的疼痛，但是，湿化的充入气体并无明显的保温作用。

　　Peng 等人[12]认为，与充入干燥寒冷的 CO_2 相比，加温（37℃）湿化（相对湿度 95%）的充气会明显减少低体温症，并且可减轻腹膜损伤和减少粘连形成。

　　Benavides 等人[13]的研究表明，与使用干燥寒冷气体相比，在腹腔镜手术中使用湿化（相对湿度 95%）加温（35℃）的气体可明显改善临床疗效：减轻术后 10 天内的疼痛，减少吗啡类药物的用量，以及迅速提高术后恢复过程中的生活质量。

　　Sammour 等人[14]进行了温暖湿润充气对腹腔镜术后疼痛影响的 Meta 分析，该分析包含许多随机对照试验（RCT）。该 Meta 分析表明，在腹腔镜大手术中充入温暖湿润的 CO_2 可以减轻术后疼痛；无论是根据视觉疼痛评分（VAS）还是根据镇痛剂的用量来评估，这一情形在术后不同时间段是一致的。

19.2　结论

　　研究表明，在腹腔镜手术中使用干燥寒冷的 CO_2 可导致术后疼痛加剧、低体温症和腹膜酸中毒，同时也降低了患者术前术后的舒适度。因围术期热量丢失所引发的低体温症是麻醉师和重症监护医师关注的一个重要问题。低体温不仅可引起代谢改变，而且可延长麻醉后的恢复时间，结果是营养补给和药物用量增加，可导致患者需要在 ICU 接受治疗。这些问题将导致住院时间延长、发病率上升和医疗费增加。为避免这种情况，我们设法用升温的方式使围术期患者的体温保持在生理范围。在腹腔镜手术中，不大可能通过外部加温的方法使患者的体温保持在正常范围，因为外科医师们更愿意使用干燥寒冷的 CO_2。虽然过去十年进行了很多 CO_2 加温湿化的研究，但仍存在支持和反对加温湿化的两种不同的观点。在两种不同观点中，最重要的因素是研究方案不一致。在试验组中，加热温度、湿化比率、患者分组、疾病类型和手术时间均存在差异。在前瞻性双盲临床试验中，使患者组和气体加热温度与湿化比率实行标准化是更适合的试验方式。在这些研究中，必须采用不同的加温程度和湿化浓度以适应人体的生理需要。人们普遍认为，动物试验结果与人体研究结果不能完全一致，特别是在评估疼痛和镇痛药用量的研究中，利用动物模型所取得的结果可能是不准确的。这种不一致在小鼠等小型动物身上会更显著。由什么样的外科医师实施腹腔镜手术也是个问题。基于美观的考虑和手术应激的减轻，近十年来腹腔镜手术的应用迅速增加。经验丰富的手术团队、患者处于合适的体位以及术后彻底放尽气体都是必不可少的。这些因素影响着术后患者麻醉的清醒、疼痛、镇痛药的用量和血流动力学改变。因此，需要有技巧的团队来制订在人体注入加温湿化的 CO_2 的研究方案。

在未来的研究中，应对加温湿化技术进行评估。不同的技术无疑会影响研究结果。目前，诸如热湿交换器 – 加压器（Booster）、改良雾化器和 Pall 系统等不同的技术虽然都在发挥作用，但这些技术与其他任何现有的技术相比并没有明显的优势。

Wang 等人[9]证明，在猪模型上施行腹腔镜手术时 CO_2 气体引起的腹膜酸中毒会促进肿瘤植入，而气体的加温、湿化或用碳酸氢盐缓冲都不能减轻这种影响。因此，有必要对 CO_2 充气在肿瘤患者腹腔镜手术中的重要性开展更细致的研究。

虽然人们对加温湿化的 CO_2 用于腹腔镜手术以维护腹壁存在着消极的看法，仍然需要进行大量的人体研究以确定究竟需要什么样的生理温度和湿化浓度去消除干燥寒冷空气的不良反应。

19.3　关键信息

1. 当今，腹腔镜手术越来越受到大家的青睐，因为与传统手术相比，术后既美观，又降低手术应激。

2. 在腹腔镜手术中应用寒冷（–21℃）干燥（0%）的 CO_2 可引起术后疼痛加剧和止痛药用量增加，而且伴有腹膜形态学和代谢的改变，患者围术期及术后的舒适度也有所下降。

3. 干燥寒冷的 CO_2 会导致患者发生低体温症，外部加温不能充分预防低体温的发生。

4. 现在规定使用加温湿化的 CO_2，尽管有一些研究显示加温湿化并不能避免干燥寒冷气体的影响。

5. 我们需要预防干燥寒冷的 CO_2 的不良反应。需要开展新的前瞻性双盲临床研究，对不同加温湿化技术以及不同温度和湿化浓度进行研究，并且应该入选连贯的大患者组，并由有技巧的手术和麻醉团队来实施。

（李　论译　田　野校）

参考文献

1. Glavic Z, Begic L, Simlesa D, Rukavina A (2001) Treatment of acute cholecystitis. A comparison of open vs laparoscopic cholecytectomy. Surg Endosc 15:398–401

2. Rist Max, Hemmelig TM, Rawh R, Siebzehnrübl E, Jacobi KE (2001) Influence of pneumoperitoneum and patient positioning on preload and splanchnic blood volume in laparoscopic surgery of lower abdomen. J Clin Anesth 13:244–249

3. Erikoglu M, Yol S, Avunduk MC, Erdemli E, Can A (2005) Electron-microscopic alterations of the peritoneum after both cold and heated carbon dioxide pneumoperitoneum. J Surg Res 125:73–77

4. Hamza MA, Schneider BE, White PF et al (2005) Heated and humidified insufflation during laparoscopic gastric bypass surgery: effect on temperature, postoperation pain, and recovery outcomes. J Laparoendosc Adv Surg Tech A 15:6

5. Schlotterbeck H, Greib N, Dow AW, Schaeffer R, Geny B, Diemunsch P (2010) Changes in core temperature during peritoneal insufflation: comparison of two CO_2 humidification devices in pigs. J Surg Res. 1–6. doi: 10.1016/j.jss.2010.04.003

6. Schlotterbeck H, Schaeffer R, Dow AW, Diemunsch P (2008) Cold nebulization used to prevent heat loss during laparoscopic surgery: an experimental study in pigs. Surg Endosc 22:2616–2620

7. Sammour T, Kahokehr A, Hayes J, Hulme-Moir M, Hill GA (2010) Warming and humidification carbon dioxide in laparoscopic colonic surgery. Ann Surg 251:1024–1033

8. Savel Rh, Balasubramanya S, Lazheer S, Gaprindashuili, Arabou E, Fazylou RM, Lazzaro RS, Macura JM (2005) Beneficial effects of humidified, warmed carbon dioxide insufflation during laparoscopic bariatric surgery: a randomized clinical trial. Obes Surg 15:64–69

9. Wong YT, Shab PC, Birkett HD, Brams DM (2004) Carbon dioxide pneumoperitoneum causes severe peritoneal acidosis, unaltered by heating, humidification, or bicarbonate in a porcine model. Surg Endosc 18:1498–1503

10. Farley DR, Greenlee SM, Larson DR, Harrington JR (2004) Double-blind, prospective, randomized study of warmed, humidified, carbon dioxide insufflation vs standard carbon dioxide for patients undergoing laparoscopic cholecystectomy. Arch Surg 139:739–744

11. Mauton WG, Bessell JR, Millard SH, Baxter PS, Maddein GJ (1999) A randomized controlled trial assessing the benefits of humidified insufflation gas during laparoscopic surgery. Surg Endosc 13:106–108

12. Peng Y, Zheng M, Ye Q, Chen X, Yu B, Liu B (2009) Heated and humidified CO_2 prevents hypothermia peritoneal injury, and intra-abdominal adhesions during prolonged laparoscopic insufflations. J Surg Res 151:40–47

13. Benavides R, Wong A, Nguyen H (2009) Improved outcomes for lap-banding using the insflow® device compared with heated-only gas. JSLS 13:302–305

14. Sammour T, Kahokehr Ai Hill AG (2008) Meta-analysis of the effect of warm humidified insufflation on pain after laparoscopy. Br J Surg 95:950–956

第六部分

呼吸机相关性
肺炎的湿化

第 20 章 呼吸过滤器与呼吸机相关性肺炎：过滤器的组成、有效性测试以及优缺点

Leonardo Lorente

20.1 引言

呼吸过滤器也称为细菌或微生物过滤器，是一种阻碍微生物通过的高效能装置[1]，被放置于呼吸机管路中用于保护患者，避免呼吸机可能带来的呼吸道交叉感染。

1952—1972 年期间发生了多起由麻醉机污染所致的呼吸道感染暴发流行[2-4]，直接导致了呼吸过滤器的推荐应用。

然而，后来的研究结果却显示，患者并未被麻醉机污染，麻醉机也未被患者污染[5-10]；临床研究也显示，过滤器并不能降低呼吸机相关性肺炎（ventilator associated pneumonia，VAP）的发生率[11-13]。因此，过滤器的应用受到质疑。

20.2 过滤器的组成

过滤器的内部组成主要包括[1]：羊毛、泡沫、纸、聚丙烯、聚砜、陶瓷或玻璃纤维。

L. Lorente
Intensive Care Unit, Hospital Universitario de Canarias,
La Laguna, Tenerife, Spain
e-mail: lorentemartin@msn.com

A.M. Esquinas (ed.), *Humidification in the Intensive Care Unit*,
DOI 10.1007/978-3-642-02974-5_20, © Springer-Verlag Berlin Heidelberg 2012

20.3　过滤器的微生物过滤机制

　　过滤器的微生物过滤机制主要包括[1]：① 机械过滤；② 静电过滤；③ 杀菌剂过滤。

1. 机械过滤取决于几个方面：①阻碍微生物通过的过滤孔的孔径；②过滤孔不规则的形状可使气流容易快速通过，但微生物却因惯性阻力被截留于网孔上。过滤孔孔径可截留直径大于 1 μm 的微生物，而其所具有的不规则形状的特点可使直径大于 0.5 μm 的微生物截留下来；这些微小过滤孔的缺点是气流阻力高。
2. 静电过滤功能是由过滤器内部易产生静电的纤维组织实现的。由于细菌和病毒表面都带有一定的电荷，无论是正电还是负电，都将被过滤器的偶极子所捕获。
3. 杀菌剂过滤是通过将过滤器内部过滤材料用杀菌剂浸渍处理实现的。由于过滤器内部可能存在细菌繁殖，因此应用杀菌成分对其过滤材料进行处理，如用氯己定（洗必泰）进行处理。但这种方法实际上并不推荐使用，因为这些杀菌成分有可能溶解于管路冷凝水中并流入患者气道。

20.4　过滤器的有效性测试

　　过滤器的有效性可用微生物气溶胶方法来进行测试[1]：将一定浓度的微生物气溶胶通过过滤器，然后测试微生物的浓度。过滤器的有效性由通过过滤器前后多种微生物的浓度差反映。

　　用来测试的微生物是细菌和病毒。细菌主要是微小的假单胞菌或黏质沙雷菌，直径约 0.3 μm；病毒主要是直径约 0.03 μm 的丙型肝炎病毒。

　　很多实验室研究已证实抗菌过滤器能有效阻碍微生物通过的能力。一些体外试验甚至报道：抗菌过滤器过滤细菌的有效率高达99.999%[1]。

20.5　在呼吸机管路中的放置

过滤器是放置于呼吸机出口处，接呼吸机端口的是直径 22 mm 的圆锥形插塞，接管路端为直径 15 mm 的圆锥形插头。这样的紧密连接可避免呼吸机管路断开。

20.6　在呼吸机管路中的不同位置放置过滤器所起的作用不同

过滤器所起的作用取决于其在管路中的位置：①放置于吸气支管路中，可避免患者被呼吸机污染；②放置于呼气支管路末端，可避免患者的呼出气污染呼吸机；③放置于 Y 型口与气管插管之间，两种作用兼有。

20.7　过滤器的不足

过滤器有一些不足：①增加吸气阻力；②增加呼气阻力；③增加管路中的无效腔。

1. 过滤器增加呼气阻力可促进气体陷闭的发生；而气体陷闭的不良影响包括：①血流动力学恶化；②气胸；③气体交换障碍。因为气体陷闭导致胸膜腔内压增大，从而影响静脉回流，最终导致心输出量和血压下降；另外，胸膜腔内压增加也是导致气胸的主要机制。气体交换障碍主要是因为通气/灌注比例失调，导致低氧血症和（或）高碳酸血症。过滤器连接于 Y 型接头与气管插管之间或连接于呼气支管路时，容易出现气体陷闭。

2. 过滤器增加吸气阻力对患者和呼吸机均造成影响。对于患者而言，吸气阻力增大造成其触发呼吸机送气的呼吸做功增加并可能阻碍呼吸机撤离；对于呼吸机而言，吸气做功增加以及所产生的正压均会损坏呼吸机的工作机制。这些情况在过滤器放置于 Y 型接头

　　与气管插管之间或吸气支管路中时出现。

3. 过滤器增加无效腔是因为过滤器内的气体并不参与气体交换，导致低通气，从而造成低氧血症和 / 或高碳酸血症。这种情况在过滤器放置于 Y 型接头与气管插管之间出现。

20.8　不同位置放置不同类型过滤器的优缺点

　　将过滤器放置于呼吸机管路中的不同位置其优缺点不同：置于 Y 型接头与气管插管之间，优点是经济成本低（只需要一个过滤器），缺点是增加无效腔，并且经常需要更换，因为过滤器容易被患者咳出的分泌物污染。将两个过滤器中的一个置于吸气支管路（呼吸机出口处），另一个置于呼气支管路末端，优点是没有无效腔，也无需因分泌物污染而频繁更换，缺点是费用高（需要两个过滤器）。

20.9　麻醉机在呼吸道感染中的作用

　　对污染的呼吸机和麻醉机是否是造成院内感染的源头仍存在争议，有支持证据 [2-4]，也有反对证据 [5-9]。

　　1952—1972 年期间报道了几起麻醉机污染造成的呼吸道感染暴发流行 [2-4]，但没有一起提供了阐明其因果关系的病原学证据。但 Tinne 的研究发现 [3]，从麻醉机管路和麻醉气囊中培养出的铜绿假单胞菌导致了术后肺炎的暴发流行。

　　相反，一些研究证实，患者未被麻醉机污染 [5-9]。在患者接受麻醉前后从麻醉机的一些部位和麻醉管路进行采样培养，无论患者是否事先存在呼吸道感染，研究发现使用，两组患者的感染在被污染的麻醉机与未被污染的麻醉机组并无明显差异 [5-6]。在另一些研究中，在麻醉机及其全套管路彻底消毒后，用某种微生物的培养液故意污染麻醉机的呼气支管路、麻醉机以及吸气支管路，最终结果发现，在麻醉机和吸气支管路中并未发现污染，研究者分析这主要是因为麻醉机使用的都是干冷气体，而在这种情况下微生物很难存活。

20.10　过滤器降低呼吸机相关性肺炎（VAP）的有效性

为了避免污染的呼吸机和麻醉机所带来的 VAP，建议在呼吸机管路中放置过滤器。

一些作者认为，放置过滤器可以减少机械通气相关的呼吸道感染的发生，认为这样可减少外源性病原感染的发生率 [4]，即肺部感染诊断时导致感染的微生物并不来源于口咽部分泌物。这种外源性病原感染概率的降低主要是因为能够避免呼吸机吸气阀的病原顺流进入患者气道，也避免了呼气阀的病原倒流进入患者气道。

然而，临床研究却未能证实使用麻醉机的患者 [11-12] 和危重症患者 [13] 在应用过滤器后 VAP 的发生率降低。1981 年，Garibaldi 等进行的研究将 520 例麻醉患者分为应用吸气呼气过滤器组和不应用过滤器组，结果表明，两组发生 VAP 的累计发生率并无差异（16.7%对 18.3%）。同年，Feeley 等对 293 例麻醉患者分两组进行了研究，一组在吸气支管路放置过滤器，另一组不用过滤器。结果发现，两组 VAP 的累计发生率也无差异（2.2% 对 2.5%）。我们完成的一项研究将 230 例危重症患者随机分为应用过滤器组和不应用过滤器组，结果表明，两组患者在发生 VAP 的比例（24.56% 对 21.55%）、每 1000 个机械通气日 VAP(无肺泡灌洗液病原学依据)的发生率(17.41 对 16.26)以及每 1000 个机械通气日外源性 VAP 的发生率（2.4 对 1.74 ）方面均无显著差异 [13]。

20.11　关于抗菌过滤器在呼吸环路中的应用的国际指南建议

在疾病预防与控制中心 2004 年出版的关于 VAP 预防的指南中 [14]，对于具有加热湿化器或人工鼻的呼吸机回路，或麻醉机的呼吸回路，对呼吸过滤器的应用均未给出任何建议，因为当时并无足够的证据，也未对过滤器的有效性达成一致意见。

加拿大危重症学会 2008 年出版的指南也未推荐使用过滤器 [15]。

英国抗菌化疗学会 2008 年出版的指南中建议：在高传染性感染（如人类冠状病毒）的机械通气患者中应用呼气过滤器，以减少呼吸机污染（尽管并不能降低 VAP 的风险）。

美国卫生保健流行病协会 / 美国感染协会（SHEA/IDSA）2008 年出版的指南 [17]，以及两个不同的欧洲工作组于 2009 年 [18] 和 2010 年 [19] 出版的指南，在预防 VAP 方面均未提及过滤器。

CDC 在预防结核分枝杆菌感染的指南中推荐，对于疑诊或确诊肺结核病的机械通气患者，均需使用过滤器 [20]。

20.12　结论

1952—1972 年间出现的麻醉机污染可能与 VAP 暴发流行有关；然而，无一项研究提供了病原学方面的因果关系证据。

过滤器放置于呼吸机管路中可避免由污染的呼吸机和麻醉机所致的 VAP。

对于使用麻醉机和呼吸机的患者，使用过滤器并不能降低 VAP 的发生率。

过滤器有一些不良反应，如增加吸气、呼气阻力以及增加无效腔。

过滤器无需常规使用，但对于疑诊或确诊高度传染性呼吸道感染（如肺结核）的机械通气患者，应该使用。

（李　洁 译　夏金根 校）

参考文献

1. Hedley RM, Allt-Graham J (1994) Heat and moisture exchangers and breathing filters. Br J Anaesth 73(2):227–36
2. Joseph JM (1952) Disease transmission by inefficiently sanitized anesthetizing apparatus. JAMA 149:1196–1198
3. Tinne JE, Gordon AM, Bain WH, Mackey WA (1967) Cross infection by *Pseudomonas aeruginosa* as a hazard of intensive surgery. Br Med J 4:313–315
4. Beck A, Zadeh (1968) Infection by anaesthetic apparatus. Lancet 1:533–534
5. Stark DCC, Green CA, Pask EA (1962) Anaesthetic machines and cross

infections. Anaesthesia 17:12–20

6. Du Moulin GC, Saubermann AJ (1977) The anesthesia machine and circle system are not likely to be sources of bacterial contamination. Anesthesiology 47:353–358

7. Ping FC, Oulton JL, Smith JA (1979) Bacterial filters: Are they necessary on anesthetic machines? Can Anaesth Soc J 26:415–419

8. Ziegler C, Jacoby J (1956) Anesthetic equipment as a source of infection. Anesth Analg 35:451–459

9. Pandit SK, Mehta S, Agarwal SC (1967) Risk of cross infection from inhalation anesthetic equipment. Br J Anaesth 39:838–844

10. Buckley PM (1984) Increase in resistance of in-line breathing filters in humidified air. Br J Anaesth 56:637–643

11. Garibaldi RA, Britt MR, Webster C, Pace NL (1981) Failure of bacterial filters to reduce the incidence of pneumonia after inhalation anesthesia. Anesthesiology 54:364–368

12. Feeley TW, Hamilton WK, Xavier B, Moyers J, Eger EI (1981) Sterile anesthesia breathing circuits do not prevent postoperative pulmonary infection. Anesthesiology 54:369–372

13. Lorente L, Lecuona M, Málaga J, Revert C, Mora ML, Sierra A (2003) Bacterial filters in respiratory circuits: An unnecessary cost? Crit Care Med 31:2126–2130

14. Centers for Disease Control and Prevention (CDC) (2004) Guidelines for prevention of healthcare-associated pneumonia 2003. MMRW 53:1–36

15. Muscedere J, Dodek P, Keenan S, Fowler R, Cook D, Heyland D (2008) VAP Guidelines Committee and the Canadian Critical Care Trials Group. Comprehensive evidence-based clinical practice guidelines for ventilator-associated pneumonia: prevention. J Crit Care 23:126–137

16. Masterton RG, Galloway A, French G, Street M, Armstrong J, Brown E, Cleverley J, Dilworth P, Fry C, Gascoigne AD, Knox A, Nathwani D, Spencer R, Wilcox M (2008) Guidelines for the management of hospital-acquired pneumonia in the UK: report of the working party on hospital-acquired pneumonia of the British Society for Antimicrobial Chemotherapy. J Antimicrob Chemother 62:5–34

17. Coffi n SE, Klompas M, Classen D, Arias KM, Podgorny K, Anderson DJ, Burstin H, Calfee DP, Dubberke ER, Fraser V, Gerding DN, Griffi n FA, Gross P, Kaye KS, Lo E, Marschall J, Mermel LA, Nicolle L, Pegues DA, Perl TM, Saint S, Salgado CD, Weinstein RA, Wise R, Yokoe DS (2008) Practice Recommendation of Society for Healthcare Epidemiology of America/Infectious Diseases Society

of America (SHEA/IDSA). Strategies to prevent ventilatorassociated pneumonia in acute care hospitals. Infect Control Hosp Epidemiol 29(Suppl 1):S31–40

18. Torres A, Ewig S, Lode H, Carlet J (2009) European HAP working group. Defining, treating and preventing hospital acquired pneumonia: European perspective. Intensive Care Med 35:9–29

19. Rello J, Lode H, Cornaglia G, Masterton R (2010) VAP Care Bundle Contributors. A European care bundle for prevention of ventilator-associated pneumonia. Intensive Care Med 36(5):773–80

20. Centers for Disease Control and Prevention (1994) Guidelines for preventing the transmission of *Mycobacterium tuberculosis* in health-care facilities, 1994. MMWR 43:1–132

第21章 人工鼻在预防呼吸机相关性肺炎方面的有效性：临床关键因素

Patrick F. Allan

文中的观点和声明均为作者个人见解，不能反映空军、海军和国防部的意见。

21.1 引言

热湿交换器（heat and moisture exchanger，HME），又称人工鼻，是呼吸机管路中一种被动温湿化装置，其原理是模仿上气道的自然温湿化过程。在一个人工鼻系统中，其被连接在人工气道与 Y 型接头之间，患者呼出的气体通过交换器，加热过滤器并将水分压缩于气体中。当下次吸入气体经过同一个过滤器时对吸入气体进行温湿化，在这个过程中，气体温度可达 $30 \sim 33\,^{\circ}\mathrm{C}$，湿度可达 $23 \sim 32\,\mathrm{mgH_2O/L}$。人工鼻系统的好处之一是：可以减少管路中被污染的冷凝水，因为管路中可能有大量微生物定植。研究发现，这些病原微生物往往来自于患者[1]。人工鼻系统的另一个好处是费用低，尤其是人工鼻系统性能改良后使用时间可延长至 7 天，感染风险也

P. F. Allan
Department of Pulmonary, Critical Care, and Sleep Medicine,
Landstuhl Regional Medical Center,
CMR 402, Box 307, APO AE 09180 Landstuhl, Germany
e-mail: patrick.allan@amedd.army.mil

A.M. Esquinas (ed.), *Humidification in the Intensive Care Unit*,
DOI 10.1007/978-3-642-02974-5_21, © Springer-Verlag Berlin Heidelberg 2012

相应降低了[2-3]。人工鼻的缺点包括：人工气道可能被黏稠痰液堵塞，导致气道阻力增高和无效腔增大。因此，人工鼻的禁忌证包括：有黏稠或血性分泌物、痰多、慢性阻塞性肺疾病（COPD）或气道阻力增高、分钟通气量高、支气管胸膜瘘以及低体温。

21.2　疏水性和亲水性人工鼻

疏水性人工鼻过滤性能较好而温湿化性能稍差，而亲水性人工鼻相反。亲水性人工鼻由氯化锂或氯化钙镀膜以改善热湿交换性能。一些亲水性人工鼻可增加病原过滤膜以增强过滤功能，成为 HHMEF 或 HCHF。

一项在外科 ICU 完成的研究在机械通气超过 48 小时的患者中比较了人工鼻的更换时间。患者分为 3 组：亲水性人工鼻每隔 24 小时和 120 小时更换一次，疏水性人工鼻每隔 120 小时更换一次。研究发现：3 组患者的院内肺炎发生率无差异，120 小时后更换人工鼻并不会降低温湿化效率、增加阻力或改变细菌的定植[4]。

21.3　气道阻塞的风险

选用人工鼻时一个重要的考虑因素是气道阻塞的风险。早期研究只观察了亲水性人工鼻对呼吸机相关性肺炎（ventilator associated pneumonia，VAP）的影响。这些研究发现，与加热湿化器相比，应用人工鼻时人工气道阻塞的发生率较高[5-8]。Hess 等报道，被动湿化器较主动湿化器更易发生气道阻塞[9]。因此，大多数随机对照试验均建议应避免在容易发生气道阻塞的患者中应用人工鼻，如有气道出血或痰液黏稠的患者[3,10-14]。然而，一些新型的具有亲水性能的人工鼻被证实更为安全[8,15-16]。因此，最近一些专家强烈建议：人工鼻可以安全应用于 COPD 患者，即使是在有大量黏痰或高分钟通气量的患者。

21.4　小结

新型亲水性人工鼻与传统加热湿化器的 VAP 发生率无差异，并可安全用于 COPD 患者以及痰多患者。人工鼻的性价比似乎更高，但这取决于人工鼻更换的频率以及医护人员所需花费的时间。

21.5　主动型加热湿化器对 VAP 的影响

21.5.1　引言

　　主动型加热湿化器包括：普通加热湿化器和管路中带加热导丝的加热湿化器（HH-HWC）。主动型加热湿化器的优点在于：可达到比人工鼻高的湿度，从而保障黏液纤毛的清除能力。主动型加热系统需要额外的水源和电源为呼吸机输送的气体提供水分和热量，以达到机体自身所需的条件（体温 >35℃，水分 >40 mg/L）。气体通过湿化罐后在到达患者前经过很长的一段管路，会导致气体温度下降和水分凝集形成冷凝水。呼吸机管路内的冷凝水是病原微生物的存储器，并且可影响气体输送。如果污染的冷凝水回流进入患者气道，可能导致 VAP 的发生，尤其是在协助患者翻身或抬动起床挡时。为避免这种情况，HH-HWC 系统内含一根加热导丝以减少呼吸机管路内冷凝水形成。这根加热导丝是从呼吸机湿化罐出口开始顺着吸气支管路放置。

21.5.2　带加热导丝湿化器与普通湿化器的比较

　　一项在内科和外科 ICU 内完成的研究比较了带加热导丝的湿化器与普通湿化器，入选的患者是不适合应用人工鼻的患者，即长期机械通气、有基础肺疾病或分泌物黏稠的患者。呼吸机管路每 7 天更换一次，机械通气时间平均超过 7 天。研究结果是：两组之间 VAP 的发生率无明显差异[10]。这项研究包含在 Siempos 等[18] 进行的 5 项随机对照试验（RCT）[3,10,12-14] 的亚组分析中，在这些 RCT 中 HH 均带有加热导丝，他们的结论是：在应用 HME 和 HH 的患者间，VAP 的发生率或死亡率均无明显差异。然而，这个结论在 3 项应用 HH-HWC 的 RCT[12-14] 的亚组分析中也能得到，这些研究的平均机械通气时间大于 7 天。然而，在 7 项[5-6,11,17,20-22] 应用普通加热湿化器（没有 HWC 的 HH）的 RCT 中，VAP 的发生事件多于应用人工鼻时的情况。

21.5.3　小结

　　传统加热湿化器（HH）的优点是：能够给吸入气体提供足够高的湿度；但这个优点也会带来管路内冷凝水过多的麻烦，容易导致VAP发生。带加热导丝的加热湿化器（HH–HWC）发明后，这个问题得以解决，使VAP的发生率降至与应用人工鼻差不多的水平。

21.6　湿化对VAP发生的影响的全球研究结果

21.6.1　引言

　　气管插管后机械通气绕过了上气道的生理性的加温湿化功能，在48小时内即可导致气道上皮干燥和炎症[2,19,23]。此外，患者口咽部和消化道的菌群也会移位至上气道，聚集在气管插管壁周围，然后被误吸进入肺内。这些高危因素都会使机械通气患者容易发生VAP，定义为气管插管机械通气48小时后发生的肺炎，可使死亡率增高，ICU住院时间延长以及住院费用增加[24]。因此，对吸入气体需要进行加温湿化，以减少气道黏膜损伤以及VAP的发生；但最佳的加温湿化方式目前仍存在争议，尤其是在新一代具有良好湿化功能及细菌过滤性能的人工鼻问世以后。

　　在21世纪早期，的确有许多证据包括一些Meta分析证实，与HH或主动型加热湿化器相比，人工鼻或被动型加热湿化器的确能够降低VAP的发生率。第一个Meta分析是由Hess完成的，入选了6项随机对照试验（RCT）[3,5-6,10,20-21]，其结果均显示：使用被动型人工鼻的VAP发生率比使用主动型加热湿化器的低。在一项Karanbetter等人完成的前瞻性非随机研究中[25]，对所有主要因胸腹部外科手术入住ICU的患者（1887例患者）在为期21个月的时间里应用主动型加热湿化器，然后对所有患者（1698例患者）在为期21个月的时间里应用被动型人工鼻。Karanbetter等人发现：两组的VAP发生率无差异；但在机械通气时间超过2天的患者亚组，人工鼻组患者的VAP发生率较低。接下来2005年Kola等人[6]完成了另一项Meta分析——入选了许多与Hess等人的研究[9]同样的研究[3,5-6,10,20-21]。除了这6项研究外，还有另外2项新研究[11,22]，结论仍然是：对于机械通气超过

7 天的患者，使用人工鼻者的 VAP 的发生率降低。然而，这些 Meta 分析都倾向于被动型人工鼻，主要是受病例数较多的 Kirton 的研究的影响。Kirton 的研究入选了 280 例入住创伤 ICU 的患者，研究显示，与传统的 HH-HWC 相比，应用人工鼻（HMEF）显著降低了晚发性 VAP 而非早发性 VAP 的发生率，而之前的 RCT 只显示被动湿化时 VAP 的发生率仅稍有降低。这些 Meta 分析均未评估湿化类型对死亡率、机械通气时间和 ICU 住院时间的影响。

最近，Siempos[18] 完成了一个入选了 13 项 RCT（2397 例患者）的系统综述，比较了被动性和主动性湿化，其中包括 Kola Meta 分析中入选的 8 项研究 [3,5-6,10-11,20-22,26] 和 5 项其他研究 [12-14,27-28]，其中 3 项是最近发表的 [12-14]。这项综述还评估了这些设备对死亡率、ICU 住院时间以及机械通气时间的影响。结果发现，人工鼻（被动性湿化器）并不能显著地降低 VAP 的发生率（14% 对 16%，OR 为 0.85，95%CI 为 0.62 ~ 1.16，2341 例患者）、死亡率（2%5 对 26%，OR 为 0.98，95%CI 为 0.8 ~ 1.2，2104 例患者）、ICU 住院时间（–0.68 天，95%CI 为 –3.65 ~ 2.3 天，1291 例患者）和机械通气时间（加权平均值 0.11 天，95%CI 为 –0.9 ~ 1.12 天，2397 例患者）或气道阻塞发生次数（OR 为 2.26，95%CI 为 0.55 ~ 9.28，2049 例患者）。

21.6.2　小结

虽然目前有关湿化装置的研究很多，但缺乏大规模、双盲、高质量的随机对照研究，并且缺乏依赖于定量培养而非仅仅是临床和影像学诊断标准的 VAP，并且缺乏统一的 VAP 预防措施。而预防措施应该包括：预防呼吸机管路被分泌物阻塞，预防管路处理时对周围环境和医护人员的手的污染，以及更换湿化器的频率。基于目前研究的结论，诸多学术组织认为：无论是加热湿化器还是人工鼻，都不能作为预防 VAP 的优选方式。这些组织包括：美国胸科医师协会与美国感染性疾病协会 [23]，疾病预防控制中心 [29]，美国呼吸治疗学会（the American Association for Respiratory Care）[9]，美国烧伤学会 [30]，以及欧洲 VAP 工作组 [31]。然而，加拿大危重症研究组（the Canadian Critical Care Trial）和加拿大危重症协会在其公开发表的指南认为：与 HH 相比，HME 能稍微降低 VAP 的发生率，但支持

HME 的应用主要是基于费用方面的考虑。

（李　洁　译　夏金根　校）

参考文献

1. Craven DE, Connolly MG Jr , Lichtenberg DA (1983) Contamination of mechanical ventilators with tubing changes every 24 to 48 hours. N Engl J Med 306(25):1505–1509

2. Branson RD, Campbell RS (1998) Humidification in the intensive care unit. Respir Care Clin N Am 4(2):305–320

3. Kollef MH, Shapiro SD, Boyd V et al (1998) A randomized clinical trial comparing an extended use hygroscopic condenser humidifier with heated water humidification in mechanically ventilated patients. Chest 113:759–767

4. Davis K, Evans SL, Campbell RS et al (2000) Prolonged use of heat and moisture exchangers does not affect device efficiency or frequency rate of nosocomial pneumonia. Crit Care Med 238:1412–1418

5. Martin C, Perrin G, Gevaudan MJ et al (1990) Heat and moisture exchangers and vaporizing humidifiers in the intensive care unit. Chest 97:144–149

6. Roustan Jp, Kienlen J, Aubas S (1992) Comparison of hydrophobic heat and moisture exchangers with heated humidifier during prolonged mechanical ventilation. Intensive Care Med 18:97–100

7. Cohen IL, Weinberg PF, Fein IA et al (1988) Endotracheal tube occlusion associated with the use of heat and moisture exchangers in the intensive care unit. Crit Care Med 16:277–279

8. Villafane MC, Cinaella G, Lofsoa F et al (1996) Gradual reduction on endotracheal tube diameter during mechanical ventilation via different humidification devices. Anesthesiology 85:1341–1349

9. Hess et al (2003) AARC Evidence Based Clinical Practice Guidelines: care of the ventilator circuit and its relation to ventilator-associated pneumonia. Respir Care 48(9):869–879

10. Branson Red, Davis K, Brown R, Rashkin M (1996) Comparison of three humidification techniques during mechanical ventilation: patient selection, cost and infection considerateions. Respir Care 41:09–816

11. Boots RJ, Howe S, George N et al (1997) Clinicalutility of hygroscopic heat and

moisture exchangers in intensive care patients. Crit Care Med 25:1707–1712

12. Lacherade JC, Auburtin M, Cerf C et al (2005) Impact of humidification systems on ventilator associated pneumonia: a randomized multicenter trial. Am J Respir Crit Care Med 172:1276–1282

13. Boots RJ, George N, Faoagali JL et al (2006) Double heater wire circuits and heat and moisture exchangers and the risk of ventilator associated pneumonia. Crit Care Med 34:687–693

14. Lorente L, Lecuona M, Jimenez A et al (2006) Ventilator associated pneumonia using a heated humidifier or a heat and moisture exchanger: a randomized controlled trial. Crit Care 10:R 116

15. Boyer A, Thiery G, Lasry S et al (2003) Long term mechanical ventilation with hygroscopic heat and moisture exchangers used for 48 hours: a prospective clinical hygrometric and bacteriologic study. Crit Care Med 31:823–829

16. Thiery G, Boyer A, Lasry S et al (2003) Heat and moisture exchangers in mechanically ventilated intensive care unit patients: a plea for an independent assessment of their performance. Crit Care Med 31:699–704

17. Branson RD (2004) The ventilator circuit and ventilator associated pneumonia. Respir Care 50:774–785

18. Siempos I, Vardaka K, Kopterides P, Falagas M (2007) Impact of passive humidification on clinical outcomes of mechanically ventilated patients: a meta-analysis of randomized controlled trials. Crit Care Med 35(12):2843–2851

19. Craven D, De Jonghe B, Brochard L et al (1998) Influence of airway management on ventilator associated pneumonia: evidence from randomized trials. JAMA 279:781–787

20. Dreyfuss D, Djedaini K, Gros I et al (1995) Mechanical ventilation with heated humidifiers or heat and moisture exchangers; effects on patient colonization and incidence of nosocomial pneumonia. Am J Respir Crit Care Med 151:986–992

21. Kirton OC, De Haven B, Morgan J et al (1997) A prospective, randomized comparison of an in-line heat moisture exchange filter and heated wire humidifiers: rates of ventilator-associated early onset (community acquired) or late onset (hospital acquired) pneumonia and incidence of endotracheal tube occlusion. Chest 112:1055–1059

22. Memish ZA, Oni GA, Djazmati W et al (2001) A randomized trial to compare the effects of a heat and moisture exchanger with a heated humidifying system on the occurrence rate of ventilator associated pneumonia. Am J Infect Control 29:301–305

23. Tablan OC, Anderson LJ, Besser R et al (2004) Guidelines for preventing health care associated pneumonia, 2003: recommendations of the CDC and the Healthcare Infection Control Practices Advisory Committee. MMWR Morb Mortal Wkly Rep 53:1–36

24. Kollef MH (1999) The prevention of ventilator associated pneumonia. N Engl J Med 340:627

25. Kranabetter R, Leier M, Kammermeier D et al (2004) The effects of active and passive humidification on ventilation associated nosocomial pneumonia. Anaesthetist 53:29–35

26. Kola A, Eckmanns T, Gastmeier P (2005) Efficacy of heat and moisture exchangers in preventing ventilator associated pneumonia: meta-analysis of randomized controlled trials. Intensive Care Med 31:5–11

27. Misset B, Escudier B, Rivara D et al (1991) Heat and moisture exchanger vs heated humidifier during long term mechanical ventilation: a prospective randomized study. Chest 100:160–163

28. Hurni JM, Feihl F, Lazor R et al (1997) Safety of combined heat and moisture exchanger filters in long-term mechanical ventilation. Chest 111:686–691

29. The American Thoracic Society and the Infectious Diseases Society of America Guideline Committee (2005) Guidelines for the management of adults with hospital-acquired, ventilatorassociated, and healthcare-associated pneumonia. Am J Respir Crit Care Med 171:388–416

30. Mosier M, Pham T (2009) American Burn Association Practice guidelines for prevention, diagnosis and treatment of ventilator associated pneumonia (VAP) in burn patients. J Burn Car Res 30(6):910–928

31. Torres A, Carlet J (2001) The European Task Force on ventilator associated pneumonia: ventilator associated pneumonia. Eur Respir J 17:1034–1045

第22章 湿化器类型与呼吸机相关性肺炎的预防：关于推荐意见的序时性概述

Sonia Labeau 和 Stijn Blot

22.1 引言

呼吸机相关性肺炎（VAP）的定义是：在气管插管机械通气后48小时后发生的肺炎[1]。在气管插管患者，VAP是导致患者发病和死亡、住院时间和ICU住院时间延长的重要原因，也与增加个人和社会经济负担相关[2]。

预防VAP是ICU所有医护人员关注的首要因素。一些权威机构发布了循证医学指南，以指导医护人员预防VAP，最新的指南是由

S. Labeau (✉)
Faculty of Healthcare,
University College Ghent,
Ghent, Belgium

Faculty of Medicine and Health Sciences,
Ghent University, Ghent, Belgium
e-mail: sonia.labeau@hogent.be

S. Blot
Faculty of Healthcare,
University College Ghent,
Ghent, Belgium

Faculty of Medicine and Health Sciences,
Ghent University, Ghent, Belgium

General Internal Medicine and Infectious Diseases,
Ghent University Hospital, Ghent, Belgium

A.M. Esquinas (ed.), *Humidification in the Intensive Care Unit*,
DOI 10.1007/978-3-642-02974-5_22, © Springer-Verlag Berlin Heidelberg 2012

美国感染性疾病协会和美国卫生保健流行病学协会于 2008 年联合发布的是关于预防急性救治医院院内卫生保健相关感染策略纲要中的一部分内容。该文件对如何具体执行 VAP 预防策略提供了更为实用的推荐方案，但也主要是基于以往 VAP 预防指南提供更多细节，例如，气管插管患者应选择哪种湿化器。

下文将就 VAP 的预防概述所推荐的有关气道湿化器类型的状况。

22.2　气道湿化的重要性

气道湿化定义为：为通过人工气道进行机械通气的患者对吸入气体提供额外的热量和水分。在正常呼吸时，吸入气体的温化、湿化以及过滤功能均由上气道黏膜提供。然而，在插管患者，上气道被气管插管绕过，妨碍了机体自身的温度和湿度交换。因此，机械通气患者容易出现气道分泌物浓缩、气道上皮细胞破坏以及炎症。机体的自身防御感染的能力下降。呼吸机所提供的气体是干冷的，因此，温湿化吸入气体可最大限度地避免机械通气患者发生致命的并发症。

22.3　气道湿化装置

对吸入气体温湿化可采用主动加热湿化器（heated humidifier，HH），也可采用热湿交换器（heat and moisture exchanger，HME）。HH 的工作原理是主动将湿化罐内的无菌蒸馏水加热，使呼吸机气体吹过蒸馏水后携带水分和热量，达到对吸入气体进行加温、加湿的目的。然而，应用 HH 时，气体在到达患者气道之前会逐渐冷却，在管路内形成冷凝水，从而增加患者发生 VAP 的风险 [2,4,5]。事实上，管路内的冷凝水不仅影响呼吸机的气流，而且容易出现病原微生物污染，并且在医护人员倾倒冷凝水时污染环境以及医护人员的手 [4]。另外，冷凝水一旦反流进入患者的气道，也容易导致 VAP 发生 [5]。在管路内安装加热导丝可减少冷凝水的形成。

HME，也称为人工鼻，是一种被动温湿化装置，其原理是收集存贮呼出气中的水分和热量，以对下一次吸入的气体进行加热湿化。

这是模仿自然上气道工作的一种过程。HME 是放置于呼吸机 Y 型接头与人工气道之间，可最大限度地减少管路冷凝水形成。

不同类型的 HME 的功能不同：疏水性 HME 的主要作用是过滤细菌，亲水性 HME 和亲水性冷凝湿化器都经过吸湿盐的处理，主要作用是加强湿化。冷凝湿化器与亲水性 HME 十分相似，但其表面覆盖的是一层氯化钙或氯化锂，是以化学方法改善温湿交换状况 [4]。一些亲水性 HME 中还整合安装了细菌过滤器。

22.4 最佳湿化水平

关于最佳湿化水平的标准一直处于争议之中。一些学者推荐能够达到每升气体中水分含量为 26 ~ 32 mg 的绝对湿度的 HME。而另一些学者支持能够达到每升气体中水分含量为 44 mg 的绝对湿度的 HH，因为只有应用主动加热湿化器才能达到这个湿度水平。仍需进一步进行大规模研究已证实哪种湿化水平最佳 [2]。

22.5 湿化器类型与 VAP 预防

近年来，在各种 VAP 循证医学预防指南、Meta 分析和系统综述中，气道湿化器类型对 VAP 发生的影响一直是一个有争议的论题。到目前为止仍未达成一致的意见。表 22.1 按时间顺序罗列了这些指南和综述中所提及的有关湿化器类型与 VAP 预防的推荐。

在 2001 年欧洲工作小组发表循证医学指南时 [6]，一些 VAP 预防的关键策略仍备受争议，因此当时对所有 VAP 预防策略均采取"仍有争议"和"无争议"进行分类标注。在这些指南中，关于湿化器类型"是仍有争议的"。随机试验发现，应用 HME 或 HH，VAP 的发生率相似，但受质疑的是：这些结果是由于减少了管路内的冷凝水所致，还是加用了细菌过滤器所致。

3 年后，即 2004 年，疾病预防控制中心（CDC）和加拿大重症医学会（CCCS）都发布了更为广泛且证据更为充分的 VAP 循证医学指南。但在 CDC 指南中，预防 VAP 究竟应该推荐 HME 还是 HH 这个问题仍未回答，因为提供的证据中有些研究结论是矛盾的。

表 22.1　对于 VAP 的预防推荐的（/ 结论）湿化器种类概述（按年代排序）

年代	作者	推荐 / 结论
2001	ETF[6]	仍有争议
2004	CDC[7]	尚未解决
2004	CCCS[8]	推荐使用 HME
2005	ATS-IDSA[9]	不做推荐
2005	Kola 等 [1]	使用 HME 时 VAP 发生率显著降低，尤其是机械通气时间小于 7 天者
2007	WIP[4]	不做推荐
2007	Lorente 等 [2]	对于机械通气时间为 24 ~ 48 小时的患者推荐使用 HME，而对于时间更长的患者则推荐使用 HH
2008	IDSA-SHEA[3]	并未涉及
2009	Torres 等 [5]	倾向使用 HME

在 CCCS 的推荐中，在降低 VAP 发生率方面，HME 比 HH 稍有优势，这个结论是基于 7 项临床研究结果得出的，入选的研究至少满足以下一个条件：隐蔽随机方法，盲法判定预后，意向性处理分析，VAP 定义明确。不过，CCCS 最终推荐了 HME，不仅是基于提示 VAP 预防优势的临床研究结果，而且还考虑了费用方面。

2005 年，美国胸科医师协会（ATS）和美国感染性疾病协会（IDSA）推出了成人 VAP、院内获得性肺炎和卫生保健相关性肺炎防治指南 [9]，没有对应用 HME 或 HH 做出推荐。他们陈述了尽管使用 HME 可降低管路内定植率，但对 VAP 的发生率并无持续性降低，因此不考虑其作为 VAP 的预防工具。

同年，Kola 等进行了一个 Meta 分析，评估了被动和主动湿化器在预防 VAP 中的有效性的现有证据 [1]。在这项研究中，他们收录入 1990—2003 年的 8 项随机对照试验（RCT）。结果发现，在应用 HME 的机械通气患者中，VAP 的发生率明显降低，尤其是在机械通气时间超过 7 天的患者。然而，这项 Meta 分析排除了部分研究中气道阻塞高危患者，因此，作者建议应在更大范围的患者中做更多的 RCT[1]。

　　然而，2007 年，也就是 2 年后，这个 Meta 分析在一篇系统综述中——由 Dutch 感染预防工作组（Working Party on Infection Prevention，WIP）所做——不仅遭到批评，并被指出其分析结果有偏倚。WIP 系统回顾了（几乎）所有随机试验，比较了 ICU 机械通气患者的湿化方法，以期确认何种方式是预防 VAP 的最佳湿化方式。该综述共纳入了 10 项质量差的试验。结果是，对于预防 VAP，WIP 既不推荐主动型湿化也不推荐被动型湿化，他们对被动型湿化器的类型也未做任何推荐。对于主动性湿化，他们推荐应用带有加热导丝的管路[4]。之所以做此推荐是因为，带加热导丝的管路可以减少冷凝水形成和微生物定植，因此在排除冷凝水时可以降低向外界环境播撒的风险。据 WIP 分析，他们的研究和 Kola[1] 等的研究之间存在差异的主要原因是：后者包含了太多不同的研究，治疗组有多种 HME，如亲水性和疏水性的、有或无过滤性能的，而对照组的加热湿化器有带或不带加热导丝的。此外，WIP 还对 Kola 研究[1] 中证据的更新程度提出质疑，因为入选 Meta 分析的 8 项研究中有 7 个都是 1998 年以前的。

　　同样也是在 2007 年，Lorente 等人[2] 将 2001 年以前的 VAP 预防指南与当时最新的研究证据进行了比较，他们发现，湿化器种类缺乏一致性。在他们的回顾研究中，结果存在很大差异，一项研究报道应用 HME 的 VAP 发生率低，一些研究并未发现 HME 和 HH 的差异，三项研究则发现应用 HH 的 VAP 发生率低。尽管作者[2] 建议需要有更多的研究证据以决定哪种湿化器对预防 VAP 是最有效，他们仍然推荐机械通气 24～48 小时的患者使用 HME，机械通气时间更长的患者使用 HH。

　　如前所述，2008 年，IDSA 和 SHEA 联合发表的推荐建议[3] 对于湿化器的选择并未给出明确的建议，但可以参考之前发表的有关这个问题的指南。

　　最近，欧洲呼吸协会（ERS）、欧洲临床微生物学与感染性疾病协会（ESCMID）和欧洲重症医学协会（ESICM）联合发表了 VAP 防治策略[5]。作者深入分析了 ISDA/ATS 指南[9] 中并未纳入的一些话题以及一些有争议的内容，例如，对于 VAP 的预防推荐哪种湿化

器 [5]。作者提到 CCCS 收集的证据 [8] 以证明 HME 优于 HH[5]。

22.6   其他注意事项

虽然本章的重点是讨论湿化器类型与 VAP 预防之间的关系，但仍有一些重要事项需要注意，例如，哪种湿化器更容易发生导管阻塞、分泌物黏稠、肺不张、气道阻力增高以及无效腔增加，最终导致呼吸功增大等。这些内容在 HME 的研究中可看到 [2]，而在 HH 的研究中少见。

22.7   结论

在进行机械通气的患者中，对于哪种类型的湿化器预防 VAP 最佳，一直缺乏统一的认识。尚需进行更多高质量的大样本随机对照研究以达到更统一的结论。在这些研究中，除了 VAP 以外，还应观察死亡率和成本 - 效果。此外，VAP 的定义也需要统一和详细描述。

对于机械通气时间为 24 ~ 48 小时的患者作者推荐使用 HME，而对于机械通气时间更长的患者则推荐使用 HH。

（李   洁 译 夏金根 校）

参考文献

1. Kola A, Eckmanns T, Gastmeier P (2005) Efficacy of heat and moisture exchangers in preventing ventilator-associated pneumonia: meta-analysis of randomized controlled trials. Intensive Care Med 31(1):5–11

2. Lorente L, Blot S, Rello J (2007) Evidence on measures for the prevention of ventilatorassociated pneumonia. Eur Resp J 30(6):1193–1207

3. Coffin SE, Klompas M, Classen D et al (2008) Strategies to prevent ventilator-associated pneumonia in acute care hospitals. Infect Control Hosp Epidemiol 29(Suppl 1):S31–S40

4. Niël-Weise BS, Wille JC, van den Broek PJ (2007) Humidification policies for mechanically ventilated intensive care patients and prevention of ventilator-

associated pneumonia: a systematic review of randomized controlled trials. J Hosp Infect 65(4):285–291

5. Torres A, Ewig S, Lode H, Carlet J, For the European HAP Working Group (2009) Defining, treating and preventing hospital acquired pneumonia: European perspective. Intensive Care Med 35:9–29

6. Members of the Task Force, Bouza E, Brun-Buisson C et al (2001) Ventilator-associated pneumonia: European Task Force on ventilator-associated pneumonia. Chairmen of the Task Force: A. Torres and J. Carlet. Eur Respir J 17(5):1034–1045

7. Centers for Disease Control and Prevention (2004) Guidelines for preventing health-care–associated pneumonia, 2003: Recommendations of CDC and the Healthcare Infection Control Practices Advisory Committee. MMWR 53:RR-3

8. Dodek P, Keenan S, Cook D et al (2004) Evidence based clinical practice guideline for the prevention of ventilator associated pneumonia. Ann Intern Med 141:305–313

9. American Thoracic Society (2005) Guidelines for the management of adults with hospitalacquired, ventilator-associated, and healthcare-associated pneumonia. Am J Respir Crit Care Med 171:388–416

第 23 章 湿化与呼吸机相关性肺炎（VAP）发生率的关系：应用 HME 或 HH 预防 VAP 的循证医学证据与指南

Leonardo Lorente

23.1 引言

如果吸入的气体不经过上呼吸道，则上呼吸道不能对其进行自然的加温和加湿处理。医用气体均为低温干燥气体；因此，经人工气道进行机械通气时，需要对吸入气体进行处理[1]。

如果吸入气体湿度较低，气道黏膜和纤毛表面黏液层的水分会因蒸发而丢失，导致气道分泌物黏稠度增加和纤毛表面黏液层丧失。气道黏膜持续干燥状态可导致纤毛运动障碍和气道上皮细胞损伤；这将使纤毛细胞无法清除大量黏稠分泌物并导致黏膜纤毛清除功能下降，同时使纤毛摆动频率下降，导致转运功能受损。上述情况均可增加肺不张的发生率，而肺不张可增加发生呼吸机相关性肺炎（ventilator-associated pneumonia，VAP）的风险。

23.2 湿化的类型

医用气体可经主动湿化系统和被动湿化系统两种方式进行人

L. Lorente
Intensive Care Unit , Hospital Universitario de Canarias ,
La Laguna , Tenerife , Spain
e-mail: lorentemartin@msn.com

A.M. Esquinas (ed.), *Humidification in the Intensive Care Unit*,
DOI 10.1007/978-3-642-02974-5_22, © Springer-Verlag Berlin Heidelberg 2012

工湿化。被动湿化装置又被称为人工鼻或热湿交换器（heat and moisture exchanger，HME），可捕获患者呼出气体中的热能和水蒸气，并在患者此后的吸气过程中返还捕获的一部分水分和热量，从而完成温湿化过程。主动湿化装置又被称为加热湿化器（heated humidifier，HH），是通过吸入气体穿过或掠过加热的水浴装置完成温湿化过程。HME 还可分为几种不同类型：①完全疏水 HME，具有高度抗微生物过滤性能，但温湿化效果差；②亲水 HME，具有较好的湿化性能，但不能提供抗微生物的过滤作用；③亲疏水 HME，同时具有满意的湿化效果和抗微生物过滤性能。

目前对于湿化系统的合理构成和吸入气体的最佳湿化水平仍存在争议。部分学者建议，绝对湿化水平应达到每升气体含 44 mg 水蒸气，并建议使用加热湿化器（HH）以确保吸入气体达到目标湿化水平（按程序使输送的医用气体的温度为 37℃ 且相对湿度为 100%）。这些学者认为，使用 HME 时吸入气体的湿度仅为每升 26～32 mg 水蒸气，每升气体水蒸气含量较使用 HH 装置时低 12～18 mg，因而使用 HME 时纤毛黏液层水分丢失较多。因此，使用 HME 时，吸入气体在 3 级支气管以上气道内无法达到体温水平，也不能使所含水蒸气达到饱和状态，这将导致大气道干燥，黏膜纤毛功能异常，纤毛黏液层水分丢失。这些学者认为，32 mg/L 的湿度是最低湿化水平，湿化程度低于此标准可导致严重的功能障碍（纤毛麻痹和细胞损伤）。由于 HH 可以使吸入气体达到 44 mg/L 水蒸气的湿化程度，可避免纤毛黏液层和气道黏膜水分丢失，保证黏膜纤毛的清除功能，因此推荐应用 HH 进行湿化。然而，其他学者建议，绝对湿度达到 26～32 mg/L 即可，热湿交换器（HME）即可满足这一要求。

23.3   应用 HH 或 HME 与 VAP 的发生率的相关性循证医学证据

HH 和 HME 是否影响 VAP 的发生率目前也存在争议。一项研究报道，使用 HME 时 VAP 的发生率较低 [1]。另一方面，多项研究发现，VAP 的发生率在选择 HH 和 HME 之间无显著差异。也有研究发现，应用 HH 时 VAP 的发生率较低 [2-4]。

在 Kirton 等人进行的研究中，280 例创伤患者随机接受了 HME 或 HH 湿化。VAP 发生率为 HME 组低于 HH 组［9/140 例（6.43%）对 22/140 例（15.71%），$P=0.02$］。作者认为有两项机制可能造成这一差异：①管路中安装 HME 过滤器可能保护患者免于发生外源性 VAP；以及② HME 管路中减少了污染的冷凝水。关于第一条机制，我们认为，目前尚无充分证据支持气体过滤器可降低 VAP 的发生率。此前的研究评估了麻醉机和呼吸机中气体过滤器的作用，结果未能证实气体过滤器可降低 VAP 的发生率[5-7]。我们认同第二个机制，HH 系统管路中污染的冷凝水进入患者气道可能是该组患者 VAP 发生率较高的原因。因此，我们推荐一种新型湿化装置——伺服控制湿化器，该型湿化器目前已上市。伺服控制湿化器与连续湿化器的区别在于：①前者具有双加热管路，因此尽可能减少了管路中流动的冷凝水；②前者具有一个自动液体加注室（无需再断开管路重新给湿化罐加水），因而尽可能减少了外源性微生物进入管路的机会，从而最终避免外源性 VAP 的发生。

在 Cohen 等人进行的研究中[2]，最初 8 个月机械通气的 170 例患者应用 HME，此后 4 个月 81 例患者应用 HH 湿化。气管插管堵塞率为应用 HME 患者组高于应用 HH 组［15/170（8.8%）对 1/81（1.2%），$P<0.01$］，气管插管堵塞率增高与 VAP 发生率增加（$P<0.001$）、肺不张发生率增加（$P<0.01$）和机械通气时间延长（$P<0.01$）相关。

Blin 等人进行的研究[3]观察了法国 6 家 ICU 的 24 个月的 VAP 发生率。4 家 ICU 的 1415 例患者应用 HME 湿化，另 2 家 ICU 的 373 例患者应用 HH 湿化。VAP 的发生率为 HME 组高于 HH 组［184/1415（13.0%）对 29/373（7.8%），$P<0.01$］。

2006 年，我们小组发表了一项随机研究[4]，该研究纳入了 104 例机械通气超过 5 天的患者；我们分析了应用 HH 或 HME 与 VAP 发生率的相关性。我们发现，VAP 发生率在 HH 组较低［8/15（15.69%）对 21/53（39.62%）；$P=0.006$］。此外，多元 Cox 回归分析显示，HME 是 VAP 的危险因素［风险比（hazard ratio）为 16.2，95% 置信区间（confidence interval，CI）为 4.54～58.04，$P<0.001$］。我们认为，与 HME 相比，HH 降低 VAP 的发生率主要有三个原因：①此前提

及的 HH 系统的改进（双加热管路和自动加注室）；②该项研究纳入了机械通气超过 5 天的患者，而这些患者的平均机械通气时间（20 天）高于此前研究报道的患者的机械通气时间（4～14 天）；③与 HME 湿化水平（低于 33mg/L）相比，HH 可提供更好的湿化（44mg/L），因而有利于黏膜纤毛发挥最佳的清除功能。这项研究存在一些局限性。首先，我们假设设备制造商提供的数据基本可靠，没有直接评估患者体内气体加热和湿化的程度，如监测气道内的温度和湿度。其次，我们未间接评估患者体内气体的加热和湿化水平，如气道分泌物的性状特点或支气管上皮可能发生的损伤情况。

2005 年，Kola 等人发表的一篇 Meta 分析[8] 纳入了 8 项研究共 1 378 例患者，结果发现，HME 降低了 VAP 发生率［相对风险（relative risk）为 0.7；95% 95%CI 为 0.50～0.94］。在纳入 Meta 分析的研究中仅有 Kirton 等[1] 进行的 1 项研究提示与应用 HH 相比，HME 可显著降低 VAP 的发生率。该 Meta 分析未纳入 Cohen 等[2] 和 Blin 等[3] 进行的非随机研究。在该 Meta 分析之后，近期 Lacherade 等[9] 和 Boots 等[10] 发表了 2 项随机研究，发现，应用 HME 和 HH 之间与肺炎发生率无显著相关性。一项随机研究报道，与应用 HME 相比，机械通气超过 5 天的患者应用 HH 更能降低 VAP 的发生率（15.69% 对 39.62%；$P=0.006$）[4]。

此后，2007 年，Siempos 等[11] 发表了另一篇 Meta 分析，纳入了 13 项随机对照研究，共有 2 580 例患者。结果显示，应用 HME 和 HH 的患者之间在 VAP 的发生率（OR 为 0.85，95%CI 为 0.62～1.16）、ICU 死亡率（OR 为 0.98，95%CI 为 0.80～1.20）、ICU 住院时间（加权平均差，−0.68 天，95%CI 为 −3.65～2.30）、机械通气时间（加权平均差，0.11 天，95%CI 为 −0.90～1.12）或气道阻塞发生率（OR 为 2.26，95%CI 为 0.55～9.28）均无显著差异。然而，各项研究均显示应用 HME 的费用低于应用 HH 的费用。一个亚组分析只对 5 项使用加热导丝管路的 HH（该装置可显著减少冷凝水的形成和 VAP 风险）进行的随机对照试验（RCT）进行了分析，结果发现，在应用含加热导丝的 HH 和 HME 的两组机械通气患者之间，VAP 的发生率无显著差异（OR 为 1.16，95%CI 为 0.73～1.84，1 267 例患者）。一个对 7 项 HH 装置未使用加热导丝的 RCT 研究进行的亚组分析发现，与未使用加热导丝的 HH 相比，应用 HME 的 VAP 发生率较低（OR 为 0.61，95%CI 为 0.42 ~ 0.90，共 1073 例患者）。此外，3 项患者平均机械通气时间大于 7 天且使用了含加热导丝的 HH 的 RCT 研究显示，在应用被动湿化和主动湿化装置组之间，VAP 的发生率无显著差异（OR 为 1.32，95%CI 为 0.65 ~ 2.68，共 870 例患者）。

23.4　近期指南中关于使用 HME 或 HH 时预防 VAP 的推荐意见

对于预防 VAP 的发生，近期的指南未明确推荐 HME 或 HH 何者优先。

2009 年，欧洲 4 家学术组织（欧洲呼吸协会、欧洲危重症医学协会、欧洲临床微生物学和感染性疾病协会以及欧洲麻醉学协会）指定的欧洲工作小组（European Task Force）发表的指南推荐优先使用 HME 作为湿化装置[12]。

由于认为 HME 比 HH 能更有效地降低 VAP 的发生率，英国抗菌化疗协会于 2008 年发布的指南推荐：在无使用禁忌证（如存在气道阻塞风险）的患者，优先采用 HME，推荐级别为 A 级[13]。然而，该指南认为，应根据每位患者的个体差异判断其使用 HME 或 HH 的利弊，不能仅仅从感染控制的角度决定湿化装置的选择。该指南认为 HME 优于 HH 是基于此前的 2 项 Meta 分析[8,14] 和 1 项系统综述[15] 的结果，因此指南推荐级别为 A 级。2003 年，Hess 等发表的 Meta 分析纳入了 6 项研究共 1013 例患者，结果提示，尽管目前的证据表明使用 HME 时 VAP 的发生率低于使用 HH（相对风险为 0.65；95%CI 为 0.44 ~ 0.96）时，但考虑到使用被动湿化装置的其他问题（阻力、无效腔容量、气道阻塞风险），不推荐 HME 普遍应用于所有患者[14]，并且不能仅仅根据感染控制的需要决定选用 HME 湿化装置（推荐级别为 A 级）。2005 年，Kola 等发表的 Meta 分析[8] 纳入了 8 项研究共 1378 例患者，结果发现，应用 HME 可降低 VAP 的发生率（相对危险度为 0.7；95%CI 为 0.50 ~ 0.94），该研究还提示，在选择 HME 时需要考虑其禁忌证（黏稠分泌物，阻塞性气道疾病，低体温）。2004 年，Dodek 等发表的系统综述[15] 纳入了 7 项研究，

推荐无 HME 禁忌证（如咯血或分钟通气量需求高）的患者优先选用
HME，因为该组患者的 VAP 发生率略低于 HH 组的。在该综述中，
作者注意到，HME 装置可能与气管内导管阻塞相关，但这一问题未
被进一步研究证实。然而，英国指南没有纳入 2007 年 Siempos 等发
表的 Meta 分析——该分析纳入的研究更多——其结果显示，使用
HME 和 HH 的患者之间 VAP 的发生率、ICU 死亡率、ICU 住院时间、
机械通气时间或气道阻塞发生率无显著差异[11]。

2008 年，加拿大危重症医学协会发表的指南未在湿化系统方面
做出明确推荐，该指南认为使用 HME 或 HH 湿化装置之间 VAP 的
发生率无显著差异[16]。

2008 年，美国卫生保健流行病学协会 / 感染性疾病协会（SHEA/
IDSA）发表的指南未涉及湿化系统的选用问题[17]。

23.5   结论

关于吸入气体的恰当湿化程度目前存在诸多争议。

因此，对不同湿化系统对 VAP 发生率的影响也存在争议。一项
研究报道，HME 可降低 VAP 的发生率，但数项研究发现，HME 或
HH 湿化装置之间的 VAP 发生率无差异，而其他研究则认为，使用
HH 时 VAP 的发生率较低。

通常需根据利弊分析决定是否选用 HME 湿化装置，不应单方
面以降低 VAP 作为选择湿化装置的依据。但是，对于某些特殊患者（如
低体温、肺不张、分泌物黏稠或咯血），需优先考虑选用 HH 进行湿化。

（贺航咏 译   夏金根 校）

参考文献

1. Kirton OC, De Haven B, Morgan J, Morejon O, Civetta J (1997) A prospective,
   randomized comparison of an in-line heat moisture exchange filter and heated
   wire humidifiers. Rates of ventilator-associated early-onset (community-acquired)
   or late-onset (hospital-acquired) pneumonia and incidence of endotracheal tube

occlusion. Chest 112:1055–1059

2. Cohen IL, Weinberg PF, Alan I, Rowinsky GS (1988) Endotracheal tube occlusion associated with the use of heat and moisture exchangers in the intensive care unit. Crit Care Med 16:277–279

3. Blin F, Fraïsse F, Chauveau P, and the Members of the Nosocomial Infections Research Group et al (1996) Incidence of nosocomial pneumonias among 1788 ventilated patients in 6 ICU according to the type of humidification used. Intensive Care Med 22(Suppl 3):S324

4. Lorente L, Lecuona M, Jiménez A, Mora ML, Sierra A (2006) Ventilator-associated pneumonia using a heated humidifier or a heat and moisture exchanger – randomized controlled trial [ISRCTN88724583]. Crit Care 10(4):R116

5. Garibaldi RA, Britt MR, Webster C, Pace NL (1981) Failure of bacterial filters to reduce the incidence of pneumonia after inhalation anesthesia. Anesthesiology 54:364–368

6. Feeley TW, Hamilton WK, Xavier B, Moyers J, Eger EI (1981) Sterile anesthesia breathing circuits do not prevent postoperative pulmonary infection. Anesthesiology 54:369–372

7. Lorente L, Lecuona M, Málaga J, Revert C, Mora ML, Sierra A (2003) Bacterial fi lters in respiratory circuits: An unnecessary cost? Crit Care Med 31:2126–2130

8. Kola A, Eckmanns T, Gastmeier P (2005) Efficacy of heat and moisture exchangers in preventing ventilator-associated pneumonia: meta-analysis of randomized controlled trials. Intensive Care Med 31(1):5–11

9. Lacherade JC, Auburtin M, Cerf C et al (2005) Impact of humidification systems on ventilatorassociated pneumonia: a randomized multicenter trial. Am J Respir Crit Care Med 172(10): 1276–1282

10. Boots RJ, George N, Faoagali JL, Druery J, Dean K, Heller RF (2006) Double-heater-wire circuits and heat-and moisture exchangers and the risk of ventilator-associated pneumonia. Crit Care Med 34(3):687–693

11. Siempos II, Vardakas KZ, Kopterides P, Falagas ME (2007) Impact of passive humidifi cation on clinical outcomes of mechanically ventilated patients: a meta-analysis of randomized controlled trials. Crit Care Med 35:2843–2851

12. Torres A, Ewig S, Lode H, Carlet J, European HAP Working Group (2009) Defi ning, treating and preventing hospital acquired pneumonia: European perspective. Intensive Care Med 35:9–29

13. Masterton RG, Galloway A, French G, Street M, Armstrong J, Brown E, Cleverley J, Dilworth P, Fry C, Gascoigne AD, Knox A, Nathwani D, Spencer R, Wilcox M

(2008) Guidelines for the management of hospital-acquired pneumonia in the UK: report of the working party on hospital- acquired pneumonia of the British Society for Antimicrobial Chemotherapy. J Antimicrob Chemother 62:5–34

14. Hess DR, Kallstrom TJ, Mottram CD, Myers TR, Sorenson HM, Vines DL, American Association for Respiratory Care (2003) Care of the ventilator circuit and its relation to ventilator- associated pneumonia. Respir Care 48(9):869–879

15. Dodek P, Keenan S, Cook D, Heyland D, Jacka M, Hand L, Muscedere J, Foster D, Mehta N, Hall R, Brun-Buisson C, Canadian Critical Care Trials Group; Canadian Critical Care Society (2004) Evidence-based clinical practice guideline for the prevention of ventilator-associated pneumonia. Ann Intern Med 141:305–313

16. Muscedere J, Dodek P, Keenan S, Fowler R, Cook D, Heyland D, VAP Guidelines Committee and the Canadian Critical Care Trials Group (2008) Comprehensive evidence-based clinical practice guidelines for ventilator-associated pneumonia: prevention. J Crit Care 23:126–137

17. Coffi n SE, Klompas M, Classen D, Arias KM, Podgorny K, Anderson DJ, Burstin H, Calfee DP, Dubberke ER, Fraser V, Gerding DN, Griffin FA, Gross P, Kaye KS, Lo E, Marschall J, Mermel LA, Nicolle L, Pegues DA, Perl TM, Saint S, Salgado CD, Weinstein RA, Wise R, Yokoe DS (2008) Practice recommendation of Society for Healthcare Epidemiology of America/ Infectious Diseases Society of America (SHEA/IDSA). Strategies to prevent ventilator-associated pneumonia in acute care hospitals. Infect Control Hosp Epidemiol 29(Suppl 1):S31–S40

第24章 湿化装置与呼吸机相关性肺炎：目前推荐的呼吸支持设备

Jean-Damien Ricard、Alexandre Boyer 和 Didier Dreyfuss

24.1 引言

　　呼吸机相关性肺炎（ventilation-acquired pneumonia，VAP）定义为由感染性微生物所致的肺实质炎症，可致使 20% ~ 30% 的机械通气的 ICU 患者的病程更趋复杂化[1]。病原微生物侵入正常情况下无菌的下呼吸道和肺实质后可引发肺炎。在 VAP 的危险因素中，人们早已认识到，细菌污染呼吸支持设备是 VAP 发生的潜在原因之一（呼吸支持设备是细菌到达并感染肺实质的重要途径）[1]。过去，早期的吸入治疗装置给 VAP 的预防带来了严峻挑战（相关综述参见文献[2]）；近年来，尽管呼吸支持设备得到明显改进，但对湿化装置是否增加 VAP 的发生率仍存在争议[2-3]。各国对呼吸支持设备的选择可能不同[4]，对 VAP 的预防措施也可能不同[5]，这些最终都会影响机械通气患者

J.-D. Ricard (✉) • D. Dreyfuss
INSERM U722, UFR de Médecine , Université Paris Diderot ,
Paris 7 , Paris , France

Assistance Publique - Hôpitaux de Paris, Hôpital Louis Mourier ,
Service de Réanimation Médico-chirurgicale ,
178, rue des Renouillers , F-92700 Colombes , France
e-mail: jean-damien.ricard@lmr.aphp.fr

A. Boyer
Service de Réanimation Médicale, CHU Bordeaux ,
3 place Amélie Raba Léon , 33076 Bordeaux cedex , France

A.M. Esquinas (ed.), *Humidification in the Intensive Care Unit,*
DOI 10.1007/978-3-642-02974-5_24, © Springer-Verlag Berlin Heidelberg 2012

的医疗费用。本章将回顾过去和近期有关气道加温和湿化装置的资料并分析其与 VAP 的关系。

24.2 机械通气时的管路污染

研究提示，使用湿化器时的呼吸机管路发生污染是 VAP 的危险因素[6-7]。当使用加热湿化器时，大量细菌可迅速定植于呼吸机管路[8]。Craven 等研究了更换呼吸机管路后 24 小时内呼吸机管路细菌定植的情况。结果表明，2 小时后 33% 的管路发生定植，24 小时后 80% 的管路发生定植。24 小时后定植的细菌菌落的中位数为 $7 \times 10^4/ml$[6]。从呼吸机管路冷凝水中分离出的细菌与患者气管支气管分泌物中发现的细菌相关，可能是后者的来源[6,9-10]。呼吸支持设备接近患者的部位首先遭到污染，并且是污染最为严重的区域[6]：在 Craven 等人的研究中[6]，转接头污染率超过 90%，而远端管路的污染率仅为 33%。同样，70% 发生污染的转接头中菌落计数超过 1 000 CFU（菌落形成单位，colony-forming unit），而污染的 Y 形连接管和近端管路仅有 53% 和 43% 菌落计数达到 1000CFU。冷凝水在管路中形成迅速（30ml/h），细菌在冷凝水中定植的数量极高（中位数为 $2 \times 10^5/ml$）。显然，如此高的微生物浓度在清空冷凝水时极可能造成交叉污染，也是 VAP 的潜在危险因素[6]。在此后的一项研究中，Craven 等评估了 200 例机械通气患者发生 VAP 的危险因素，结果发现，呼吸机管路每 24 小时更换一次 VAP 的发生率更高，而每 48 小时更换一次则不是 VAP 的危险因素。这一研究结果使人们开始质疑：每 24 小时更换一次呼吸机管路是否恰当；在当时，这种做法十分普遍。Larreau 等人的研究结果首先显示：将呼吸机管路使用时间由 8 小时延长至 24 小时不会增加 VAP 的发生率和管路污染的程度[11]。Craven 等证实了这一结果，他们的研究发现，不论呼吸机管路每 24 或每 48 小时更换一次，管路细菌定植的程度相同。此后的研究进一步证实，患者在其整个机械通气过程当中事实上无须更换管路[12]。在该研究中，73 例机械通气患者被随机分为两组，一组每 48 小时更换一次管路，另一组则从来不更换管路。彻底的细菌学采样显示：两组患者的呼吸管路的污染发生率相似，并且 VAP 的发生率也相似。此后的数项研究证实了上述研究结果（相关综述参见参考文献[8]），最终使 CDC 更新了其预防院内获得性肺炎指南中的推荐意见，不再建议每日更换管路[13]，而建议无须更换管路，除非管路存在可见的污染或机械功能障碍[14]。显然，这一策略显著降低了医疗费用[12]。

24.3　管路细菌定植的预防

如上所述，当使用加热湿化器时，呼吸机管路可迅速发生严重污染[6,15-16]。就此而言，HME 明显优于湿化器。实际上，数项研究一致证实，与加热湿化器相比，HME 可显著降低呼吸机管路的污染。Martin 等发现，使用 HME 的患者呼吸管路污染率仅为 11%，而使用加热湿化器的患者，呼吸管路污染率高达 54%（$P < 0.01$）[17]。当患者支气管分泌物标本培养呈阳性时，使用 HME 的患者 Y 形管培养出相同病原菌的概率为 10%，而在使用加热湿化器的患者，这一概率高达 65%（$P < 0.001$）。其他研究也得到了极为相似和相同的结果[18-20]。综上所述，在呼吸机管路中发现的细菌可来源于患者呼吸道菌群，因此，使用 HME 和加热湿化器的机械通气患者的口咽及气管内的细菌定植情况相似[19]。

24.4　湿化装置（加热湿化器或 HME）对 VAP 的影响

由于呼吸机管路污染被认为是 VAP 的危险因素[6-7]，并且与加热湿化器相比，HME 可有效预防细菌污染[17]，使用 HME 可能有助于降低 ICU 机械通气患者的 VAP 发生率。在此方面，第一项比较 HME 和加热湿化器对 VAP 的影响的研究结果发现，两者之间 VAP 的发生率无差异[19]。在一项样本量较大的研究中，机械通气患者被随机分为使用 HME（$n = 61$）或加热湿化器（$n = 70$）两组患者。两组患者的 VAP 发生率相似（HME 组 6/61，加热湿化器组 8/70）。两组患者的咽部和气管内细菌定植情况也相同。该项研究以保护性毛刷标本定量培养结果作为诊断 VAP 的依据，有效控制了潜在的混杂因素，增加了该研究结果的可信度。多项研究（综述见参考文献 8）证实了上述结果如表 24.1 所述。

表 24.1   比较不同湿化装置对 VAP 发生率影响的研究

研究	患者人数		VAP 发生率 [a]		HME 的 RR (95%CI)
	加热湿化器	HME	加热湿化器	HME	
Martin，1990	42	31	19%(8)	7%(2)	0.34(0.08～1.49)
Roustan，1992	61	51	14.7%(9)	9%(5)	0.66(0.24～1.86)
Branson，1993	32	88	9%(3)	6%(5)	1.65(0.42～6.51)
Dreyfuss，1995	70	61	11.4%	9.8%	0.86(0.32～2.34)
Branson，1996	49	54	5.5%(3)	6%(3)	1.1(0.23～5.21)
Boots，1997	41	75	17%(7)	18.6%(14)	1.09(0.48～2.49)
Kirton，1998	140	140	15.7%(22)	6.4%(8)	0.36(0.17～0.79)
Kollef，1998	147	163	10.2%(15)	9.2%(15)	0.90(0.46～1.78)
Memish，2001	120	123	15.8%	11.5%(5)	0.72(0.38～1.37)
Lacherade，2005	184	185	28.8(53)	25.4(47)	0.88(0.63～1.23)

HME，热湿度交换器
[a] VAP 发生率以百分比表示。括号内的数值表示 VAP 的例数

　　仅有一项研究结果与前述研究结果矛盾，该研究是由 Kirton 等人进行的，发表在 1997 年的《胸科》杂志（Chest）上 [21]。该研究为单中心研究，将 280 例创伤后机械通气患者随机分为两组，一组使用疏水 HME（BB100，Pall Incorporation），每 24 小时更换一次；另一组使用传统加热导丝湿化器（Marquest Medical Product）。呼吸机管路每 7 天更换一次，内置吸痰管每 3 天更换一次。9/140（6.4%）的 HME 组患者和 22 例(15.7%)的加热湿化器组患者发生了 VAP(依据 CDC 标准，P＜0.05)。但是，对上述结果需要做几点说明，此前的文献已提及相关问题 [22]：首先，该研究的人群全部为创伤患者，该研究结果能否推导至内科 ICU 患者尚未可知；其次，该人群 VAP 的发生率极低，明显低于相同创伤患者报道的发生率（17.5%，来源于美国大型数据库 [23]）；第三，VAP 的诊断并非依据侵入性方法获得的细菌学标本；最后，研究使用的 HME（BB100，PALL）属于湿化性能较低的 HME[24]。因此，可以假设，该研究中由于气管内的分泌物过于干燥而难以吸出，从而低估了 HME 组患者院内获得性肺炎的发生率。此后，2 项 RCT 研究比较了机械通气患者使用 HME 或加热湿化器时 VAP 的发生率 [25-26]。在 243 例机械通气的 ICU 患者中，

Memish 等发现，两组患者之间 VAP 发生率无差异（HME 组 11.5%，加热湿化器组 15.8%，$P=0.3$）。同样，Lacherade 等最近的研究发现，两组的 VAP 发生率相似（25.4% 对 28.8%，$P=0.48$）。这两项研究结果与 Dreyfuss 等人的一项小样本研究结果一致[19]。有趣的是，Lacherade 等发现，加热湿化器组发生的 VAP 较多为多种微生物混合感染，明显高于 HME 组（10 对 0，$P<0.01$）。遗憾的是，作者未在其讨论中说明这一问题。出现这种研究结果可能存在两种原因：一种是使用加热湿化器组的患者气管内吸引物分离出病原体的比例更大，这与 Memish 等人的报道一致[25]，但与其他报道不同[19]；另一是可能与大部分患者的呼吸道标本都可以分离出多种细菌有关[6]。究竟与哪种原因有关仍不十分清楚。总之，除了一项研究（已说明其方法学存在局限性）以外，两项大型 RCT 一致证实了此前的结果，即湿化装置对机械通气 ICU 患者 VAP 的发生率无影响。

24.5　长时间使用 HME 和管路污染与 VAP 的关系

由于 HME 使用一周时仍可保持较高的湿化功能[27]，人们可能会问，若不定期更换，HME 是否会增加管路污染而导致 VAP 的风险增加这个问题。Djedaini 等首先研究了长时间使用 HME 和管路污染与 VAP 发生率的关系[28]。他们比较了两种情况，一种情况下是每 24 小时更换一次 HME（依照生产商推荐意见），另一种情况下是每 48 小时更换一次。临床结果显示：两种更换周期对湿化效果无影响；两组管路细菌定植和 VAP 发生率相似。此后的数项研究证实并扩展了上述结果[22,29-33]。例如，Davis 等[31] 比较了机械通气患者每 24 小时和每 120 小时更换 HME 的管路定植和 VAP 发生率，结果没有差别。他们的研究也证实：长时间使用一次性 HME 装置并不会降低其湿化效果[31]。Thomachot 等发现，每 24 小时和每 7 天更换一次 HME 不影响 VAP 的发生率[33]。

24.6　HME 类型对管路细菌定植和 VAP 的影响

HME 中所含的过滤介质可能具有抗菌功能，可协助 HME 阻止细菌进入呼吸气流中，避免细菌污染呼吸管路。目前过滤介质类型较多（纸质、泡沫、陶瓷纤维），但其类型不影响管路污染和 VAP 发生率 [22,31,34-35]。

24.7   交叉污染

如前面所讨论的，尽管使用加热湿化器并不会增加 VAP 的发生率，但这一装置确实存在交叉感染的潜在风险 [15]。Craven 等人的研究发现，加热湿化器呼吸管路可迅速发生严重的污染、冷凝水形成与严重污染，需引起注意 [6]。严重污染的冷凝水需要按照感染性医疗废物的要求进行处理并常规从管路中清除 [6]。一天之内反复数次清除冷凝水的操作可显著增加交叉感染的风险，特别是当患者存在多重耐药菌定植时交叉污染的风险更大。

在预防呼吸管路冷凝水形成和污染方面，HME 明显优于加热湿化器 [19-20,22]。人们尝试通过加热呼吸机管路的吸气支和呼气支的方法减少管路中的冷凝水形成。这种新装置还需在临床上进一步评估。实际上，Lellouche 等人的研究提示，提高环境温度、增加管路入口空间的温度可显著降低加热导丝湿化器的效果，导致气道阻塞的风险增加 [36]。此外，此前的一项研究发现，使用加热导丝管路的机械通气患者仍有 50% 管路中可生成冷凝水 [10]，进而发生细菌定植，部分病例甚至发生多重耐药菌的定植。

24.8   目前关于呼吸支持设备和 VAP 的推荐意见

近期发表的数篇综述 [37-39]、会议共识 [40] 和指南 [14,41] 对这一问题提出了多项推荐意见。上述文献尽管均使用了相同的数据，但其推荐意见却存在明显差异，因而不利于为临床医师提供明晰的实践指导。然而，2003 年的 CDC 指南指出："对于预防机械通气患者的 VAP，HME 或加热湿化器何者优先选择，目前无法做出明确推荐"；另一方面，"推荐在无禁忌证的患者使用 HME" [38]。此外，另一些不同观点认为："尽管目前的证据提示被动湿化装置的 VAP 发生率低于主动湿化装置的，但被动湿化装置使用过程中的问题（阻力、无效腔容积、气道阻塞风险）不利于将其推荐普遍用于所有患者"[41]。但后者推荐意见忽略了一个事实，即 HME 应用过程中气道阻塞已不再成为问题[42]。第 4 届危重症 ICU 获得性肺炎（ICU-AP）国际会议共识的表述最为模糊：该共识首先认为"无证据表明主动（灯芯式或瀑布式）湿化器会增加 ICU-AP 的发生率"（这一表述表面上看似乎合理），但接下来一句话"加热导丝湿化可能导致高于 HME 的 ICU-AP 发生率"，这给临床医师带来了不确定性。

　　近期发表了这一方面的多个 Meta 分析。令人惊讶的是，这些 Meta 分析得出的结果却大相径庭！ Hess 等[41] 和 Kola 等[43] 报道，HME 可降低 VAP 的风险；而 Siempos 等发现，HME 没有减少 VAP 的作用[44]。正如 Siempos 等和另一些学者指出的那样[2,45]，如果湿化装置和 VAP 发生之间没有必然的病理生理学联系，则没有必要尝试将不同质的 Meta 分析进一步合并。因此，可以预料，大多数近期的 Meta 分析将得出阴性结果（如湿化装置对 VAP 无影响）。实际上，目前没有直接证据表明湿化装置和 VAP 在病理生理上存在相关性（污染性口咽分泌物和 / 或胃内容物误吸）。

　　尽管加热湿化装置没有增加 VAP 的发生率，但这类装置可导致细菌迅速大量定植于呼吸管路。这种细菌定植成为潜在的交叉感染风险，但是，另一方面，HME 可以预防这种风险。除了上述相关随机研究自身存在的缺陷之外，这些 Meta 分析也忽略了这个重要方面。

　　Siempos 等人的 Meta 分析证实，ICU 患者的机械通气和预后不受湿化装置的影响。加热湿化器无疑会比 HME 提供更好的湿化 [24]，但是，更强的湿化会使患者获得更多的益处吗？如果湿度的绝对值相差 $5 \sim 8\,mgH_2O/L$ 会造成临床相关的影响，那么 Siempos 等就应该会发现机械通气时间延长（由于反复发生的肺不张和气道阻塞）和肺部感染发生率增加（由于湿化不足所致的支气管和肺泡损伤），但他们的研究结果并未得到上述结果。两类湿化装置均存在自身的缺陷：应避免将 HME 用于长时间低体温[46] 或有严重呼吸性酸中毒所致的高碳酸血症患者[47]，然而，也有使用加热湿化器的呼吸机发生异常关机的报道[48-49]，因此，应避免将加热湿化器应用于呼吸道携带多重耐药菌或高度传染性病原体（结核、SARS、禽流感或 H1N1 流感）的患者。

最近的 Meta 分析强调，主动湿化装置不应作为机械通气气体湿化的金标准。由于以 HME 为代表的被动湿化装置具有安全、有效率、简便和风险效果好的优势，在大多数患者应优先选择这一类装置进行吸入气体的加温和湿化。这种策略可以减轻工作人员的工作负荷量，降低交叉感染的风险，并显著降低医疗费用。

（贺航咏　译　吴晓菁　校）

参考文献

1. Chastre J, Fagon JY (2002) Ventilator-associated pneumonia. Am J Respir Crit Care Med 165:867–903

2. Ricard JD, Boyer A, Dreyfuss D (2006) The effect of humidification on the incidence of ventilator-associated pneumonia. Respir Care Clin N Am 12:263–273

3. Ricard JD (2007) Gold standard for humidification: Heat and moisture exchangers, heated humidifiers, or both? Crit Care Med 35:2875–2876

4. Ricard JD, Cook D, Griffi th L, Brochard L, Dreyfuss D (2002) Physicians' attitude to use heat and moisture exchangers or heated humidifiers: a Franco-Canadian survey. Intensive Care Med 28:719–725

5. Cook D, Ricard JD, Reeve B, Randall J, Wigg M, Brochard L, Dreyfuss D (2000) Ventilator circuit and secretion management strategies: a Franco-Canadian survey. Crit Care Med 28:3547–3554

6. Craven DE, Goularte TA, Make BJ (1984) Contaminated condensate in mechanical ventilator circuits. A risk factor for nosocomial pneumonia. Am Rev Respir Dis 129:625–628

7. Craven DE, Kunches LM, Kilinsky V, Lichtenberg DA, Make BJ, McCabe WR (1986) Risk factors for pneumonia and fatality in patients receiving continuous mechanical ventilation. Am Rev Respir Dis 133:792–796

8. Ricard JD (2006) Humidification. In: Tobin M (ed) Principles and practice of mechanical ventilation. McGraw-Hill, New York, pp 1109–1120

9. Comhaire A, Lamy M (1981) Contamination rate of sterilized ventilators in an ICU. Crit Care Med 9:546–548

10. Ricard J-D, Hidri N, Blivet A, Kalinowski H, Joly-Guillou M-L, Dreyfuss D (2003) New heated breathing circuits do not prevent condensation and contamination of ventilator circuits with heated humidifiers [abstract]. Am J Respir Crit Care Med

167:A861

11. Lareau SC, Ryan KJ, Diener CF (1978) The relationship between frequency of ventilator circuit changes and infectious hazard. Am Rev Respir Dis 118:493–496

12. Dreyfuss D, Djedaini K, Weber P, Brun P, Lanore JJ, Rahmani J, Boussougant Y, Coste F (1991) Prospective study of nosocomial pneumonia and of patient and circuit colonization during mechanical ventilation with circuit changes every 48 hours versus no change. Am Rev Respir Dis 143:738–743

13. Simmons BP, Wong ES (1982) Guideline for prevention of nosocomial pneumonia. Infect Control 3:327–333

14. Tablan OC, Anderson LJ, Besser R, Bridges C, Hajjeh R (2004) Guidelines for preventing health-care–associated pneumonia, 2003: recommendations of CDC and the Healthcare Infection Control Practices Advisory Committee. MMWR Recomm Rep 53:1–36

15. Christopher KL, Saravolatz LD, Bush TL, Conway WA (1983) The potential role of respiratory therapy equipment in cross infection. A study using a canine model for pneumonia. Am Rev Respir Dis 128:271–275

16. Craven DE, Connolly MG Jr, Lichtenberg DA, Primeau PJ, McCabe WR (1982) Contamination of mechanical ventilators with tubing changes every 24 or 48 hours. N Engl J Med 306: 1505–1509

17. Martin C, Perrin G, Gevaudan MJ, Saux P, Gouin F (1990) Heat and moisture exchangers and vaporizing humidifiers in the intensive care unit. Chest 97:144–149

18. Branson RD, Davis KJ, Campbell RS, Johnson DJ, Porembka DT (1993) Humidification in the intensive care unit. Prospective study of a new protocol utilizing heated and humidification and a hygroscopic condenser humidifier. Chest 104:1800–1805

19. Dreyfuss D, Djedaini K, Gros I, Mier L, Le Bourdelles G, Cohen Y, Estagnasie P, Coste F, Boussougant Y (1995) Mechanical ventilation with heated humidifiers or heat and moisture exchangers: effects on patient colonization and incidence of nosocomial pneumonia. Am J Respir Crit Care Med 151:986–992

20. Boots RJ, Howe S, George N, Harris FM, Faoagali J (1997) Clinical utility of hygroscopic heat and moisture exchangers in intensive care patients. Crit Care Med 25:1707–1712

21. Kirton O, DeHaven B, Morgan J, Civetta J (1998) A prospective, randomized comparison of an in-line heat and moisture exchange filter an heated wire humidifiers: rates of ventilatorassociated early-onset (community-acquired) or late-onset

(hospital-acquired) pneumonia and incidence of endotracheal tube occlusion. Chest 112:1055–1059

22. Boyer A, Thiery G, Lasry S, Pigné E, Salah A, de Lassence A, Dreyfuss D, Ricard J-D (2003) Long-term mechanical ventilation with hygroscopic heat and moisture exchangers used for 48 hours: a prospective, clinical, hygrometric and bacteriologic study. Crit Care Med 31:823–829

23. Rello J, Ollendorf DA, Oster G, Vera-Llonch M, Bellm L, Redman R, Kollef MH (2002) Epidemiology and outcomes of ventilator-associated pneumonia in a large US database. Chest 122:2115–2121

24. Ricard J-D, Markowicz P, Djedaïni K, Mier L, Coste F, Dreyfuss D (1999) Bedside evaluation of efficient airway humidification during mechanical ventilation of the critically ill. Chest 115:1646–1652

25. Memish ZA, Oni GA, Djazmati W, Cunningham G, Mah MW (2001) A randomized clinical trial to compare the effects of a heat and moisture exchanger with a heated humidifying system on the occurrence rate of ventilator-associated pneumonia. Am J Infect Control 29:301–305

26. Lacherade JC, Auburtin M, Cerf C, Van de Louw A, Soufir L, Rebufat Y, Rezaiguia S, Ricard JD, Lellouche F, Brun-Buisson C, Brochard L (2005) Impact of humidification systems on ventilator-associated pneumonia: a randomized multicenter trial. Am J Respir Crit Care Med 172:1276–1282

27. Ricard J-D, Le Mière E, Markowicz P, Lasry S, Saumon G, Djedaïni K, Coste F, Dreyfuss D (2000) Efficiency and safety of mechanical ventilation with a heat and moisture exchanger changed only once a week. Am J Respir Crit Care Med 161:104–109

28. Djedaïni K, Billiard M, Mier L, Le Bourdellès G, Brun P, Markowicz P, Estagnasie P, Coste F, Boussougant Y, Dreyfuss D (1995) Changing heat and moisture exchangers every 48 hour rather than every 24 hour does not affect their efficacy and the incidence of nosocomial pneumonia. Am J Respir Crit Care Med 152:1562–1569

29. Daumal F, Colpart E, Manoury B, Mariani M, Daumal M (1999) Changing heat and moisture exchangers every 48 hours does not increase the incidence of nosocomial pneumonia. Infect Control Hosp Epidemiol 20:347–349

30. Markowicz P, Ricard J-D, Dreyfuss D, Mier L, Brun P, Coste F, Boussougant Y, Djedaïni K (2000) Safety, efficacy and cost effectiveness of mechanical ventilation with humidifying filters changed every 48 hours: a prospective, randomized study. Crit Care Med 28:665–671

31. Davis K Jr, Evans SL, Campbell RS, Johannigman JA, Luchette FA, Porembka DT, Branson RD (2000) Prolonged use of heat and moisture exchangers does not affect device efficiency or frequency rate of nosocomial pneumonia. Crit Care Med 28:1412–1418

32. Thomachot L, Boisson C, Arnaud S, Michelet P, Cambon S, Martin C (2000) Changing heat and moisture exchangers after 96 hours rather than after 24 hours: a clinical and microbiological evaluation. Crit Care Med 28:714–720

33. Thomachot L, Leone M, Razzouk K, Antonini F, Vialet R, Martin C (2002) Randomized clinical trial of extended use of a hydrophobic condenser humidifier: 1 vs. 7 days. Crit Care Med 30:232–237

34. Thomachot L, Viviand X, Arnaud S, Boisson C, Martin CD (1998) Comparing two heat and moisture exchangers, one hydrophobic and one hygroscopic, on humidifying efficacy and the rate of nosocomial pneumonia. Chest 114:1383–1389

35. Thomachot L, Vialet R, Arnaud S, Barberon B, Michel-Nguyen A, Martin C (1999) Do components of heat and moisture exchangers fi lters affect their humidifying efficacy and the incidence of nosocomial pneumonia? Crit Care Med 27:923–928

36. Lellouche F, Taille S, Maggiore SM, Qader S, L'Her E, Deye N, Brochard L (2004) Influence of ambient and ventilator output temperatures on performance of heated-wire humidifiers. Am J Respir Crit Care Med 170:1073–1079

37. Collard HR, Saint S, Matthay MA (2003) Prevention of ventilator-associated pneumonia: an evidence-based systematic review. Ann Intern Med 138:494–501

38. Dodek P, Keenan S, Cook D, Heyland D, Jacka M, Hand L, Muscedere J, Foster D, Mehta N, Hall R, Brun-Buisson C (2004) Evidence-based clinical practice guideline for the prevention of ventilator-associated pneumonia. Ann Intern Med 141:305–313

39. Kollef M (1999) The prevention of ventilator-associated pneumonia. N Engl J Med 340: 627–634

40. Hubmayr RD, Burchardi H, Elliot M, Fessler H, Georgopoulos D, Jubran A, Limper A, Pesenti A, Rubenfeld G, Stewart T, Villar J (2002) Statement of the 4th International Consensus Conference in Critical Care on ICU-Acquired Pneumonia–Chicago, Illinois, May 2002. Intensive Care Med 28:1521–1536

41. Hess DR, Kallstrom TJ, Mottram CD, Myers TR, Sorenson HM, Vines DL (2003) Care of the ventilator circuit and its relation to ventilator-associated pneumonia. Respir Care 48:869–879

42. Ricard JD, Dreyfuss D (2004) Prevention of ventilator-associated pneumonia.

Ann Intern Med 140:486, author reply 486–487

43. Kola A, Eckmanns T, Gastmeier P (2005) Efficacy of heat and moisture exchangers in preventing ventilator-associated pneumonia: meta-analysis of randomized controlled trials. Intensive Care Med 31:5–11

44. Siempos I, Vardakas K, Kopterides P, Falagas M (2007) Impact of passive humidification on clinical outcomes of mechanically ventilated patients: a meta-analysis of randomized controlled trials. Crit Care Med 35(12):2843–2851

45. Branson RD, Campbell RS (1998) Humidification in the ICU. Respir Care Clin N Am 4:320

46. Lellouche F, Qader S, Taille S, Lyazidi A, Brochard L (2006) Under-humidi-fication and overhumidification during moderate induced hypothermia with usual devices. Intensive Care Med 32:1014–1021, Epub 2006 May 1023

47. Hurni JM, Feihl F, Lazor R, Leuenberger P, Perret C (1997) Safety of combined heat and moisture exchanger filters in long-term mechanical ventilation. Chest 111:686–691

48. Rainout from a Fisher & Paykel heated humidification system can shut down certain ventilators. Health Devices (2002) 31:114–115

49. Rainout from Fisher & Paykel's 850 humidification system shuts down Respironics Esprit and adversely affects other ventilators. Health Devices (2005) 34:46–48

第七部分

湿化气管造口术

第 25 章　气管造口术后患者专用的便携式下气道喷雾湿化器

Tilman Keck 和 Ajnacska Rozsasi

25.1　引言

　　气管切开术后患者常常会发生各种呼吸道问题，如痰液生成过多、咳嗽、痰痂形成及反复出现的气管支气管炎等。为了有效预防痰痂过多形成及其对上下呼吸道的阻塞，推荐将吸入性湿化作为气管造口术或喉切除术患者术后早期护理的一部分。

　　数种湿化途径都是可行的。水分可以以分子形式（蒸气）、微粒形式（喷雾）或流体（液体）形式给予。水蒸气的含水量较低（约 30 mgH$_2$O/L$_{空气}$），而喷雾的含水量约 60 ~ 400 mgH$_2$O/L$_{空气}$。最近，Rozsasi 及其团队对气管造口术患者的这两种下气道湿化方式进行了比较研究。一种湿化方式是在正常空气状态下将水以分子形式送达气管支气管，另一种湿化方式是将水以微粒形式在体外和气管支气管之间给予湿化。研究结果显示，应用汽化加湿器（分子形式）和气溶胶喷雾器（微粒形式）均可使气道内总含水量和水分梯度较湿化前的基线水平明显提高。与汽化加湿器相比，气溶胶喷雾器可使

T. Keck (✉)
Department of Otorhinolaryngology, Head, Neck, and Facial Plastic Surgery ,
Elisabethinen Hospital GmbH, Academic Hospital of the Medical University of Graz ,
Elisabethinergasse 14, 8020 Graz, Austria
e-mail: kecktill@aol.com

A. Rozsasi
Department of Otorhinolaryngology , University Hospital of Ulm , Ulm , Germany

A.M. Esquinas (ed.), *Humidification in the Intensive Care Unit,*
DOI 10.1007/978-3-642-02974-5_25, © Springer-Verlag Berlin Heidelberg 2012

气道湿化维持更高的水平[1]。

　　该团队在此后的研究中将提供水分子的市售汽化加湿器与提供水微粒的新型便携式气道喷雾器对下呼吸道的湿化效果进行了比较[2]。

25.2　气道喷雾湿化器

　　使用新型手持式气道喷雾湿化器（Heimomed GmbH, Kerpen, Germany，图 25.1）可以以水微粒形式进行上下气道湿化。该手持式气道喷雾湿化器内含 20 ml 0.9% 盐水，且因卫生原因用尽后不可重新填充。在 Keck 等人的研究中，湿化是通过使用此新型手持式气道喷雾器（Trachea hand spray HeimoAIR，Heimomed GmbH, Kerpen, Germany；26℃，相对湿度 90%，300 μlH$_2$O/L$_{空气}$）1 周、每日 4 次、每次 2 喷给予的。

25.3　汽化加湿器

　　气管切开患者常常接受水分子形式的蒸气（温度近 32℃、相对湿度为 100%；30 μlH$_2$O/L$_{空气}$）湿化。Keck 等人的研究中使用吸入湿化装置（SUPER 气道湿化吸入器®，Heimoned GmbH, Kerpen, Germany）1 周、每日 4 次、每次 20 分钟给予湿化。

25.4　气道喷雾湿化器的效率

　　应用视觉模拟评分法（visual analogue scoring，VAS）和内镜检查评分法对 5 名使用吸入湿化器治疗的患者和 5 名应用新型气道喷雾湿化器的患者进行比较，发现两组间无差异。患者未出现中等水平或不可接受水平的主观症状。总体而言，新型喷雾湿化器易于操作且起效迅速，得到了患者的普遍认可。

　　应用实验室方法[3]在上气道测定总含水量发现，吸入湿化（5 位患者）和喷雾湿化（5 位患者）两组患者的总含水量较湿化前的基线水平均未明显增加。经喷雾湿化治疗 1 周后，水分梯度（自气管内至气管造口术开口处的测定值）较治疗前显著增加。而吸入湿

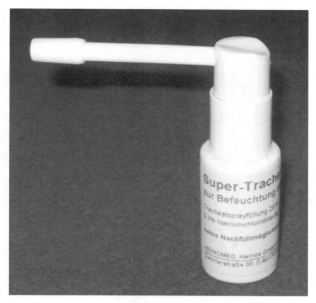

图 25.1 （也见彩图）便携式手持式气道喷雾湿化器可较为方便地为患者提供水微粒形式的气道湿化（手持气道喷雾器，Heimomed GmbH, Kerpen, Germany）

化治疗后 1 周后，患者的水分梯度较治疗前无显著增加。

　　总之，对气管支气管呼吸道黏膜的湿化作用，以水分子形式或以微粒形式之间无明显差异。经气道喷雾湿化器治疗后气雾可沉积于下呼吸道，这些水分在患者的后续呼吸中蒸发，可以满足气道湿化的要求。

　　在 Keck 等人的研究中，两种形式的湿化均未出现严重的气管支气管刺激症状或不适主诉。患者在使用喷雾湿化治疗后，会出现伴有咳嗽的短暂气道刺激。但经过 1 周时间的研究，没有出现对呼吸道黏膜纤毛运动的抑制，也没有出现影响下气道中呼吸黏膜离子相关和渗透压驱动的水分转运的临床表现。通过两种方式湿化治疗后，呼出气体中的水分含量均有所增加，增加的水分可以转运到气管支气管黏膜，有可能影响黏膜纤毛清除[4]。接受气道喷雾湿化治疗的患者因为气管支气管的主观舒适度提高，其满意度优于接受汽化吸入治疗的患者，要求继续进行喷雾治疗。

25.5 结论

Keck 等人的研究结果显示，对气管切开患者进行汽化加湿和气道喷雾湿化治疗至少一周均是有效的。因为将两种形式的水分送达气道后，温度和湿度均会增高，所以水分子形式的汽化加湿（30 mgH_2O/ L$_{空气}$）并不优于微粒形式的喷雾湿化（60～400 mgH_2O/ L$_{空气}$）治疗。便携式喷雾湿化器因便于操作、携带方便及有显著的湿化效果，可作为气管切开术和喉切除术患者术后湿化治疗的额外选择。

（李绪言 译 吴小静 校）

参考文献

1. Rozsasi A, Dürr J, Leiacker R, Keck T (2007) Delivery of molecular versus particulate water in spontaneously breathing tracheotomized patients. Head Neck 29:52–57

2. Keck T, Rozsasi A, Leiacker R, Scheithauer MO (2008) Lower airway humidification in spontaneously breathing tracheostomized patients: comparative study of trachea spray versus heated humidifier. Head Neck 30:582–588

3. Liener K, Durr J, Leiacker R, Rozsasi A, Keck T (2006) Measurement of tracheal humidity and temperature. Respiration 73:324–328

4. Williams R, Rankin N, Smith T, Galler D, Seakins P (1996) Relationship between the humidity and temperature of inspired gas and the function of the airway mucosa. Crit Care Med 24: 1920–1929

第八部分

湿化、黏液转运和
分泌物清除

第 26 章　危重症患者的湿化与黏液转运：临床与治疗意义

Naomi Kondo Nakagawa、Juliana Araújo Nascimento、Marina Lazzari Nicola 和 Paulo Hilário Nascimento Saldiva

26.1　引言

　　成年人每天要吸入大于 12 000 L 的空气，这其中可能含有微粒和微生物。在解剖学和生理学上，从鼻腔到细支气管的传导气道的上皮细胞均可起到保护肺泡的作用：通过提供干净、温暖和湿度饱和的空气，有效地进行气体交换；并通过特殊的防御机制，诸如黏液纤毛转运系统，将微粒和微生物向口咽部方向转运并咽下或咳出。黏液纤毛转运（mucociliary transport，MCT）是一种非常重要的呼吸道防御机制，其有效性取决于三个主要方面的平衡：纤毛活动，气道表面液体（纤毛周围的液体和黏液），以及纤毛和黏液之间的相互

N. K. Nakagawa (✉) • J. A. Nascimento • M. L. Nicola
Department of Physiotherapy, Communication Science and Disorders,
Occupational Therapy, LIM 34, Faculdade de Medicina ,
Universidade de São Paulo , São Paulo , Brazil

Department of Pathology, LIM 05, Faculdade de Medicina , Universidade de São Paulo ,
São Paulo , Brazil
e-mail: naomikondo@uol.com.br

P. H. N. Saldiva
Universidade de São Paulo , São Paulo , Brazil

Department of Pathology, LIM 05, Faculdade de Medicina , Universidade de São Paulo ,
São Paulo , Brazil

A.M. Esquinas (ed.), *Humidification in the Intensive Care Unit,*
DOI 10.1007/978-3-642-02974-5_26, © Springer-Verlag Berlin Heidelberg 2012

作用。在 ICU 及急诊部门，许多因素均可增加黏液清除功能障碍的风险。其中，人工吸入气体条件是对危重症患者造成生理及临床影响的基本因素。

26.2 机械通气患者的人工吸入气体条件

即使在极端大气条件下这种有效性也会得到保证。正常呼吸时，吸入的空气主要被鼻腔和鼻咽部的黏膜（大约占 75%）以及气管（大约占 25%）的黏膜进行加热和湿化。在气管分叉上 2 cm 的地方有一条虚拟的等温饱和界面，在这里，吸入的气体能达到大约 35 mgH_2O/L、37℃和几乎 100% 相对湿度。到达肺泡时，吸入的气体能达到大约 44 mgH_2O/L、37℃、100% 相对湿度。呼气时，鼻咽和气管会保留有限的水分和热量（大约为 30%）。

然而，在 ICU 和急诊室，为了维持氧合或治疗急性呼吸衰竭，患者需要进行插管和机械通气。人工气道绕开了上气道，并将等温饱和界面向下移动至支气管树，这样气体得不到充分和有效的加热和湿化。湿化不足和干燥的气体会破坏黏膜和上皮细胞，包括黏液纤毛组织，并可导致黏液栓形成和气道内导管阻塞，如果不能清除，可致命[1-2]。另外，医用气体不含任何水分，而且比室内空气要冷。因此，进行有创机械通气时，甚至是术后或转运时短时间机械通气时，人工吸入气体条件都是必须要保证的。

有创机械通气时主要有两类人工湿化器可采用：加热湿化器（heated humidifier，HH）和热湿交换器（heat moisture exchanger，HME）。HH 是在呼吸机管路旁安装一个加热的水罐，它需要外部的能源（电的或电 – 电子动力）和一个持续或间断的加水装置及额外的呼吸机管路，后者需要花时间处理（特别是清除管路内的冷凝水及加水装置复位）。湿化水的加热主要有三种方式：①无伺服控制（设置的温度不是准确的温度）；②伺服控制（在 Y 型管处设置准确温度）；③在管路内使用加热导线进行伺服控制（在 Y 型管处设置准确的温度并通过内部加热来提高绝对湿度）。ISO 8185 对 HH 的推荐是：Y 型管处的最高温度为 41℃，最低湿度为 30 mgH_2O/L[16]。

HME，又称"人工鼻"，是一种直接放置在人工气道和呼吸机管路 Y 型管之间使用的装置。HME 利用上一次呼气时收集的水分对吸入气体进行被动湿化。它不依靠额外的能量和水。但它与患者的水合及温度有关。HME 有三种类型：①疏水性 HME（主要材料上有疏水涂层物质，有或无抑菌物质，能抵制水分子并在疏水性涂层周围形成水滴）；②亲水性 HME（一些盐类，如镁、钙、锂的氯化物，覆盖在主要材料表面，可结合水分子，提高水含量）；③同时具有疏水和亲水特点的 HME，主要材料可能是纸、纤维海绵、聚亚安酯或聚乙烯泡沫。

目前的研究主要集中在对吸入气体加热和湿化的效率、痰液清除以及总的无效腔、气流阻力、呼吸道定植和感染上，见表26.1。然而，目前并没有统一的意见和明显的证据证明对于所有患者来说，哪种湿化装置最好。我们应该根据每个患者的情况进行个性化选择。

无创机械通气（non-invasive mechanical ventilation，NIV）已被广泛应用于一些急性或慢性病患者，如一些形式的急性呼吸衰竭患者以及特别是由限制性胸部疾病及 COPD 恶化所致的慢性呼吸衰竭患者；这些患者都可从这样的治疗设备中获益。然而，很少有研究关注 ICU 患者 NIV 时人工吸入气体的温湿化问题（见表26.2）。对于一些患者来说，HH 可能更舒服，HME 可增加分钟通气量和呼吸功。

从解剖学角度来说，NIV 是通过面罩、鼻罩或全面罩进行通气，传导气道的湿化作用是存在的。但患者的舒适度可能是需要考虑的一项主观指标。如果通气时吸入干冷的气体令患者不舒服，即推荐使用湿化装置。

26.3 结论

HME 的湿化效率随着潮气量的增加而降低。HME 可增加吸气及呼气时的气道阻力，特别是在自主呼吸时，而且不能与雾化器同时使用。具有锂涂层的 HME 还可能存在由潜在的有毒物质的吸入导致的肺损伤。HME 应避免应用于接受长期脱水治疗的患者、分泌物浓稠或有血性分泌物的患者。

表 26.1　有创性机械通气时 HH 和 HME 的临床和治疗意义

作者／杂志／年份	患者数量和临床特征	场所	湿化装置类型	分析指标	临床和治疗意义
Martin 等，Chest，1990[3]	$N=73$ MV>24h	ICU	$N=2$ (a) HME (b) HH	(a) 湿度 (b) 温度 (c) 吸引次数 (d) 吸引时滴入盐水的量 (e) 气管内导管阻塞 (f) 呼吸机管路污染 (g) 肺炎发生率	HH 比 HME 的湿化效率高 在管路污染的控制与肺炎发 生率方面，HME 优于 HH。 但是，对于通气量>10L/ min 的患者来说，HME 的 气管内导管阻塞发生率比 HH 的高
Sottiaux 等，Chest，1993[4]	$N=29$ 术后患者	ICU	$N=2$ (a) HYG (b) HYD	(a) 吸入气体温度 (b) 吸入气体绝对湿度	与 HYD 相比，HYG 为吸入 气体提供的温度和绝对湿度 最适宜
Nakagawa 等，Crit Care Med，2000[2]	$N=21$ 急性呼吸衰竭患者	ICU	$N=2$ (a) HME (b) HH	(a) 黏膜纤毛转运（呼吸 道黏膜特性） - 流变学 - 纤毛转运能力 - 咳嗽的转运能力 - 接触角度	在黏膜流变学特征、接触 角度、纤毛转运能力方面， HME 和 HH 无差异。但机 械通气 72h 后，HME 可降 低咳嗽的转运能力

研究	N		分组	观察指标	结论
Ricard 等，Am J Respir Crit Care Med，2000[5]	N=33 （a）COPD（N=10） （b）其他肺部疾病（N=13） （c）无呼吸系统疾病（N=10）	ICU	N=1 HYG-HYD	（a）气道绝对湿度 （b）气相对湿度 （c）气道温度 （d）吸引次数 （e）吸引时滴入盐水的量 （f）吸引时的峰压 （g）气道阻力 （h）使用 7 d 后 Y 型管和 HME 内的细菌定植	每 7 天更换一次 HME 对于吸入气体进行温湿化是安全和有效的 对于 COPD 患者，应每 48 h 更换一次管路
Girault 等，Crit Care Med，2003[6]	N=11 慢性呼吸衰竭患者： （a）COPD（N=7） （b）其他（N=4）	ICU	N=2 （a）HME （b）HH	（a）膈肌活动力 （b）呼吸模式 （c）气体交换 （d）呼吸舒适性	在慢性呼吸衰竭患者的撤机过程中，HME 会增加呼吸用力。呼吸性酸中毒和不舒适。压力支持通气（15cmH$_2$O）可避免这些影响
Jaber 等，Anesthesiol，2004[7]	N=60 MV>48h	ICU	N=2 （a）HME （b）HH	（a）气管内导管体积 （b）气管内导管阻力	机械通气 9 天后，与 HH 相比，HME 可减少气管内导管体积，增加阻力

表26.1　有创性机械通气时 HH 和 HME 的临床和治疗意义

（续表）

作者/杂志/年份	患者数量和临床特征	场所	湿化装置类型	分析指标	临床和治疗意义
Cinnella 等，Minerva Anesthesiol, 2005[8]	N=20 选择性外科术后	外科中心	N=2 HYG-HYD (a) 无效腔量=84ml (b) 无效腔量=55ml	(a) 插管后和拔管前气管支气管纤毛细胞形态	具有较大无效腔量的 HME 会导致更大的纤毛细胞形态的改变，但细胞质和细胞核的形态无改变
Lacherade 等，Am J Respir Crit Care Med, 2005[9]	N=370 MV>48h	ICU	N=2 (a) HMEF (b) HH	(a) VAP 发生率 (b) MV 时间 (c) 死亡率 (d) ICU 住院时间 (e) 气管切开率 (f) 气管内导管阻塞	HMEF 和 HH 之间无差异
Lourente 等，Critical Care, 2006[10]	N=104 MV>5d	ICU	N=2 (a) HME (b) HH	(a) VAP 发生率	使用 HH 时 VAP 的发生率比 HME 时高
Siempos 等，Crit Care Med, 2007[11]	N=2580 13 项随机对照试验	ICU	N=2 (a) HME (b) HH	(a) VAP 发生率 (b) 死亡率 (c) ICU 住院时间 (d) 气管内导管阻塞 (e) 费用	使用 HME 的花费比 HH 少 各组 VAP 的发生率相似
Solomita 等，Respir Care, 2009[12]	N=7	ICU	N=3 (a) HME (b) HH (c) NHH	(a) 水蒸气的体外输送 (b) 气道分泌物的量	NHH 在不同的分钟通气量情况下能产生更多的水蒸气 NHH 能增加分泌物的量

MV，机械通气；HME，热湿交换器；HH，加热湿化器；HMEF，带微生物过滤器的热湿交换器；NHH，非加热湿化器；HYD，疏水性 HME；HYG，亲水性 HME；HYG-HYD，疏水和亲水性 HME；VAP，呼吸机相关性肺炎；ICU，重症监护病房。

表 26.2　无创通气时 HH 和 HME 的临床和治疗意义

作者/杂志/年份	患者数量和临床特征	场所	湿化装置类型	分析指标	临床和治疗意义
Lellouche 等，Intensive Care Med, 2002[13]	N=9 急性呼吸衰竭患者 (a) COPD (N=7) (b) 心脏疾病 (N=1) (c) 术后膈神经麻痹患者 (N=1)	ICU	N=5 (a) HME + PEEP (b) HME + ZEEP (c) HH + PEEP (d) HH + ZEEP (e) sHME	(a) 呼吸机参数 (b) 动脉血气 (c) 呼吸功	HME 会增加分钟通气量和呼吸功
Nava 等，Eur Respir J, 2008[14]	N=14 稳定的高碳酸血症呼吸衰竭患者 (a) COPD (N=7) (b) RTD (N=7)	家庭护理	N=2 (a) HME (b) HH	(a) 长时间无创通气的依从性 (b) 气道症状 (c) 不良反应的发生率 (d) 住院治疗 (e) 肺炎	在不良反应、肺炎住院治疗的发生率及依从性方面无差异。但试验结束时有 10 例患者选择继续使用 HH HME 会导致更多咽部干燥的主诉
Boyer 等，Intensive Care Med, 2010[15]	N=50 急性呼吸衰竭患者	ICU	N=4 (a) HME (b) HME +软管 (c) HH (d) HH +软管	(a) 呼吸机参数 (b) 动脉血气	HME 和 HH 没有差异

NIV, 无创通气；HME, 热湿交换器；HH, 加热湿化器；PEEP, 呼气末正压；ZEEP, 0cmH$_2$O 的呼气末正压；sHME, 小无效腔量；COPD, 慢性阻塞性肺疾病；RTD, 限制性胸部疾病；ICU, 重症监护病房

26.4　关键信息

1. 黏液纤毛净化功能是呼吸道的重要防御机制，在重症患者中其发生功能障碍的风险增加。
2. 外部因素（人工气道、分泌物吸引、机械通气、人工吸入气体湿化系统、利尿剂）和患者因素（吸烟史、年龄、炎症、低血容量、低灌注、严重性基础疾病）都与 MCT 功能障碍有关。
3. 有创机械通气时人工吸入气体的温湿化是必不可少的。湿化系统的选择应根据患者的个体情况来选择。
4. NIV 时人工吸入气体的温湿化是可选择的。选择时应考虑患者的舒适度和依从性。

（张春燕 译　夏金根 校）

参考文献

1. Branson RD, Gentile MA (2010) Is humidification always necessary during noninvasive ventilation in the hospital? Respir Care 55:209–216
2. Nakagawa NK, Macchione M, Petrolino HM et al (2000) Effects of a heat and moisture exchanger and a heated humidifier on respiratory mucus in patients undergoing mechanical ventilation. Crit Care Med 28:312–317
3. Martin C, Perrin G, Gevaudan MJ et al (1990) Heat and moisture exchangers and vaporizing humidifiers in the intensive care unit. Chest 97(1):144–149
4. Sottiaux T, Mignolet G, Damas P et al (1993) Comparative evaluation of three heat and moisture exchangers during short-term postoperative mechanical ventilation. Chest 104:220–224
5. Ricard JD, Le Mière E, Markowicz P et al (2000) Efficiency and safety of mechanical ventilation with a heat and moisture exchanger changed only once a week. Am J Respir Crit Care Med 161:104–109
6. Girault C, Breton L, Richard JC et al (2003) Mechanical effects of airway humidification devices in difficult to wean patients. Crit Care Med 31:1306–1311
7. Jaber S, Pigeot J, Fodil R et al (2004) Long-term effects of different humidification systems on endotracheal tube patency evaluation by the acoustic reflection

method. Anesthesiology 100:782–788

8. Cinnella G, Giardina C, Fischetti A et al (2005) Airways humidification during mechanical ventilation. Effects on tracheobronchial ciliated cells morphology. Minerva Anestesiol 71:585–593

9. Lacherade JC, Auburtin M, Cerf C et al (2005) Impact of humidification systems on ventilatorassociated pneumonia: a randomized multicenter trial. Am J Respir Crit Care Med 172:1276–1282

10. Lorente L, Lecuona M, Jiménez A et al (2006) Ventilator-associated pneumonia using a heated humidifier or a heat and moisture exchanger: a randomized controlled trial. Crit Care 10:1–7

11. Siempos II, Vardakas KZ, Kopterides P et al (2007) Impact of passive humidification on clinical outcomes of mechanically ventilated patients: a meta-analysis of randomized controlled trials. Crit Care Med 35:2843–2851

12. Solomita M, Palmer LB, Daroowalla F et al (2009) Humidification and secretion volume in mechanically ventilated patients. Respir Care 54:1329–1335

13. Lellouche F, Maggiore SM, Deye N et al (2002) Effect of the humidification device on the work of breathing during noninvasive ventilation. Intensive Care Med 28:1582–1589

14. Nava S, Cirio S, Fanfulla F et al (2008) Comparison of two humidification systems for longterm noninvasive mechanical ventilation. Eur Respir J 32:460–464

15. Boyer A, Vargas F, Hilbert G et al (2010) Small dead space heat and moisture exchangers do not impede gas exchange during noninvasive ventilation: a comparison with a heated humidifier. Intensive Care Med 36:1348–1354

16. International Organization for Standardization. (1988) Humidifiers for medical use. ISO 8185:1988(E) 60:14.

17. Nakagawa NK, Franchini ML, Driusso P et al (2005) Mucociliary clearance is impaired in acutely ill patients. Chest 128:2772–2777

第 27 章　神经肌肉疾病患者的分泌物——重点专题、关键技术和临床影响

Jens Geiseler、Julia Fresenius 和 Ortrud Karg

缩略语

AARC	American Association of Respiratory Care	美国呼吸治疗协会
FIV	Forced inspiratory volume	用力吸气量
IPPB	Intermittent positive pressure breathing	间歇正压呼吸
LIAM	Lung insufflation assist maneuver	肺充气辅助手法
MIC	Maximum insufflation capacity	最大吹气容量
MI-E	Mechanical insufflator-exsufflator	机械注气 - 排气器
NMD	Neuromuscular disorder	神经肌肉障碍
PCF	Peak cough flow	咳嗽峰流速
S_aO_2	Oxygen saturation（in arterialised blood） 氧饱和度（动脉血中）	
SMA	Spinal muscular atrophy	脊髓肌肉萎缩症
VC	Vital capacity	肺活量

J. Geiseler (✉) • J. Fresenius • O. Karg
Department of Intensive-Care Medicine and Long-Term Ventilation ,
Asklepios Fachkliniken München-Gauting ,
Gauting , Germany
e-mail: j.geiseler@asklepios.com; j.fresenius@asklepios.com; o.karg@asklepios.com

A.M. Esquinas (ed.), *Humidification in the Intensive Care Unit,*
DOI 10.1007/978-3-642-02974-5_27, © Springer-Verlag Berlin Heidelberg 2012

27.1   引言

对于神经肌肉疾病患者而言，下呼吸道中的分泌物累积会导致
严重后果。这些后果详见表 27.1。

表 27.1   下呼吸道中分泌物过多的影响

– 肺不张
– 增加呼吸功
– 增加低氧血症的通气 - 血流比失调
– 感染
– 无创通气失败
– 有创机械通气后的拔管失败

对于健康人群，分泌物的清除主要有两种途径：黏液纤毛系统
和咳嗽。气管支气管黏膜分泌的分泌物通过纤毛上皮向头侧运输；
在有大量黏液的情况下，如气管支气管系统病毒、细菌感染或误吸，
黏膜纤毛清除能力不足以有效清除黏液，则咳嗽是另外一种主要途
径。在神经性肌肉疾病，由于吸气肌、延髓或呼气肌的单个或多个
病变，咳嗽功能会受损。

27.2   普通咳嗽

普通咳嗽是一个由于主要位于近端气道的咳嗽受体受到刺激而
开始的复杂过程。咳嗽时，深吸气至肺活量的 85% ~ 90%（至少要
达到 1 ~ 1.5 L），然后声门主动闭合，同时伴随呼气肌的收缩，导致
胸膜腔内压达到 140 mmHg。随后声门主动打开，同时呼气肌持续收
缩，从而造成气流以 6 ~ 20 L/s 的速度呼出。气道膜部突起引起的气
道狭窄和黏液本身的特性也是影响咳嗽清除功能的重要因素。

27.3   咳嗽能力受损的诊断

提示既往有咳嗽能力受损的线索：下呼吸道的反复感染、呼吸

困难、吞咽困难以及低通气的症状。体格检查提示：辅助呼吸肌参与呼吸，膈肌矛盾运动；如果存在肺不张，听诊时呼吸音低或消失。

肺活量低于 1 ~ 1.5 L 强烈预示咳嗽峰流速受损。咳嗽峰流速可以通过呼吸流量计进行测量，与普通的肺活量测定一样。对于一些患者，如卧床不起的患者，难以进行完整的肺活量测定；此时可以通过口含嘴或面罩（若口腔不能闭合）用简单的峰流速计进行测量。虽然该方法的准确性低于呼吸流量计的，但对于临床应用而言，该方法已经足够准确了。

27.4 改善咳痰清除功能的措施

一般而言，在有神经肌肉疾病的患者，需要考虑两个不同的改善目标：其一是改善分泌物溶解的措施，其二是改善分泌物排出的措施。对于有下呼吸道感染的神经肌肉障碍（NMD）患者，后者尤其重要，因为咳嗽力量受损是主要问题之一。

27.4.1 分泌物溶解

黏液溶解剂和黏液动力学对于有神经肌肉疾病的患者的作用尚未被广泛研究。已发表的现有数据尚不能明确说明其作用，其中 rh-DNAse 对于囊性纤维化的作用是个个例。一项体外试验表明，对于稠密的黏液，吸入高渗的 NaCl 溶液可以改善囊性纤维化患者的黏膜纤毛清除能力。

支气管内振荡装置，如 COPD 患者常用的 RC Cornet™，通常并不适用于有呼吸肌无力的 NMD 患者。一种高频胸壁振荡系统可以采用多种不同振荡频率和强度，如 Vest® 气道清除系统（Hill-Rom Co., Batesville, IN, USA）。第一篇病例报道显示了该装置在 NMD 患者的可能价值 [1]。

27.4.2 改善排痰的措施

在有神经肌肉疾病患者，改善咳嗽峰流速有多种可能性，具体详见表 27.2。

表 27.2　改善神经肌肉疾病患者排痰的措施

– 增强吸气，如通过气体叠加（air stacking）
– 手动辅助咳嗽
– 机械辅助咳嗽（如间歇正压呼吸、机械性吸气‑排气）

27.4.2.1　增强吸气

深吸气是实现足够咳嗽峰流速的必要前提条件。在吸气肌肌无力的 NMD 患者，可以采用"气体叠加"（air stacking）技术将额外的空气吹入患者肺部。"气体叠加"是指：通过定容型呼吸机或手动复苏球囊连续向肺内送气。该方法要求患者在两次施加通气之间有声门闭合的功能。如今，在大多数家庭机械通气中心，压力控制通气是 NMD 患者无创通气的常用模式，因此，实施"气体叠加"的最简单方法是：通过复苏球囊连接口含嘴或面罩进行手动通气。将单向阀（如 Passy‑Muir 阀）插入到呼吸机管路中可以改善"气体叠加"操作（见图 27.1）。患者若不能阻止空气通过鼻咽部泄漏，可

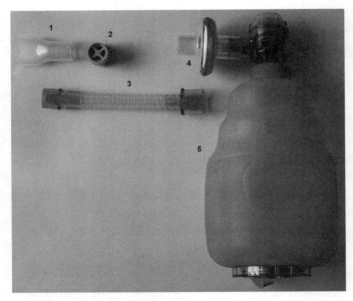

图 27.1　（也见彩图）含有管路、单向阀门和口含嘴的手动复苏球囊。1，口含嘴；2，单向阀门（美国加州 Irvine 的 Passy‑Muir 有限公司生产的 Passy‑Muir 阀™）；3，通气管路；4，细菌过滤器；5，手动复苏球囊

以根据需要使用鼻夹。通过"气体叠加"达到的胸腔容量称为最大吹气容量（MIC），可以通过呼吸量测定法进行测量。肺活量（VC）和 MIC 值之间的差值越大，咳嗽峰流量就越大。

家庭专用呼吸机的一项新改进的功能是肺充气辅助手法（LIAM），如德国汉堡 Weinmann Geräte für Medizin GmbH＋Co. KG 生产的 VENTIlogic LS™ 呼吸机，该呼吸机采用 50mbar 压力对肺进行充气。其优点在于：不要求声门能够主动闭合,同时操作时间更短。初步的试验数据表明，该技术能显著改善咳嗽峰流量。

机械吹气排气机可以达到相似的效果，最高压力能达到 60mbar,但是，需要为呼吸机提供额外的装置。

27.4.2.2　辅助咳嗽

手动辅助咳嗽

这是一种传统的物理治疗技术，当患者开始咳嗽时，于声门开放时在腹部进行快速按压。如果仅是呼气肌肉无力（如颈髓以下损伤的截瘫患者或脊髓性肌肉萎缩症 II 型），单用该手法就足够了。在大多数情况下，由于并存吸气肌肉无力，需要采用上文提及的技术以加强深吸气动作。

机械辅助咳嗽

在 NMD 患者，有多种设备可以改善排痰。其中最好的是机械吸气 - 排气器。但同时间歇正压通气设备也被证明在儿科患者中同样能有效地增强咳嗽。

机械吸气 - 排气器（MI-E）

机电吸气排气机由 J.H. Emerson 于 60 年前首先发明，用于帮助那些咳嗽受损的 NMD 患者。1953 年，第一款产品推出，称为 Cof-flator,在美国广泛使用。现在欧洲有两款类似的产品：CoughAssist™（Philips Respironics Inc., Murraysville, PA）和 Pegaso™（Vivisol Srl, Monza, Italy）,分别如图 27.2 和 27.3 所示。吸气排气机通过正压进行深吹气，然后迅速将正压转换为负压促使呼气，从而能够模拟和支持生理性咳嗽。该设备从正压到负压转换时间非常短（0.02 s），这一过程由一

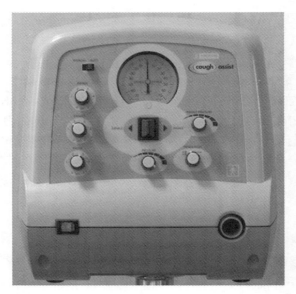

图 27.2 （也见彩图）咳痰机 CoughAssist™（Philips Respironics Inc., Murraysville, PA, USA）

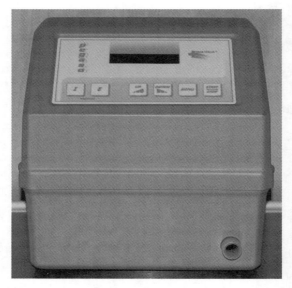

图 27.3 （也见彩图）Pegaso™（Vivisol Srl, Monza, Italy）

个磁性阀控制[2]。机械吸气-排气器可以手动或自动循环。在自动模式下，需要对吸气和呼气的次数进行设置；在手动模式下，吸气和呼气之间的切换手动完成。吸气和呼气压可高达60 mbar。Chatwin等人[3]曾发现，吸气和呼气压分别在25±16 mbar和26±22 mbar时咳嗽峰流速为235±111 L/min。最近，Fauroux等人[4]对NMD儿童进行的研究表明，为了达到肺吸气容量大于1.5 L和咳嗽峰流速192±99 L/min，吸气和呼气压平均需大于35 mbar。当通气压力低于该值时，增强咳嗽的效果不明显。我们自己的经验也支持使用较高吸气和呼气压的观念，压力一般介于35~45 mbar，而且大多数患者在适应一个阶段后都可以接受此水平的压力。

特别重要的是，需要正确地选择充足的吸气和呼气时间。伴随深吸气，黏液会被移动到外周气道，因此，为促进黏液向头侧运动，呼气时间至少应与吸气时间一样长。

在NMD患者，机械吸气-排气器是可能改善咳嗽气流的最有效的手段，但也是最昂贵的手段。通过对比不同方法所达到的最大呼气气流，机械吸气-排气器的优势已被明确证实[5]。

机械吸气-排气器可以通过口含嘴或全面罩应用于患者，也可通过连接气管套管应用于气管切开患者[6]。

尽管机械吸气-排气器一般适应性好，但也可能发生特定的并发症。当使用该设备时，必须意识到：胸膜腔内压的大幅度涨落可能会危害心功能，特别是在由于长时间肺泡通气不足而导致右心功能不全的患者。其后果就是严重的低血压。对于大多数患者而言，从较低的吸气和呼气压开始治疗，然后缓慢增加可以克服该问题。此外，Suri等人最近报道了另一种罕见的并发症——气胸——在我们中心和其他HMV中心均有所发现[7]。

机械吸气-排气器的禁忌证包括：有气胸或严重右心功能不全病史的患者。

IPPB 辅助咳嗽

Dohna-Schwanke等人评估了在NMD儿童使用IPPB设备（Salvia Lifetec a 200c, Hoyer, Bremen, Germany）进行过度充气的效果[8]。在几乎所有的患者，IPPB辅助过度充气都可以显著将肺内容积从用力吸气量（FIV）0.68±0.40L增加到最大吹气容量（MIC）1.05±0.47L，将咳嗽峰流速从119.0±57.7L/min增加到194.5±74.9L/min。

27.4.2.3　神经肌肉障碍患者的分泌物管理

对NMD患者进行分泌物管理是非常必要的，不仅可以降低发病率和死亡率，而且可以根据需要延长无创通气时间，避免气管切开和有创通气。分泌物的管理不只是一个简单的操作，而是需要定期和正确进行的集束化（bundle）的操作，这样才能达到最佳效果。

首先，及早发现咳嗽能力受损是非常必要的。如果咳嗽峰流速减弱，即PCF低于270L/min，可以尝试"气体叠加"方法；如果通过该策略可以使PCF正常或稍改善，则可按每日至少3次进行规律操作。对于上下呼吸道感染病例，增加"气体叠加"的频率是非常重要的，但在很多情况下仅增加频率还是不够的。

如果气体叠加方法不能有效改善PCF，则需应用手动辅助咳嗽。许多患者可能需要采用该方法治疗很多年，特别是慢性进展的NMD患者。

如果存在延髓性肌无力，手动"气体叠加"通常没有效果；机械性"气体叠加"可以提供另一种有效的治疗手段，如采用机械吸气 -排气器（MI-E）或采用现代呼吸机。但是，许多患者有关PCF的结果不理想，此时需要评估MI-E的应用情况。临床中有很多情况会妨碍MI-E的使用：首先，声门高反应性可导致其在高吸气流速时反常地关闭；其次，由于肌肉无力导致咽部不稳定，导致上呼吸道在呼气阶段几乎完全塌陷，进而造成无法有效清除下呼吸道中的黏液。已有文献报道了这种现象，特别是在肌萎缩性脊髓侧索硬化症患者中[9]。

J.R. Bach[10]提出的血氧定量反馈方案（图27.4）可以指导患者和看护者何时采用辅助咳嗽技术：NMD患者通常拥有健康的肺，因此，若患者无低通气或气道内无分泌物，通过选择性氧量计测量的氧饱和度值通常都高于95%。氧饱和度较低的主要原因是分泌物滞留和肺泡低通气。因此，受影响的患者应该首先进行辅助咳嗽，如果氧饱和度仍不能恢复正常，此时若已放置间歇通气，则应立即进行通气治疗。如果这些措施都不奏效，特别是对于家庭机械通气患者，则应像门诊患者或住院患者那样采取进一步的诊断措施，排除气胸、肺炎、心功能不全等情况。

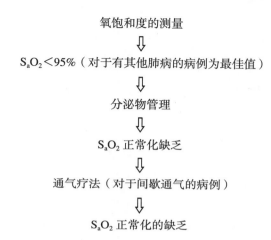

氧饱和度的测量

⇩

S_aO_2 < 95%（对于有其他肺病的病例为最佳值）

⇩

分泌物管理

⇩

S_aO_2 正常化缺乏

⇩

通气疗法（对于间歇通气的病例）

⇩

S_aO_2 正常化的缺乏

图 27.4 血氧定量法反馈方案

　　如果患者已经进行了气管切开，同样可以使用 MI-E，通常在操作后进行气管内痰液吸引。根据美国呼吸治疗协会（AARC）发布的指南，应严格进行气管内痰液吸引操作，以避免吸痰过深造成的支气管黏膜损伤和由此引起的黏液增加 [11]。

27.5　结论

　　在 NMD 患者，进行咳嗽无力的早期诊断是非常重要的，能够及时指导并采取多种有效措施消除分泌物，如采取"气体叠加"、手动辅助咳嗽和机械辅助咳嗽。为了正确操作以上方法，对患者和看护者进行教育和培训是非常有必要的。尽管没有足够高的证据，我们仍然相信，这些措施对发病率和可能的死亡率会有正面影响。

27.6　主要建议

1. 对于呼吸肌肉或延髓肌肉可能受影响的 NMD 患者，经常评估咳嗽能力非常重要，能够及早发现咳嗽峰流速的异常。
2. 气体叠加、手动辅助咳嗽和机械辅助咳嗽对于改善许多 NMD 患者的咳嗽峰流速是有效的。
3. 对患者和看护者进行教育和培训是非常必要的，有助于正确采用不同的措施改善咳嗽强度。

4. 应使用血氧定量反馈方案指导辅助咳嗽措施的频率。

5. 治疗 NMD 患者的内科医生必须知晓采用不同设备的禁忌证和可能导致的并发症。

（张　黎 译　夏金根 校）

参考文献

1. Chaisson KM, Walsh A, Simmons S et al (2006) A clinical pilot study: high frequency chest wall oscillation airway clearance in patients with amyotrophic lateral sclerosis. Amyotroph Lateral Scler 7:107–111

2. JH Emerson Co (2006) Cough assist handbook. JH Emerson Co., Cambridge

3. Chatwin M, Ross E, Hart N et al (2003) Cough augmentation with mechanical insufflation/exsufflation in patients with neuromuscular weakness. Eur Respir J 21:502–508

4. Fauroux B, Guillemot N, Aubertin G et al (2008) Physiologic effects of mechanical insufflation-exsufflation in children with neuromuscular disorders. Chest 133:161–168

5. Bach JR (1993) Mechanical insufflation-exsufflation: comparison of peak expiratory flows with manually assisted and unassisted coughing techniques. Chest 104:1553–1562

6. Sancho J, Servera E, Vergara P et al (2003) Mechanical insufflation-exsufflation vs tracheal suctioning via tracheostomy tubes for patients with amyotrophic lateral sclerosis: a pilot study. Am J Phys Med Rehabil 82:750–753

7. Suri P, Burns SP, Bach JR (2008) Pneumothorax associated with mechanical insufflation–exsufflation and related factors. Am J Phys Med Rehabil 87:951–955

8. Dohna-Schwake C, Ragette R, Teschler H et al (2006) IPPB-assisted coughing in neuromuscular disorders. Pediatr Pulmonol 41:551–557

9. Mustfa N, Aiello M, Lyall RA et al (2003) Cough augmentation in amyotrophic lateral sclerosis. Neurology 61:1285–1287

10. Bach JR (2004) The oximetry feedback respiratory aid protocol. In: Bach JR (ed) Management of patients with neuromuscular disease. Hanley & Belfus, Philadelphia, pp S278–S279

11. AARC Clinical Practice Guideline (1993) Endotracheal suctioning in mechanically ventilated adults and children with artificial airways. Respir Care 98:500–504

第28章 ICU中通过内置吸呼气法自动清除气道分泌物：临床意义及原理

Eliezer Be'eri

缩略语

ET	Endotracheal	气管内
IL-IE	In-line inexsufflation	内置吸呼气法
MIE	Mechanical inexsufflation	机械吸呼气法
PEEP	Positive end expiratory pressure	呼气末正压
VAP	Ventilator-associated pneumonia	呼吸机相关性肺炎

28.1 背景

　　机械吸呼气法（MIE）是清除气道内分泌物的一种方法，它模仿机体自然咳嗽时的气流特点：深吸气（insufflation）之后紧随快速的呼气（exsufflation）。呼气流速至少要在160 L/min才能有效地将分泌物排出气道[1]。在20世纪50年代脊髓灰质炎流行时，MIE就被广泛用于铁肺辅助呼吸的瘫痪患者的气道分泌物的清除，用铁肺帮助患者完成深吸气后快速的呼气动作。当时的动物和人体试验均已证实了该技术的有效性及安全性（在最近的研究中已得到进一步

E. Be'eri
Department of Respiratory Rehabilitation ,
Alyn Rehabilitation Hospital , Jerusalem , Israel
e-mail: ebeeri@alyn.org

A.M. Esquinas (ed.), *Humidification in the Intensive Care Unit,*
DOI 10.1007/978-3-642-02974-5_28, © Springer-Verlag Berlin Heidelberg 2012

证实 [2]）。然而，到 20 世纪 60 年代，随着经气管插管的有创通气的出现，MIE 逐渐被广泛遗弃，而被经插管吸痰取代，直到现在，经插管吸痰仍是 ICU 气道管理的金标准。

然而，经插管吸痰也有许多弊端。首先，它是有创操作，可能导致气道黏膜瘢痕形成及出血 [3]。第二，它可能导致血流动力学及氧合状况的恶化。第三，吸痰管经过气管插管时，可能会将管壁上细菌形成的生物膜带到气道深处，在呼吸机相关性肺炎（VAP）的发生中起重要作用 [4]。正因为有这些潜在的不良效应，通常仅在绝对必要时才吸痰，如气道内分泌物肉眼可见和（或）已经影响到氧合。即便如此，经插管吸痰的效果很有限，因为吸痰管仅能吸出它直接接触到的分泌物，而无法吸到主气道以下小气道内的分泌物，而且遗漏左主支气管内分泌物的可能性有 90% [5]。

对于接受机械通气且不能有效咳嗽的患者来说，MIE 对气道分泌物的清除效果可能优于经插管吸痰 [6]。MIE 的优势包括：无创、对血流动力学影响小 [7]、气流能深达第 5 级支气管以及对两侧气道分泌物的清除效果相同。但是，目前的 MIE 仪器，如 CoughAssist（Philips respironics，murrysville，PA），使用时需要暂时中断患者的机械通气，故不适用于 ICU 内的重症患者。将 MIE 装置连接至患者端时，首先需要断开呼吸机，这样与单纯使用呼吸机辅助通气时相比，使用 MIE 时患者的吸气支持水平及吸氧浓度会发生明显变化，而且患者根本不能接受 PEEP。此外，反复断开与连接呼吸机需要耗费大量人力。所以，MIE 极少应用于 ICU。而内置吸呼气法（IL-IE）是全自动装置，无需中断患者的机械通气，为 ICU 内机械通气患者使用 MIE 创造了良好的条件。

28.2　IL-IE 的原理

IL-IE 装置（Innovent Medical Solutions，Jeruslem，Israel）由两部分组成：与患者呼吸机管路相连的内置抽吸组件以及连有一次性三通接头的气管内插管（图 28.1）。三通管含有压力 / 气流感受器和控制气体的瓣膜。压力 / 气流感受器能将管路内压力 / 气流变化反馈到抽吸组件，而气体控制瓣膜被触发后能够封闭呼吸机管路。IL-IE

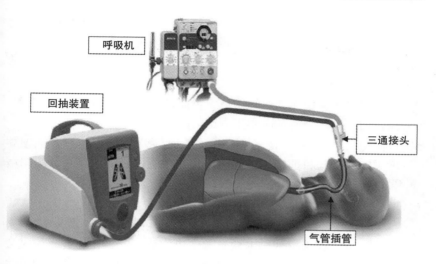

图 28.1 （也见彩图）IL-IE 系统的模式图（不按照比例）

装置在呼吸机完成送气后立即向外回抽气体，进而完成 MIE。具体步骤如下：IL-IE 通过监测患者端管路的压力和气流变化识别呼气相，同时以高速气流回抽，直到呼气气流接近 0。在整个呼气过程中，三通接头的瓣膜被触发，封闭呼吸机管路，使呼吸机本身免受呼气相回抽力的影响。当呼气结束时，三通接头的瓣膜关闭，呼吸机管路与患者端相通，恢复通气。一个疗程包括多个（通常是 6 个）连续的 MIE 周期。经上述装置治疗后，分泌物可被排至气管插管内，用吸痰管轻微抽吸即可将其清除，也就是说，吸痰管只需吸出插管内的痰。该装置可以按照设定的时间间隔(如每 15 分钟 1 次)自动吸痰，也可以由护士按键启动，甚至可由患者根据自己需要启动。这一系统适用于使用气管插管的有创通气患者，也可用于使用面罩的无创通气患者。

28.3 IL-IE 潜在的优势及不足

IL-IE 在 ICU 患者的气道管理中的潜在优势如下所述：

1. 避免了吸痰管吸痰所致的创伤和对血流动力学的不良影响。
2. 更好地清除气道分泌物，尤其是左肺及远端气道的分泌物。
3. 由于减少了气道生物被膜栓子脱落并能够更好地清除致病菌，故能降低 VAP 的发生率。
4. 为更多患者应用无创通气创造了可能性，特别是排痰障碍的患者；而目前，排痰障碍是应用无创通气的禁忌证。
5. 以固定的时间间隔清除分泌物，可以避免分泌物堆积以及氧饱和度下降。这与目前特定的导管吸痰规范不同，后者仅在分泌物增多以至于出现呼吸窘迫时才吸痰
6. 节约医护人员的时间。

　　IL-IE 可能在神经外科术后患者中更为适用。因为导管吸痰时会刺激咳嗽反射，导致颅内压突然升高。而 IL-IE 能够在避免这种风险的情况下有效地清除气道内分泌物。

　　IL-IE 的潜在弊端可以从患者和呼吸机两方面加以阐述。对于近期接受气道手术或遭受气道创伤的患者、急性脊髓休克患者（可由胸腔压力变化影响自主神经功能诱发心动过缓）以及需要高水平 PEEP 的 ARDS 或心力衰竭患者，IL-IE 属于使用禁忌。尽管有人担心，呼气时的负压抽吸可能会导致肺不张，但迄今为止，已有 6 000 多名患者使用过 MIE，尚未发现这一现象[8-9]。同样，只要将 IL-IE 所致的跨胸壁压变化（约 90 cmH$_2$O）控制在有力的自然咳嗽时产生的跨胸壁压（＞200 cmH$_2$O）以下，也不会出现气道陷闭。

　　IL-IE 对呼吸机的主要影响在于：其运行过程中，呼气相气流流向抽吸原件，而非呼吸机的呼气阀，因此，呼吸机无法感知呼出潮气量。此时，若呼吸机报警参数做相应调整，就可能出现短暂的"低分钟通气量"报警。此外，IL-IE 每次呼气后紧接着是呼吸机送气，此时潮气量可能比通常的大，因为 IL-IE 呼气后肺的功能残气量小于平静呼气后。这可能导致出现短暂的"潮气量过高"报警，取决于呼吸机报警参数的设置。因为 IL-IE 的瓣膜仅在呼气相阻断呼吸机管路，整个吸气相管路完全开放，所以 IL-IE 不会影响机械通气的吸气相。

28.4　ICU 中应用 IL-IE 的可行性

2009 年，研究者们用了 3 个月的时间在一个大型综合 ICU 内进行一项研究，评估 ICU 内应用 IL-IE 清除气道内分泌物的可行性。

28.4.1　方法

本研究共纳入 10 例因急性呼吸功能失代偿而接受机械通气的成年患者，每台呼吸机（Evita4，Drager Medical，Lubeck，Germany）管路均连有全新的 Innovent IL-IE 设备（图 28.2）。在 10 例患者，呼吸机模式均为压力控制。IL-IE 设置为自动状态，每 10 分钟完成 6 次咳嗽，总共持续 8 小时。在此期间，护士依旧根据 ICU 工作流程，在患者分泌物较明显时进行经吸痰管吸痰。通过对透明的 ET 管的连续视频监控来评估 IL-IE 能否使气道内分泌物运动。同时通过以下参数来反映 IL-IE 对患者呼吸状态的影响：氧饱和度、氧需求量、呼吸机参数、分钟通气量以及肺顺应性，同时连续监测呼吸机性能及报警。

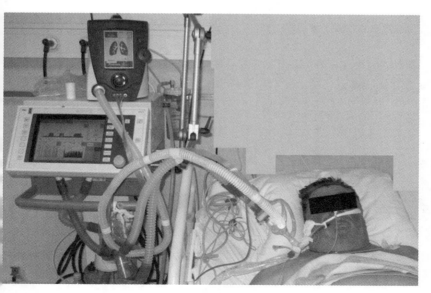

图 28.2　（也见彩图）连有 IL-IE 的气管插管患者

28.4.2 结果

10 例患者的诊断包括：肺炎、肺栓塞、慢性阻塞性肺疾病、肺不张、肺水肿以及肺肿瘤。这些患者总计接受了 393 次 IL-IE 治疗和 41 次吸痰管吸痰。一般护理过 3 例患者后，护士就能熟练使用 IL-IE 装置，而用吸痰管吸痰的次数随之减少到每 20 个 IL-IE 治疗周期 1 次。研究者在其中 8 例患者中观察到，IL-IE 能有效地将分泌物排到 ET 管内。此外，IL-IE 从 2 例患者的气道内吸出了多个被吸痰管遗漏的大痰栓。

表 28.1 总结了 IL-IE 对患者呼吸状态的影响。10 例患者中有 1 例患者在入选本研究 2 小时后成功拔管，因此无法评估 IL-IE 的临床效果。在观察期间（8 小时），其余 9 例患者中有 4 例环子的氧合得到改善，4 例氧合保持稳定，1 例氧合恶化，后者因心源性肺水肿接受机械通气，后因患者明显依赖高 PEEP 而退出研究。在 8 个小时的观察期间，7 例患者分钟通气量和（或）肺顺应性得到改善，2 例恶化（其中 1 例就是那个需要高 PEEP 的肺水肿患者）。在整个观察期间，所有患者的血流动力学稳定。在 IL-IE 治疗期间，10 例患者中有 7 例呼吸

表 28.1 （也见彩表）IL-IE 治疗 8 小时观察期间呼吸参数变化百分比

患者 #	分钟通气量	潮气量	肺顺应性	气道阻力	氧饱和度	吸氧浓度
1	⇧50%	⇧44%			⇧6%	⇔
2	⇧38%	⇧20%			⇔	⇩33%
3	⇧25%	⇧30%			吸痰时更稳定	⇩25%
4	⇧51%	⇔	⇧ 趋势	⇩ 趋势	⇔	⇔
5	⇩39%	⇩37%	⇔	⇔	⇩3%	⇔
6	⇧ 趋势	⇔			⇔	⇩20%
7			⇩43%	⇧44%	⇔	⇔
9	⇔	⇧20%	⇧34%	⇔	⇔	⇔
10	⇔	⇔	⇧42%	⇔	⇔	⇔

标注：深灰色 恶化；浅灰色 好转；白色 稳定或未监测

趋势 来源于趋势图

机出现"分钟通气量过低"或"潮气量过高"报警，直到重新设置报警参数后，报警才消除。在IL-IE疗程明显延长的3例患者，呼吸机进入备用通气模式。调整窒息通气设置后未再出现。没有患者出现因急性ET管堵塞需要紧急药物干预的情况，没有患者出现三通管意外脱管情况。

28.4.3　讨论

IL-IE能有效清除气管插管患者气道内的分泌物，不需要高PEEP支持的患者对其具有良好的耐受性。没有发现IL-IE对呼吸机功能有明显的不良影响。在8小时的观察期间，患者的氧合、肺顺应性以及分钟通气量均有改善趋势，这提示我们，对于机械通气患者呼吸状态，与分泌物累积到一定程度后再用吸痰管吸痰相比，持续的、主动的分泌物清除可能更有利。

28.4.4　结论

这一初步的观察性研究结果提示我们，自动IL-IE适用于ICU内某些特定的机械通气患者。它可以减少吸痰管吸痰的次数，提高气道分泌物的清除效果，改善肺功能进而减少机械通气时间。IL-IE可能具有MIE的全部优势，而不会耗费大量的人力或影响机械通气。因此，在ICU气道管理方面，IL-IE或许可以替代或辅助经吸痰管吸痰。

利益相关声明：本文作者为Innovent Medical Solutions有限公司首席科学官。

（李　倩　译　宋韩明　校）

参考文献

1. Bach JR, Saporito LR (1996) Criteria for extubation and tracheostomy tube removal for patients with ventilatory failure: a different approach to weaning. Chest 110:1566–1571

2. Bach JR (1993) Mechanical insufflation-exsufflation: comparison of peak

expiratory flows with manually assisted and unassisted coughing techniques. Chest 104:1553–1562

3. Todd DA, John E, Osborn RA (1990) Epithelial damage beyond the tip of the endotracheal tube. Early Hum Dev 24:187–200

4. Inglis TJ, Millar MR, Jones JG et al (1989) Tracheal tube biofilm as a source of bacterial colonization of the lung. J Clin Microbiol 27:2014–2018

5. Sancho J, Servera E, Vergara P et al (2003) Mechanical insufflation-exsufflation vs. tracheal suctioning via tracheostomy tubes for patients with amyotrophic lateral sclerosis: a pilot study. Am J Phys Med Rehabil 82(10):750–753

6. Fishburn MJ, Marino RJ, Ditunno JF (1990) Atelectasis and pneumonia in acute spinal cord injury. Arch Phys Med Rehabil 71:197–200

7. Bach JR (1992) Pulmonary rehabilitation considerations for Duchenne muscular dystrophy: the prolongation of life by respiratory muscle aids. Crit Rev Phys Rehabil Med 3:239–269

8. Colebatch HJH (1961) Artificial coughing for patients with respiratory paralysis. Australasian J Med 10:201–212

9. Barach AL (1955) The application of pressure, including exsufflation, in pulmonary emphysema. Am J Surg 89:372–382

10. Linton D, Be'eri E, Shahar M (2009) In-line inexsufflation: automated airway secretion clearance in the ICU [abstract]. Presented at the 11th current controversies in anaesthesia and perioperative medicine conference, Dingle, October 16, 2009. Video clips from the trial at www. innoventmedical.com\ downloads

第 29 章 气道湿化对支气管扩张患者的肺黏液纤毛清除功能的影响

Amir Hasani 和 Roy E. Smith

29.1 湿化

理论支持应用高湿度或薄雾的环境治疗气道疾病。随着麻醉气体湿度的增加，患者术后肺部并发症的发生率减少。类似地，随着吸入的水分量增加，气管支气管树纤毛上皮的损害降低。这些结果似乎表明：吸入高湿度气体有益于正常体温的手术患者；在手术后不久随着黏液纤毛转运系统的停止运动而发生的肺不张中，由干燥造成的细胞损伤可能是参与因素。

29.2 黏液的清除

支气管树的黏液纤毛清除机制作为第一道防线其重要性是公认的。当黏液纤毛的清除作用被削弱时，通过咳嗽的清除开始起积极作用。如果要避免微生物定植的恶性循环，有效的清除微生物或宿主来源的炎症产物是必不可少的，不论是通过黏液纤毛还是通过咳嗽来清除。水是黏液的主要成分，也是关键组成成分，决定其转运性。近期的研究表明，气道表面的液体层受气道上皮细胞调控，通过主动吸收

A. Hasani (⊠) • R. E. Smith
Department of Medical Physics, Royal Free Hospital,
London , UK
e-mail: amer.alhasani@royalfree.nhs.uk

A.M. Esquinas (ed.), *Humidification in the Intensive Care Unit,*
DOI 10.1007/978-3-642-02974-5_29, © Springer-Verlag Berlin Heidelberg 2012

Na^+ 及释放 Cl^- 实现，并且随着气道表面液体量增加，黏液转运增加。此外，在 37℃ 和 100% 相对湿度的条件下，黏膜功能是最佳的。

如果患者存在黏液潴留问题，如有支气管扩张的患者，则需要给他们提供一个相对较强的和持续的治疗；我们发现，与对照组相比，加温湿化治疗后，纤毛的清除效率增高。虽然相当多的吸入剂被公认会影响黏液纤毛的转运，我们认为，如果最佳湿化是有效的，未来针对吸入剂的研究应该考虑温湿化因素的作用。此外，我们假设，如果患者可接受的温湿化方法的可能机制和临床疗效可以得到证实，则可能成为各种黏液纤毛清除障碍患者的一种治疗方案。

29.3   用放射性气溶胶技术测量黏液转运

5 μm 直径的聚苯乙烯颗粒可以牢固地被放射性核素 ^{99m}Tc 标记并可由位于密闭容器内的螺旋发电器生成。患者在静息状态下以离散呼吸方式吸入放射性气溶胶颗粒 0.45 L，通过使用连接到专用计算机的呼吸速度描记器来确认[1]。

测量初始放射性气溶胶的肺沉积量，然后通过放置在胸部前后的两个平行闪烁探测器监测气溶胶的清除率。探测器测量双肺放射性气溶胶的排放，在放射性气溶胶吸入后立即开始，每 30 分钟至 6 小时和 24 小时重复一次。24 小时时肺内的放射性气溶胶的残余量(修正放射性衰变)被用来估计肺泡沉积(alveolar deposition，AD)，代表一部分颗粒沉积在非纤毛呼吸道，因此不可用于黏膜纤毛清除。

气管支气管的清除通过测量支气管气管滞留曲线下面积(the area under the tracheobronchial retention curve，AUC)来估测，AYC是在 6 小时监测时段内用放射性气溶胶在肺的沉积总量减去肺泡沉积量后得到的。在 6 小时时放射性气溶胶的残余量也用作气管支气管清除(tracheobronchial clearance，TBC_6)的测量。在 6 小时的监测期间，患者应尽量避免咳嗽。然而，6 小时后任何非自主的咳嗽均需记录并收集及称重产生的痰液。

放射性气溶胶在肺内的最初分布是通过伽马相机评估[2]。其分布通过渗透指数表达(penetration index，PI)，即放射性气溶胶颗粒沉积量在肺外区域与肺内区域的比值除以氪气(^{81m}Kr)在肺外区域与肺内区域的比值。

29.4　湿化系统

　　用于这个目的的湿化系统是 MR880（Fisher & Paykel Healthcare，Auckland，NZ），它能提供 37℃、完全饱和的温湿化气体，通过鼻导管以 20~25L/min 的流速传送。给每个患者提供一个新的鼻导管、加热的呼吸管路、湿化罐及其相连的气体传输管路，后者有一个送风机 HC211（Fisher & Paykel Healthcare，Auckland，NZ）加一袋无菌用水。研究者之一亲自将这个系统送到每位患者的家中并讲解了其日常使用说明。患者被要求操作这个系统并使用一段时间以确保他们能够适应它。每位患者每天使用 3 小时，连续使用 7 天。治疗的依从性通过电子评估，即系统会自动记录为湿化器提供气体的风机运行时间。

29.5　湿化对黏液清除的影响

　　10 例支气管扩张患者（3 男和 7 女）的年龄为 63±4 岁，3 例已戒烟患者的既往吸烟史为 5.8±2.5 包年。10 例患者中除 1 例外，其余患者使用温湿化治疗的时间均超过计划的 21 小时。湿化时间的中位数为 25 小时（范围为 14.9~26.9）。所有患者均认为容易接受温湿化。

　　作为初始示踪气溶胶沉积的测量指标之一，PI 无明显差异，如表 29.1 所示。另一个指标 AD 的差异相对较大。但所有病例均无显著性变化。然而，AUC 和气管支气管滞留有显著变化。与基线相比，湿化后清除率有较显著的提高，并且在 6 小时监测期间清除率持续增高有统计学差异（图 29.1）。

　　经过 7 天的治疗，咳嗽的次数稍微（没有统计学差异）减少。在 6 小时监测期间，3 例患者没有咳嗽症状。其他 7 例患者在基线水平评估咳嗽次数的中位数为 5 次（3~37），痰湿重的中位数为 1.8g（0.0~2.9）；咳嗽次数治疗后评估的中位数为 4 次（0~13），痰湿重的中位数 1.4g（0.0~8.2）。

表 29.1　10 例患者基线水平及治疗后的肺清除、放射性气溶胶分布及肺功能指数

变量	基线	湿化后	P 值
AUC（%.h）	319 ± 50	271 ± 46	0.007
TBC_6（%）	35 ± 10	27 ± 9	0.017
AD（%）	58 ± 6	63 ± 5	0.114
PI	0.78 ± 0.11	0.79 ± 0.10	0.759
AIFR（L/min）	27 ± 2	26 ± 3	0.859
FEV_1（L）	1.69 ± 0.21	1.74 ± 0.22	0.092
FVC（L）	2.35 ± 0.26	2.46 ± 0.26	0.155
PEF（L/min）	323 ± 37	325 ± 40	0.838
FEF_{50}（L/min）	1.88 ± 0.37	1.89 ± 0.35	0.236
FEF_{25}（L/min）	0.62 ± 0.11	0.66 ± 0.12	0.721

AUC，超过 6 小时时 TBC 曲线下面积；TBC_6，超过 6 小时时气管支气管清除；AD，肺泡沉积；PI，渗透指数；AIFR，气溶胶吸入流速；FEV_1，1 秒用力呼气容积；FVC，用力肺活量；PEF，呼气峰流速，FEF_{xx}，用力呼气容积占功能残气量的 xx% ；数据显示为平均数 ± 标准差

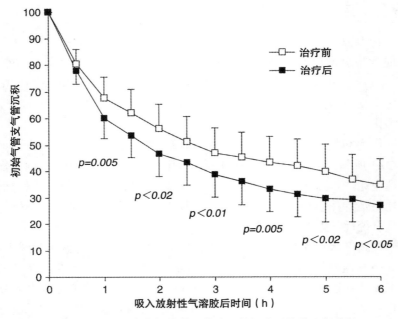

图 29.1　基线及湿化后气管支气管滞留曲线。数据为平均数和标准差

虽然没有统计学差异，但与基线水平相比，所有肺功能指标在湿化后都有轻度提高，如表 29.1 所示。

29.6　讨论

维持充足的气道表面液体量对于有效地保护气道黏液纤毛屏障是至关重要的。气道水合一段时间以来被认为是有利于黏液清除的一个步骤，并且是一些治疗方法的一个合理组成部分。细胞培养研究显示，气道上皮调节纤毛周围和黏液层的表面液体量，两者趋向于一起转运。目前的研究结果强调，气道表面液体量的影响因素较为复杂，重点强调了对 Na^+ 的吸收和 Cl^- 分泌的影响。通过向中央气道表面增加额外液体的治疗可能会刺激 Na^+ 吸收。

我们应用放射性气溶胶滞留测定作为测定支气管及细支气管气道黏液纤毛功能累积清除的一个总体方法。它受咳嗽及黏液纤毛转运的潜在影响。对于有慢性气道阻塞的患者，咳嗽被证实是非常重要的清除机制 [3]，但在我们本次研究中，在 6 小时监测期间，患者的平均咳嗽次数比既往已经完成的其他研究少。治疗后咳嗽的频率轻度减低（尽管没有显著性差异），我们建议，测量放射性气溶胶的变化来反映湿化后黏液纤毛清除功能的提高。

吸入的示踪剂仅能到达肺的通气区域。支气管扩张患者的通气分布非常不均匀，以至于一部分肺容积任何吸入物质都难以到达，尤其是重症患者。这些区域的黏液的有效清除（无论是通过黏液纤毛的清除还是通过咳嗽）能力可能极差或没有。我们的数据充分阐明了：湿化治疗对这些区域会有长期影响。因此，通气区域清除能力的提高是改善患者预后的一个潜在机制。也可以认为（目前没有任何证据），湿化治疗可能会对一些相邻的非通气区域终末部分的恢复提供有利条件。在支气管扩张症，如在慢性阻塞性肺疾病，反复发作加重可能可以很好地反映机体防御系统的不堪重负。它们也可作为感染和损伤恶性循环的标志——这样也为患者病情发展阶段提供了证据，此时显然需要一个有效的修复治疗。

    总之，我们的结果显示：湿化有确定的作用。进一步的湿化治疗的临床试验应能说明短期疗效能否在长期观察中继续维持。由此可能会考虑将气道温湿化作为治疗其他患有可导致黏液纤毛转运功能下降疾病患者的治疗方案。

（ 李   然 译   李   洁 校 ）

参考文献

1. Hasani A, Toms N, Agnew JE, Lloyd J, Dilworth JP (2005) Mucociliary clearance in COPD can be increased by both a D_2/β_2 and a standard β_2 agonists. Respir Med 99:145–151

2. Agnew JE, Hasani A (2008) Deposition-dependent normal ranges for radioaerosol assessment of lung mucus clearance. J Aerosol Med Pulmon Drug Del 21:371–380

3. Hasani A, Agnew JE (2001) The role of cough on mucociliary clearance measurements. In: Salathe M (ed) Cilia and mucus. Dekker, New York, pp 399–405

第九部分

危重症新生儿的气道湿化

第 30 章　危重症新生儿的气道湿化生理学

Alan de Klerk

在新生儿有创通气支持过程中，普遍推荐给予适当条件的吸入气体，但对于最佳温度和湿度尚没有形成共识。

婴儿的气道壁有预防肺部感染的功能，并能作为逆流热湿交换器（HME）。呼吸道中黏液纤毛的清除作用取决于呼吸道的湿化程度，在自主呼吸过程中，吸入的气体通过呼吸道加温和加湿，直至气体达到体温和饱和压力。条件不适当的吸入气体通常会对机械通气婴儿的气道黏膜纤毛转运系统产生一系列不利影响。

使用人工气道进行通气支持时，上呼吸道被绕过，难以起作用，因此有必要对吸入气体进行加温和湿化。这可以通过一个加热湿化器（HH）实现，但需注意细节以优化使用效果。通过 HME 进行的被动气体温湿化装置也可应用，但由于技术限制，只能在特定环境下使用。很少有证据显示其在新生儿通气支持过程中安全有效，特别是对于长时间通气的患儿。

30.1　引言

在新生儿的呼吸支持过程中，提供温湿气体是广泛采取的标准做法，并且是新生儿重症监护室（neonatal intensive care unit, NICU）

A. de Klerk
Department of Neonatology/BirthCare Center ,
Florida Hospital Memorial Medical Center , Daytona Beach , FL , USA
e-mail: alan.deklerk@fhmmc.org

A.M. Esquinas (ed.), *Humidification in the Intensive Care Unit*,
DOI 10.1007/978-3-642-02974-5_30, © Springer-Verlag Berlin Heidelberg 2012

的常规操作。但对于新生儿机械通气过程中吸入气体的最佳温度和湿度并没有形成共识 [1]。

30.2　气道壁的解剖结构和功能

　　婴儿的气道壁在解剖结构和生理方面均有助于预防肺部感染，并能作为逆流 HME。整个上呼吸道、支气管树以及细支气管的管腔表面均由三层所覆盖 [2-4]：

1. 基底细胞层：

　　　　除了咽喉部主要由鳞状上皮细胞所覆盖之外，该基底层由不同类型的细胞构成的纤毛上皮组成，包括柱状纤毛细胞、黏液分泌杯状细胞、浆液细胞、克拉拉细胞（Clara cell）、刷状细胞、神经内分泌细胞和基底细胞。每个柱状上皮细胞均有高达 200 根纤毛，其长度从中心气道的 6 μm，到外周气道的 4 μm。在正常体温下，人体纤毛摆动频率在 12 ~ 15 Hz，即每秒周期性摆动 12 ~ 15 次，来回摆动，循环往复。在复原摆动期间，纤毛先向后摆动 180°，接近细胞膜表面并充分伸展，然后在垂直于细胞表面的平面上进行有效摆动，推动表面黏液向头端移动；然后纤毛离开黏液层，又摆向细胞表面，开始新的循环。纤毛是以一种协调的配位方式进行摆动的，每根纤毛与其邻近的纤毛顺次摆动。当纤毛由静息状态进入复原摆动而向后摆动时，触动其他静息状态的纤毛并刺激它们进入复原摆动过程。所有纤毛的有效摆动的方向基本相同，以形成合力推动表面黏液向头端移动 [2-4]。

2. 菲薄非黏性液体的纤周溶胶层：

　　　　这是浸泡纤毛的基底部分，在纤毛向后摆动时，有助于纤毛进行低阻力的运动。如果这部分过厚，纤毛难以有效推动表面黏液移动。如果太薄，不利于纤毛在复原摆动期间离开黏液层而使纤毛运动受阻。纤周层在黏液水化过程中也发挥重要作用，能够减少黏液的黏滞度。值得注意的是，新生儿的黏液纤毛清除速度较慢，其中一部分原因是纤周液体分泌增加。随着新生儿分泌功能的成熟，约 4 ~ 8 周后，其黏液运转率即发展至成人水平 [2-4]。

3. 黏性黏液层：

　　这一层包括糖蛋白、蛋白聚糖、免疫球蛋白等蛋白质，以及脂质，当伴有气道炎症或感染时，DNA 数量显著增加，后者可能会大幅增加黏液的黏滞度。黏液在杯状细胞的高尔基体和黏膜下的黏液腺中形成，通过胞外分泌的方式形成 1 ~ 2mm 的小球体。随着黏液球体的膨胀，水分快速被纤毛周围液体层吸收。在更小的末端气道中，黏液以小液滴或斑块的形式呈现，对沉积物颗粒有反应。这些小液滴可逐渐合并并在气管支气管树内向上移动，在气道内形成一个持续的、逐渐黏稠的、像毯子一样的覆盖层，并持续捕获吸入颗粒、细菌、巨噬细胞和细胞碎片 [2-4]。

　　气道近端的纤毛转运速率较远端高，在气管中平均为 4 ~ 5mm/min，在细支气管中小于 0.4mm/min。黏液纤毛清除发生在两个独立但同步的阶段，在气管支气管树中的快速初始阶段，半衰期约为 4 小时；而在经非黏膜纤毛清除转运机制的肺泡清除缓慢阶段，可能持续几周到几个月。特别对于新生儿，黏膜纤毛清除功能在出生时尚未成熟，需要几周时间逐渐发展成熟至成人水平 [4]。

30.3　气道湿化的生理与体温调节

　　关于生理性气道湿化，吸入气体（通常为 22℃，水含量为 9 ~ 10mgH$_2$O/L，正常情况下相对湿度为 50%）在自主呼吸过程中，由呼吸道进行加热和加湿，直至达到体温和水分饱和，通常被认为是体温和压力饱和（body temperature and pressure saturated，BTPS）[1,5]。这一过程主要在鼻咽腔和气管近端随着气体的移动逐渐完成。吸入气体进入气管时的温度常为 29 ~ 32℃且完全饱和，最终达到等温饱和界面（定义为达到 37℃、100% 相对湿度，相应的绝对湿度为 44mgH$_2$O/L 的点），正常人在平静状态下吸入室内空气时，该界面通常在主支气管隆突下水平。确切的等温饱和界面的位置受到多种因素的影响，包括吸入气体的温湿度、呼吸模式、经口呼吸还是经鼻呼吸等；如近端浅慢呼吸时、远端吸入寒冷干燥的气体时、经口呼吸而不是经鼻呼吸时、分钟通气量过高时、上呼吸道加温加湿能力受损时（如气管切开患者），都会影响等温饱和界面的位置。在等温饱和界面之下，温度和湿度是恒定的；而在之上，吸入的干冷气体与气道之间存在温度和湿度梯度差；经逆流热湿交换，吸入气体可经上呼吸道加热和加湿。呼气时，在等温饱和界面之上，呼出气体温度下降，水蒸气部分冷凝，能够在一定程度上弥补上呼吸道流失的热量和水分。在正常呼吸过程中，在 100% 相对湿度条件下，呼出气体从 32℃变至 34℃。当气体和呼吸道黏膜之间存在热量和湿度梯度时，湿热交换就会出现；梯度越大，热湿交换的程度越高 [2,5]。

上述复杂的循环过程描述的最终结果是：一个主要从呼吸道以蒸发形式损失水和热量的过程。这个蒸发损失（H_{evap-r}）取决于呼吸道的水分损失（吸入气体和呼出气体中的水含量之差），而这反过来又取决于吸入气体的湿度，在较高的湿度，损耗较低。对于新生足月儿来说，当环境湿度从 20% 提高到 80% 时，呼吸道的非显性失水（IWL_r）将从每 24 小时 9 g/kg 下降至 5 g/kg。虽然从呼吸道的水分损失（RWL）角度来看，早产儿要高于足月儿，但他们每次呼吸的 RWL 几乎是相同的，这表明早产儿中的较高损失是源于呼吸速率较高的结果。经呼吸失水量与经皮失水量均受妊娠影响；对于足月儿，二者的失水量几乎相等；对于早产儿，经呼吸道的失水量明显小于经皮失水量 [1]。婴幼儿呼吸热损失量可占到总热量的 3% ~ 10%，或占到非可感热损失的 40%[4]。自主呼吸的大部分能量需求是用于吸入气体的加湿，加热只消耗相对很少的能量 [1]。少量的对流热传递（H_{conv-r}）也发生在呼吸道中，这与每单位时间通气量以及吸呼气体之间的温度差有关。如果将婴儿放在一个外界温度基本上不低于呼出气体的环境（如保温箱）中护理，则对流的损耗是非常小的 [6]。

30.4　热湿交换的原则

从广义上讲，通过吸入气体向气道输送水分有两种重要形式 [2-3]。

1. 蒸发：

通过使用加温湿化器或 HME 来进行，在空气中形成不可见的水分子。37℃时完全饱和的空气（相对湿度为100%）有47mmHg的水蒸气气体分压，与每升气体中含有44mg水分的绝对湿度相对应。绝对湿度、相对湿度和温度之间的关系如图30.1所示。汽化水在机械通气过程中提供湿化作用，是本章所要介绍的核心原则。

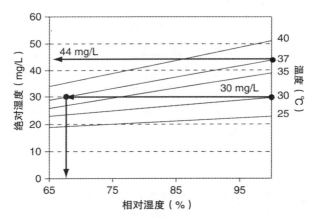

图30.1　气体的相对湿度取决于它的绝对水含量和气体的温度。在37℃和100%相对湿度下，呼吸气体具有44mg/L的绝对含水量。如果气体在30℃达到饱和（相对湿度为100%），其水含量仅为30mg/L。当气体再加热到37℃时，其相对湿度下降到低于70%（Reprinted from Schulze [2]．Copyright (2007). With permission from Elsevier)

2. 雾化：

　　分散在空气中的小水滴是由喷雾或超声雾化装置产生的。这些大小约为0.5~5mm的小液滴像薄雾一样可见，并可携带传染性病原体。水滴越小，它们越可能在沉积到气管支气管内膜前向肺部周围渗透。水滴大小不同，由此产生的呼吸道沉积物可嵌入较大颗粒物和沉淀较小颗粒物，由于喷雾器无法显著促进超出等温饱和界面的气体温湿度，黏膜层过量水分会增加纤毛黏液系统的负担，可能会增加气道阻力和小气道的阻塞，水或生理盐水的雾化不会对吸入气体的湿化产生显著的好处 [1-2]，因此在本文中也不再进一步探讨更多细节。应该指出的是，雾化装置对于通过气道为新生儿和婴幼儿传输药物制剂可能是必要的和有用的。

新生儿和环境之间的热交换主要通过皮肤进行，但也在较小程度上通过呼吸道进行。新生儿热损失的基本途径包括传导、辐射、蒸发和对流，只有最后两种方式在呼吸道热交换中发挥显著作用[7]。

吸入气体的水含量和热含量之间的关系是考虑呼吸过程中热量损失（或收益）的一个重要方面。气体的总能量由两部分组成，可感知的热量和潜在的热量。空气气温仅表示可感知的热量，在缺少水蒸气的情况下，对于吸入气体的总能量增加是最低限度的。因此，在呼吸回路的吸气支充分湿化气体中加入干热对总能量含量的影响不大，也不会引起呼吸道的热损伤。相反，潜在的热量以水蒸气聚合的形式呈现，气道壁的液体蒸发使干的吸入气体湿化会消耗相当多的能量并可导致气道冷却后发生热和水分的损失。患者气道中水蒸气凝结也会产生能量[2-3]。

30.5　吸入气体湿化和加温不足的影响

虽然在有创通气过程中提供足够温度和湿化的吸入气体是普遍接受的治疗标准，但对于最佳或最低可接受的温度和湿度水平还没有明确的共识。有关患者吸入气体的最低湿化水平，已有多种不同的提议，如英国专家建议湿度为 33 mg/L，国际标准化组织提出的建议[1]，美国专家建议温度为 30℃时湿度为 30 mg/L[8]。

对于吸入气体的湿度和温度变化，黏液纤毛转运系统是高度敏感的，条件不充分的吸入气体可能会导致一系列的有害影响。由于能够对吸入气体进行加热和加湿，对于湿度和温度的变化，鼻黏液转运系统反应不明显，但当吸入气体的相对湿度低于 30% 时出现纤毛运动障碍[4]。未经湿化的吸入气体可导致黏液脱水，降低纤毛摆动频率和纤毛转运速率，并使纤周溶胶层变得稀薄，导致纤毛复原摆动被削弱。黏膜炎症和蜕皮可能会接踵而至，进而损伤上呼吸道的热量和水分的交换功能。其结果是，等温饱和界面向远侧移位，并且黏膜损害的面积向肺外周逐步扩大[1-5]。在一个羊早产模型实验中，吸入 3 小时的干冷气体和吸入加温加湿气体之间在肺部结构和炎症方面没有产生差异，但在电子显微镜下检查发现，吸入干冷气体导致了纤毛损伤和功能障碍，尤其是在暴露于高氧的环境中[9]。这些变化的持续和累积将导致以下的一种或多种情况：

1. 气道分泌物黏稠
2. 黏液纤毛清除能力受损
3. 气道上皮细胞的炎症和坏死
4. 热损耗和低温
5. 表面活性受损
6. 院内感染
7. 气道阻塞、肺不张和漏气的风险增加

在新生儿机械通气中，湿化不足已被认为是一个常见问题，尤其是对于极低出生体重儿（出生体重小于 1500g），可增加呼吸系统并发症的风险[1]。尽管再湿化可能有助于恢复纤毛功能和黏液纤毛清除功能，但已证明，纤毛活动长时间停止会导致不可逆转的黏膜损伤和脱落[2]。如果剥脱发生在上皮基底膜，则上皮结构恢复正常可能需要几个星期时间[4]。

已证实，由于水分丢失导致的气道壁液体渗透压增加是导致运动型哮喘患者支气管平滑肌收缩的原因，其机制目前尚不清楚，它也可能在早产儿慢性肺疾病中发挥作用。机械通气早产儿在有创通气的前 4 天如吸入不合适的温度及湿度的气体，发生漏气及严重慢性肺部疾病的风险将会增加[2]。然而，这些在成熟的新生儿中没有得到证实，这表明胎龄可能发挥了重要作用。

应当指出的是，吸入气体的过度加温加湿也可能产生严重后果[1,3]，包括：

1. 可能伴有肺水肿和气道狭窄的气道热损伤
2. 水凝结，被污染的冷凝水被吸入气道及可能的继发性肺炎
3. 表面活性物质失活，肺顺应性降低
4. 肺功能受损和血流动力学改变
5. 黏液纤毛清除功能受损

鉴于这些担心，美国呼吸治疗协会建议，吸入气体的温度不应超过 37℃ [8]，但关于最大湿度方面，没有提出类似的建议。

所有这些可能的不利后果均应考虑到。机械通气和一些干预措施，如气管插管和吸痰，可导致炎症改变、上皮受压和脱落以及杯状细胞和纤毛的损失。支气管肺发育不良并辅以正压通气可导致类似的改变，并可延伸到终末支气管和呼吸性细支气管 [4]。应避免因使用不当条件的吸入气体而导致的气道上皮细胞和黏膜纤毛转运功能受损的情况。

30.6   加湿装置及临床应用

在通过气管插管或气管切开进行通气支持期间，由于上呼吸道的正常的湿化和调节功能难以发挥作用，对吸入气体进行加温加湿非常必要；可通过两种途径实现：一是使用可加热的湿化器进行主动的加温加湿，一是使用 HME（也称为人工鼻）进行被动的加热加湿。

30.6.1   加温加湿器

加温加湿器可提供范围广泛的温度和湿度 [10]。最常见的装置是具有贮水和加热功能的湿化罐，并具有温控装置（包括温度探头和报警器）。湿化罐能将吸入气体加热至设定温度，同时能进行湿化。水面面积和温度是决定湿化罐水分蒸发能力的决定因素。耗水率是加湿器效能的重要指标，在机械通气患者的气体流动速率已知的情况下，该指标常用于计算湿化罐出口处的绝对和相对湿度 [2-3]。通常，呼吸回路的吸入支的加热导线能使进入患者气道的气体温度更为精确、持久，在接近患者的回路端，还能使温度略有升高，以防冷凝水形成 [2,10]。假设气体在湿化罐出口已达水分饱和，则任何使气体冷却的通路都会导致吸入气体凝结、湿度下降。气体冷却程度（冷凝量）受到管道尺寸（管路直径更小的管道的外表面具有相对大的面积进行热交换，特别是有波纹的管路）、周围环境温度、冷却通风、气体流动速率（低流量的气体与周围环境的接触时间相对长，能进行更多的热交换）等因素的影响。识别这些因素对于气体湿化不足的情况更为重要。气体条件不足除了导致不良影响外，还可能导致脏的冷凝水进入气道，影响通气功能，包括患者触发的通气模式。对于机械通气的新生儿，湿化罐的温度通常被设定在 37℃，以使气体达到 44 mg/L 的水含量（相对湿度 100%）。如果把气体温度设定在 39℃，从加热回路的吸入支损失的水分将达到最小，气体将接近饱和 [2]。如之前讨论过的，吸入回路中的干式加热一旦超过吸入管路中的加热导线端，消耗将非常迅速。

新生儿重症监护病房（NICU）中使用的大多数加湿器是伺服控制的。操作者设定所需的气体温度，将温度探头靠近患者端，监测呼吸气体的温度，并通过调整加热导丝的输出来维持设定的气体温度 [10]。危重新生儿通常在保温箱中或辐射保暖台中，气体暴露在两种不同的温度条件下，即室温和保温箱或辐射保暖台的温度，这使伺服控制的加热导丝电路变得更加复杂。如果远端温度探头在加热区域（保温箱或辐射保暖台的加热装置周围），而加热区域的温度高于设定的气体温度，会使温度探头测得的温度过高并传递信号通过伺服控制降低通气回路的热输出，这将导致气体温度损失和冷凝水产生。减少这种影响的方法之一是使用光反射罩来保护温度探头，尤其是对辐射保暖台。如果患儿在一个相对较高的内部温度的培养箱中，温度探头最好放置在保温箱之外。如果有必要，可以使用非加热的延伸管。由于保温箱内较高的温度能够保持气体温度，加热导丝就显得不太重要了。从理论上讲，如果保温箱温度明显高于气道温度，则气体温度将增加，伴随而来的是气体相对湿度的下降，以及气道黏膜干燥的风险增加 [1]。如果保温箱温度低于 34℃，则整个吸入支的加热导丝尽可能接近患者端是较好的选择。可以通过包裹或挂帘等方式使呼吸回路绝缘，以进一步减少冷凝水的产生，但这与熔化或炭化的回路原件有关 [2]。回路有两个温度探头，一个在加热区域之外，一个在接近患者的 Y 形管处，对于处于保温箱中的患儿来说是非常有用的，虽然在 NICU 并不常用。加热导丝是通过伺服控制进行程序设定的，是用较低的温度来控制输出，因此可在更宽培养箱温度范围内适当调节吸入气体的温度（图 30.2）。

即使在非常早期及短期使用符合条件的吸入气体，也可能产生显著的临床效果。在产房即对早产儿使用加温加湿气体进行呼吸支持，能减少患儿在产后出现温度明显降低的现象 [11]。还需要进一步

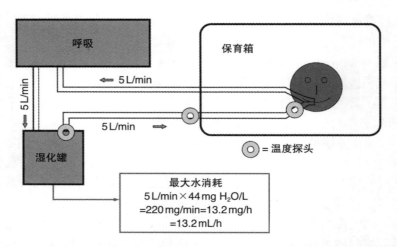

图30.2 （也见彩图）在婴儿应用的带加热导丝的湿化系统中，三个温度探头放置的位置。气管内感应器的目标温度通常由用户设定。此温度通常设定为等于或略高于37℃。湿化罐内的温度必须足够高以蒸发水分，使气体的绝对水含量在37℃条件下达到饱和（44mg/L）。达到气体湿化所需的湿化罐内的水消耗率可以根据回路流速来计算，这是反映湿化器性能好坏的一个简便检测指标（Reprinted from Schulze [2] . Copyright (2007). With permission from Elsevier）

的研究来证实这种方法是否会带来短期和（或）长期的正面或负面的其他效果。

　　通气模式可能会影响 HH 的效果。在高频通气模式下，湿化器温度设定在 37℃ 的条件下，呼吸回路患者端的平均绝对湿度和相对湿度分别为小于 35mg/L 和 65%，而传统的间歇正压通气分别为 42.3mg/L 和 96.8%[12]。另一项研究通过模拟人工肺比较了 HH 和 HME 的加湿效果，研究发现，增加振荡幅度和降低振荡频率均可增加呼出气水分的损耗量 [13]。

　　考虑到当前生产和使用的加温湿化器在技术方面存在的局限性是非常重要的。一项对机械通气新生儿的研究发现，回路温度探头监测到的温度并不能精确反映气道开放处的实际温度 [14]。当湿化罐温度设定在 36℃、回路温度设定在 37℃ 时，监测到的保温箱中婴儿气道开放处的平均温度为 34.9℃，而辐射保温台中婴儿气道的平均监测温度为 33.1℃（图30.3）。对于呼吸回路温度探头监测到的温度

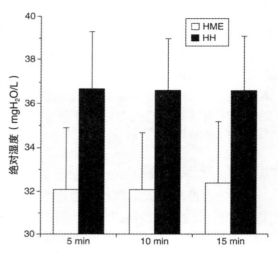

图 30.3　温度探头端（电路）、ETT 回路底板（T1）和 ETT 适配器（T2）的平均温度（±SEM）。（Reprinted from Davies et al[14] . Copyright (2004). With permission from John Wiley and Sons）

与气道开放处的实际温度存在的差值，辐射保温台要更大，平均要低 3.9℃，而保温箱要低 2℃。作者推测，测量患儿附近的温度比现行的传统做法会更谨慎。除非将回路温度设定得高一些，以弥补回路温度探头测得的温度与气道开放处的实际温度的差异。

在随后的模拟肺的实验研究中，吸入气体的温度在从呼吸回路温度探头端（40℃）向气管导管近端通过时有所下降[15]。当气体经过气管导管的外露端（37℃）时，温度进一步下降；当进入温度为 37℃的气道和肺部时，温度又上升。作者再次建议，呼吸回路温度探头的温度应设定在 40℃以上，以弥补温度探头测量温度与气管导管外露端的温度的温差，除非测量患者近端的温度。

尽管 HH 在调节吸入气体温度及湿度方面具有一定优势，但也应考虑到该装置的现存的和潜在的弊端，包括以下方面[10,16]：

1. 与 HME 相比，HH 的成本更高
2. 过度加热或湿化会导致肺损伤
3. 冷凝过程出现细菌污染
4. 增加吸入负荷

尽管从理论上说，湿化罐、雾化器和回路冷凝水会带有病原体，但没有足够证据证明，适当调节后的吸入气体会增加医院获得性肺炎或败血症的风险 [2]。此外，新生儿和婴儿的最佳通气回路变化率尚未确立。因更换管路发生通气变化可能会有些负面影响，但没有证据表明有哪些明显的益处，推荐的做法是：每周更换呼吸管路或不做任何操作 [3]。

30.6.2　热湿交换器

这些也被称为人工鼻，因为它的功能与人类鼻子的功能相似。HME 是被动扮演加湿器的作用，利用低导热性海绵材料收集呼出气的部分热量和水分，并在随后的吸入气中起到加温加湿的效果。由于它们只回收呼出气的部分水分，HME 的使用一直存在热量和湿度的净损失。简单的 HME 仅仅是物理层面的热湿交换。有些 HME 涂有抑菌物质并有病毒过滤器，这些 HME 被称为热湿交换滤器（heat and moisture exchanging filter，HMEF）。吸湿冷凝加湿器（hygroscopic condenser humidifier，HCH）包含吸湿性盐（如钙或氯化锂），是通过在呼气和吸气过程中吸收水蒸气进一步提高 HME 的水分保存功能 [2,10,16]。在该装置的基础上还可以添加一个过滤器，但增加这种过滤器会增加装置的阻力 [10]。

为新生儿使用而设计的小型 HME/HCH 装置也已出现，随着科技的发展其适用性、有效性和安全性很可能会提高，但迄今为止，只有很少的证据表明其可以在新生儿中应用。对小新生儿已有将 HME 连接到气管导管的接头以最大限度地减少额外无效腔的装置。考虑到 HME 会增加阻力以及潜在的呼吸做功，尤其是在脱机自主呼吸时增加，专家建议，对于 2 500 g 体重以上的新生儿，可以使用 HME 加湿装置 [1]。然而，现代呼吸机技术可以缓解这个问题，如压力支持通气，体重在 610 g 的新生儿短期使用 HME 的情况已有报道 [17]。后续有研究比较了在传统通气的新生儿中应用 HH 和 HME 的湿化效果，可通过使用 HME 实现绝对湿度≥28 mg/L、温度≥30℃；可通过使用 HH 实现绝对湿度和温度的更高值（图 30.4）。在采用高频振荡通气的新生儿肺模型中使用 HME，在气管内插管转

图 30.4　吸入气体的绝对湿度的平均值 ±SD。加热湿化器（HH）在三个测量周期内的绝对湿度均比热湿交换器（HME）的高（Reprinted from Fassassi et al [17]. Copyright (2007). With permission from Springer-Verlag）

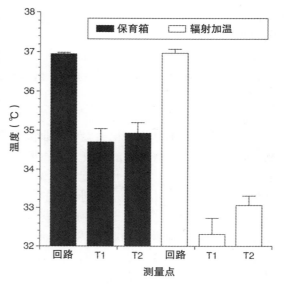

换器的中枢端取得了高于 35 mg/L 的平均湿度，振荡压力小于 3.5 mm 内径的气管导管 [13]。

　　HME 的优点包括：低成本、通气回路简化、被动式运行、消除冷凝水以及电路污染的风险较低 [3,10,17]。一项循证医学综述比较了 HH 和 HME 在成人和儿童通气中的应用，结果显示，虽然使用 HME 出现了二氧化碳分压和分钟通气量的增加、体温的降低，但对于人工气道阻塞、死亡率、肺炎或呼吸道并发症方面均没有影响。有证据表明，疏水性 HME 可降低肺炎风险，在某些患者亚组中，HME 的使用可提高人工气道的使用年限。此外，所有相关研究的结果均显示，HME 的成本比较低。但是，在这篇综述中，在包含 33 项研究的 Meta 分析中，仅有 2 项研究是在儿童中开展的（在一项研究中，患儿体重在 5～10 kg，在另一项研究中，患儿体重在 5～30 kg），还有一项是关于新生儿的研究。在被 Meta 分析排除的 2 项新生儿研究中，在湿度、体温、二氧化碳分压、气胸发生率、管道堵塞、通气时间或氧气要求方面均无差异。对于 NICU，该综述推论认为，对于患有气道阻塞风险的患者以及新生儿，应谨慎使用

HME，但缺乏足够的数据推荐 HME 在小儿及新生儿人群中广泛使用 [16]。

　　该循证医学综述的发现和建议对于 NICU 有特别的启示。新生儿低体温风险较高，因为他们的体表面积与体重比例大，皮肤发育不成熟，蒸发散热多，无寒战，单位体表面积的每分钟呼吸量是成人的 2 倍，经呼吸散热更多 [17]。对于新生儿和儿童来说，成人的一个临床可能性而不是临床相关性可能非常重要。由于 HME 运行的机制，降低气管内插管周围的漏气非常重要 [1,17]。如果气管内插管周围漏气比例小于 15%，可证明有足够的保湿能力 [18]。这对于使用无囊气管内插管的新生儿来说是特别相关的。

　　除了对 HME 在新生儿中使用的普遍关注，HME 也被建议避免用于以下患者：浓痰、血痰、体温过低、支气管胸膜瘘、长时间通气（＞5 天）或那些需要经常通过小容量雾化器进行药物治疗的患者，包括成人和儿童。但是，一些人推荐在特定临床情况下，适当延长 HME 在成人群体的使用时间，曾报道有患者应用时间达到 30 天或更长 [10]。对于新生儿，用于长期通气的安全性和有效性还不明确，HME 可能更适用于这一群体的短期机械通气 [3]。

30.7　小结

　　人们普遍认识到，对于经气管内插管等人工气道方式进行机械通气的新生儿和婴幼儿来说，应在适当的条件下对其吸入的气体进行加温加湿。气道壁在解剖结构和功能上的完整，更重要的是黏液纤毛清除功能，取决于保持气道中温度和湿度的合理梯度。尽管对于新生儿和婴幼儿来说，对于最优的温度和湿度尚未达成共识，且证据有限，临床通常的做法是：提供接近身体温度和压力饱和的气体（BTPS：37℃和100%的绝对湿度，相当于 44mgH$_2$O/L 的绝对湿度）。加温湿化器相对安全，且能长时间使用，也能根据临床需要在范围广泛的温度和湿度内传输适合条件的气体。为新生儿和婴幼儿使用设计的 HME，在短期通气中能提供充足湿度，并在成本和简易性方面具有优势。但是，当 HME 在这一人群中的部分人员中使用时也存在着一些顾虑，并且对于早产儿、低体重婴儿、长时间辅助

通气的患儿，其安全性和有效性尚未被验证。未来的科技进步或许
能扩展它们的适用范围、有效性和安全性。

（肖　倩　译　金静静　校）

参考文献

1. Schiffmann H (2006) Humidification of respired gases in neonates and infants. Respir Care Clin 12(2):321–336
2. Schulze A (2007) Respiratory gas conditioning and humidification. Clin Perinatol 34(1): 19–33
3. Schulze A (2006) Respiratory gas conditioning and humidification. In: Donn S, Sinha S (eds) Neonatal respiratory care, 2nd edn. Mosby, Philadelphia
4. Metinko P (2004) Neonatal pulmonary host defense mechanisms. In: Polin R, Fox W, Abman S (eds) Fetal and neonatal physiology, 3rd edn. Saunders, Philadelphia
5. Branson D, Gentile M (2010) Is humidification always necessary during noninvasive ventilation in the hospital? Respir Care 55(2):209–216
6. Sedin G (2006) The thermal environment of the newborn infant. In: Martin R, Fanaroff A, Walsh M (eds) Neonatal-perinatal medicine, 8th edn. Mosby, Philadelphia
7. Sedin G (2004) Physics and physiology of human neonatal incubation. In: Polin R, Fox W, Abman S (eds) Fetal and neonatal physiology, 3rd edn. Saunders, Philadelphia
8. AARC Clinical Practice Guideline (1992) Humidification during mechanical ventilation. Respir Care 37(8):887–890
9. Pillow J, Hillman N, Polglase G, Moss T, Kallapur S, Cheah F, Kramer B, Jobe A (2009) Oxygen, temperature and humidity of inspired gases and their influences on airway and lung tissue in near-term lambs. Intensive Care Med 35(12):2157–2163
10. Branson R (1999) Humidification for patients with artificial airways. Respir Care 44(6): 630–641
11. Te Pas A, Lopriore E, Dito I, Morley C, Walther F (2010) Humidified and heated air during stabilization at birth improved temperature in preterm infants. Oediatrics 125:e1427–e1432
12. Nagaya K, Okamoto T, Nakamura E, Hayashi T, Fujieda K (2009) Airway

humidification with a heated wire humidifier during high-frequency ventilation using Babylog 8000 plus in neonates. Pediatr Pulmonol 44(3):260–266

13. Schiffmann H, Singer S, Singer D, von Richthofen E, Rathgeber J, Züchner K (1999) Determination of airway humidification in high-frequency oscillatory ventilation using an artificial neonatal lung model. Comparison of a heated humidifier and a heat and moisture exchanger. Intensive Care Med 25:997–1002

14. Davies M, Dunster K, Cartwright D (2004) Inspired gas temperature in ventilated neonates. Pediatr Pulmonol 38(1):50–54

15. Jardine L, Dunster K, Davies M (2008) An experimental model for the measurement of inspired gas temperatures in ventilated neonates. Pediatr Pulmonol 43(1):29–33

16. Kelly M, Gillies D, Todd D, Lockwood C (2010). Heated humidification versus heat and moisture exchangers for ventilated adults and children. Cochrane Database Syst Rev, Issue 4. Art. No.: CD004711. DOI: 10.1002/14651858. CD004711.pub2

17. Fassassi M, Michel F, Thomachot L, Nicaise C, Vialet R, Jammes Y, Lagier P, Martin C (2007) Airway humidification with a heat and moisture exchanger in mechanically ventilated neonates: a preliminary evaluation. Intensive Care Med 33(2):336–343

18. Gedeon A, Mebius C, Palmer K (1987) Neonatal hygroscopic condenser humidifier. Crit Care Med 15:51–54

第31章 新生儿通气中吸入气体温度的测量

Luke Anthony Jardine、David Cartwright、Kimble Robert Dunster 和
Mark William Davies

31.1 引言

通常我们是通过呼吸机中湿化罐和可加热的进气管道来使新生儿的吸入气体得到加温加湿的。由于新生儿呼吸道的正常生理温度大部分是未知的，吸入气体的最佳温度和湿度也难以确定。加温的主要作用在于能够充分湿化气体以及减少肺的热量丢失。高水平的

L. A. Jardine (✉) • M.W. Davies
Grantley Stable Neonatal Unit , Royal Brisbane and Women's Hospital ,
Brisbane , Queensland , Australia

Department of Paediatrics and Child Health ,
The University of Queensland, Royal Children's Hospital ,
Brisbane , Queensland , Australia
e-mail: luke_jardine@health.qld.gov.au

D. Cartwright
Grantley Stable Neonatal Unit , Royal Brisbane and Women's Hospital ,
Brisbane , Queensland , Australia

K. R. Dunster
Institute of Health and Biomedical Innovation , Queensland University of Technology ,
Brisbane , Queensland , Australia

Grantley Stable Neonatal Unit, Royal Women's Hospital,
Brisbane, Queensland, Australia

Critical Care Research Group, Department of Intensive Care Medicine ,
The Prince Charles Hospital ,
Brisbane , Queensland , Australia

A.M. Esquinas (ed.), *Humidification in the Intensive Care Unit,*
DOI 10.1007/978-3-642-02974-5_31, © Springer-Verlag Berlin Heidelberg 2012

湿化在技术上是难以测量的，湿化传感器易损且价格昂贵，当被冷凝水覆盖后，其测量结果会变得不准确。通过综合计算湿化液的消耗量、气流量和温度，间接估测湿化度，可作为能够反映一段时间内的平均湿度水平的粗略方法。由于温度探头反应迟缓，经久耐用且价格低廉，我们通常应用放置在呼吸机的进气管中的探头测量的气道温度来代替湿度的测量。然而，这些通过呼吸机的温度探头测量得出的值，通常反映的是距婴儿气道开口或肺至少 8 cm 处的温度，因此，应用温度探头在进气管的末端测得的温度也许不是进入到婴儿肺中的气体的温度。一旦气体离开湿化器，呼吸机的吸气回路中的水分总含量就固定了；因此，温度的变化会导致湿度的变化，呼吸回路会出现湿化不充分或冷凝现象。温度的上升会降低相对湿度，但不会改变绝对湿度。如果相对湿度已经达到 100%，温度降低时会使相对湿度维持在 100%，并出现凝结现象。回路中冷凝水会导致其逆流入患者肺部并造成肺损伤。

31.2　湿化和气道温度的作用

机械通气中，吸入气体湿化不充足会导致黏膜表面干燥，由此会抑制黏膜纤毛的净化功能，使气道分泌物变黏稠，导致大气道堵塞，甚至导致患者死亡[1]。吸入气体温度过低不仅与湿化不充分和气道黏膜干燥有关，也可能会导致婴儿体温调节失衡。而吸入气体温度过高也会干扰婴儿的体温调节中枢，并可能灼伤其呼吸道上皮组织[2]。在极低体重新生儿的通气中，充分加温可降低机械通气中气胸的发生率，减轻慢性肺疾病的严重程度[3]。

31.3　从湿化器到患者端气体温度的变化

Davies 等人在当时公认的标准呼吸机管路以及湿化器的设置条件下（湿化器温度 36℃，管路温度 37℃），对机械通气状态下的新生儿的吸气气体温度进行了研究[4]。结果显示，在湿化器处设置的温度并不能反映气道开口处［如气管内插管（endotracheal tube，ETT）近端］气体的温度[4]，这是由于：吸入气离开加热导丝在通过进气管路到达气道开口处的过程中温度会下降。为弥补这部分热量的丢失，我们建议将湿化器的温度设置为 37℃，而将管路的温度设置为 40℃。

Jardine 等人在随后的实验研究中发现，在通过 ETT 外露部分时吸入气温度会进一步下降至 34℃，但随后在进入气道和肺的过程中会被再次加热至 37℃ [5]。进入婴儿肺中气体的最终温度不仅取决于来自 ETT 回路中的气体的温度（这些气体在进气管中已经被加热了），也取决于 ETT 暴露的部分所处在的环境温度、ETT 中的气体流速和婴儿本身的体温等方面。温度的降低可能主要是由于向周围环境的热辐射导致的热量丢失，因此，提高环境温度（如升高室温，将管路置于保温箱或热辐射作用的加热器下）或增加吸入气流速能够避免吸入气体的温度的大幅降低。实验中，我们明确了吸入气体在通过 ETT 后能够被再次加热，但是这一过程是通过模肺（反映患者体温）的热辐射和热传导作用完成的，因此，这次气体的再次加热会消耗婴儿自身的热量。

也许将进气管路中的气体温度设置得更高，使最终进入 ETT 体内段中的气体温度能够达到 37℃，从而减少婴儿自身热量消耗的设想是有意义的，但是，由不可预料的环境变化引起的吸入气体过热等问题会引发一系列安全问题，因此，ETT 中气体流速和周围环境温度也许会尤为重要，这些最终都会影响到婴儿的热量的消耗。除非能够测量到更加接近患者体内的气体温度，否则将管路中的温度设定得更高一些来补偿气体通过温度探针至 ETT 外露部分呼吸管路时的热量丢失是有意义的。但是，这需要进一步的研究证实，同时应仔细评估环境温度的影响。在得到更多的证据之前，将吸入气体的温度控制在生理范围内（即 36.6 ～ 37.4℃）似乎是比较稳妥的。

31.4　结论

显而易见，为了达到最佳的呼吸管理，我们应监测尽可能接近患者的气道内的气体温度和湿度。监测比现有技术条件更加接近患者的气道中气体的温度，可以避免吸入气体经过 ETT 外露部分的温度的降低。在得到更多证据之前，我们应当将吸入气体的温度控制在生理范围内（即 36.6 ~ 37.4℃）。

31.5　关键信息

1. 气道温度已经成为湿度测量的替代指标。
2. 气道湿化不充分会导致气胸和慢性肺疾病发病率的上升。
3. 气道温度过高会灼伤呼吸道上皮。
4. 在气体从管路加热器输送到患者的过程中温度会有所降低。
5. 在得到更多证据之前，我们应当将吸入气体的温度控制在生理范围内（即 36.6 ~ 37.4℃）。

（ 王　苑 译　郭丽娟 校 ）

参考文献

1. O'Hagan M, Reid E, Tarnow-Mordi WO (1991) Is neonatal inspired gas humidity accurately controlled by humidifier temperature? Crit Care Med 19(11):1370–1373

2. Klein EF Jr, Graves SA (1974) "Hot pot" tracheitis. Chest 65(2):225–226

3. Tarnow-Mordi WO, Reid E, Griffiths P, Wilkinson AR (1989) Low inspired gas temperature and respiratory complications in very low birth weight infants. J Pediatr 114(3):438–442

4. Davies MW, Dunster KR, Cartwright DW (2004) Inspired gas temperature in ventilated neonates. Pediatr Pulmonol 38(1):50–54

5. Jardine LA, Dunster KR, Davies MW (2008) An experimental model for the measurement of inspired gas temperatures in ventilated neonates. Pediatr Pulmonol 43(1):29–33

第32章 新生儿无创呼吸支持中的气道湿化：持续气道正压、经鼻间歇正压通气及湿化的高流量经鼻导管

Alan de Klerk

在新生儿无创呼吸支持中，各种模式的无创通气支持均试图实现相关性肺损伤最小化。

持续气道正压通气（continuous positive airway pressure，CPAP），输送的气道正压是持续的、精确的且可调节的，是新生儿无创呼吸支持的支柱。使用的设备和应用技术可能成为严重影响 CPAP 疗效的环节。近年来，随着技术的发展，同步的或非同步的无创正压通气（noninvasive positive pressure ventilation，NIPPV）的使用快速增长。高流量鼻导管湿化（humidified high–flow nasal cannula，HHFNC）疗法由于使用方法简便，已被广泛应用，但其安全性及疗效尚需进一步证实。

无创通气支持仍没有公认的气体的加温加湿标准，在这种通气支持中，上呼吸道未被绕过，能够继续维持有效的气体环境。然而，在成人的研究和有限的新生儿的临床研究均证实，在无创呼吸支持中，吸入气体的有效调节具有重要作用，它可以使呼吸支持疗效更优，并且可以最大限度地减少气道和肺功能的不良反应。最合理的温度和湿度设置条件仍有待于进一步阐明。

A. de Klerk
Department of Neonatology/BirthCare Center ,
Florida Hospital Memorial Medical Center , Daytona Beach , FL , USA
e-mail: alan.deklerk@fhmmc.org

A.M. Esquinas (ed.), *Humidification in the Intensive Care Unit*,
DOI 10.1007/978-3-642-02974-5_32, © Springer-Verlag Berlin Heidelberg 2012

32.1　引言

在新生儿疾病中，肺功能损伤是最常见的，早产或危重新生儿的呼吸支持一直是新生儿治疗的支柱。早在 1960 年，即开始经过气管内插管（endotracheal tube，ETT）给予早产儿间歇气道正压通气（intermittent positive pressure ventilation，IPPV），但这增加了与肺相关的发病率和死亡率[1]。结果是：在接下来数十年，发展了各种模式的、试图减少肺损伤并改善存活率的无创呼吸支持和输送气体的方法。权衡适当的支持条件和潜在的呼吸支持相关性肺损伤，是选择呼吸支持模式的临床决策要点。同时，如何应用及应用多长时间也是要考虑的重要因素[2]。

本章将列出最常用的新生儿无创呼吸支持模式，并阐述吸入适当条件的气体的重要性。建议读者参考第 30 章，简单回顾气道的解剖学和功能，气道湿化的物理特性及新生儿的温度调节特点。

32.2　无创呼吸支持的方式

无创呼吸支持是指：不需要有创人工气道（ETT 或气管切开插管）来进行的呼吸支持。这一方式在临床实践中的使用频率持续在增长。自 1971 年首次报道在新生儿中使用无创呼吸支持以来[3]，CPAP 在新生儿无创呼吸支持中占据重要地位。随着传感器和流量输送系统的改良，各种类型的无创正压通气（NIPPV）的使用日益广泛[4]，所有 NIPPV 都是在没有有创人工气道下提供辅助通气，在整个呼吸周期不同时相输送正压，增加气道压[5]。在过去十年中，高流量经鼻导管湿化疗法在新生儿重症监护室（NICU）已广泛使用。以下我们将针对三种最基本的新生儿无创呼吸支持模式，详解气道湿化的理想方案。

1. CPAP

CPAP 是指在患者整个呼吸周期中持续给予气道内正压[6]。它可以被视为在一个密闭环路中，通过加温加湿的持续气流或可变气流产生正压（压力由气体流速维持，从气体进入到气体终末流出形成一个密闭的或"关闭"的呼吸周期，部分气体被患者吸入和呼出）。在整个呼吸周期中，应用恒定的气流产生持续的 CPAP 气流，气流直接对抗呼吸周期中的气道阻力。通常能产生持续 CPAP 气流的装置包括：呼吸机派生的（在阀门使用各种阻力）、气泡或水封的装置以及在一些国家，Benveniste 气体喷射阀（Dameca，Copenhagen，Denmark）也有应用。可变气流 CPAP 在鼻孔近端气道提供 CPAP，并运用一些物理学和生理学原理实现在吸气或呼气气流改变的情况下提供恒定的气道压，与持续气流 CPAP 相比，其可以降低部分呼吸功。可变气流 CPAP 设备包括：婴儿流量经鼻 CPAP 系统（VIASYS Healthcare Inc.）和 ARABELLA 婴儿经鼻 CPAP 系统（Hamilton Medical AG）。至少在设计中，每种这些设备的目的都是维持输送恒定、精确并可调节的气道正压。在 CPAP 回路和新生儿之间最常使用的接口装置是鼻导管和（或）鼻面罩[2]。

CPAP 的最初目的和疗效是提供低压力来实现肺扩张，预防呼气相肺泡和终末小气道塌陷[6]。这一措施不仅可有效维持肺泡循环并增加和 / 或维持肺的功能残气量（functional residual capacity，FRC），而且还有很多益处，包括可增加肺顺应性，保存表面活性物质，降低肺内分流，以及增加气道内径。

阻碍 CPAP 成功实施的因素主要是由相对较大的接口装置导致的，这就需要维持其适当的位置和有效性（图 32.1）。除非适当选择了设计良好的设备，进行了审慎的应用和维护，否则无法避免经鼻周围和经口漏气。漏气则可能会导致气道压力不恒定，呼吸功增加，而呼吸不稳定会增加需氧及呼吸衰竭的风险。同样，不好的系统设计，选择及应用叉形接口装置，以及大部分 CPAP 接触装置笨重的自身特性，都会增加患者鼻腔刺激和创伤的风险[2]。

尽管本章不包括 CPAP 技术和应用的详细总结，但以下几点总结了在新生儿中 CPAP 应用的相关内容：

A. 在有呼吸窘迫的早产儿中，应用 CPAP 与降低呼吸衰竭和死亡率相关[7]。

B. 在治疗呼吸窘迫综合征（respiratory distress syndrome，RDS）

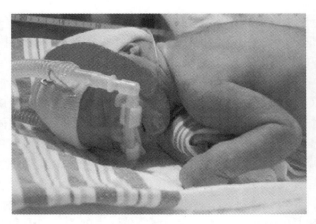

图 32.1 （也见彩图）新生儿双腔鼻导管持续气道正压（CPAP）。大多数典型的有效的 CPAP 设备的相对较大的接口装置，可能会阻碍舒适性和适当的操作（Adapted and reprinted from De Klerk [2] . Copyright (2008). With permission from Wolters Kluwer Health）

　　过程中，与延迟应用 CPAP 相比，早期应用可降低随后的间歇性正压通气（IPPV）的使用率 [8]。

C. 当进行产房中不同治疗策略稳定性比较时，当单独使用 CPAP 或预防性使用肺表面活性物质联合拔管后 CPAP 时，对于主要临床结果，机械通气后序贯使用预防性表面活性药物未显示改善作用 [9-10]。

D. 在自主呼吸极不成熟的早产儿中，在降低随后的机械通气使用率和发病率上，预防性表面活性药物联合快速拔管后 CPAP 策略没有显示出优于 CPAP 联合早期选择性表面活性药物策略 [10-12]。

E. CPAP 在预防早产儿呼吸衰竭和接下来的气管插管和 IPPV 中是有效的 [13]。

F. CPAP 未一致表明影响支气管肺发育异常（bronchopulmonary dysplasia，BPD）发生率，BPD 定义为产后 28 天或 36 周纠正胎龄时仍有呼吸用氧依赖 [9-13]。

G. 5 cmH$_2$O 或以上的 CPAP 似乎比低压力 CPAP 更有效 [13]，但是，理想的 CPAP 水平并没有很好地明确，仍需建立在治疗条件基础上。

H. 在治疗呼吸窘迫综合征和降低再插管的风险上，短 CPAP 双腔鼻导管比单腔鼻导管更有效 [14]。

I. 不论水下气泡式 CPAP 还是呼吸机驱动式 CPAP，与持续气流 CPAP（CF-CPAP）相比，可变气流 CPAP（VF-CPAP）在呼吸功（WOB）和呼吸不同步方面可能有一些优势，气泡式 CPAP 可能有反超呼吸机驱动 CPAP 的一些类似优点 [15]。然而，到现在为止，有限的临床研究尚不能证明 VF-CPAP 和 CF-CPAP 哪个更优越 [16]，或者在拔管后气泡式 CF-CPAP 和 VF-CPAP 哪个更有效 [17]。

J. 在 CPAP 传送过程中，使用技术维持口腔闭合可以使经鼻周围和经口漏气最小化 [18]，并且可能改善 CPAP 的持续性和有效性。

2. NIPPV

介绍涉及设备的序贯使用，患者接口装置，CPAP 和 NIPPV 的临床作用，加湿中的相似需求，以下是呼吸支持模式简要的回顾。无创正压通气（NIPPV）使用间断的气体膨胀来加强 CPAP，在一个呼气末正压（PEEP；相当于 CPAP）的基线上，调节吸气峰压（peak inspiratory pressure, PIP）、膨胀频率（inflation rate, IP）和吸气时间（inspiratory time, Ti）。这增强了吸气时跨肺压，可能也增强吸气反射和叹气样呼吸 [5]。这里应用的术语——经鼻间歇正压通气（NIPPV），这里被作为一种多重可变的支持模式应用——是许多非标准的术语和首字母缩略语，包括同步性 NIPPV（synchronized NIPPV, SNIPPV）、经鼻通气（nasal ventilation, NV）、经鼻间歇指令通气（nasal intermittent mandatory ventilation, NIMV）、同步性 NIMV（synchronized NIMV, SNIMV）、经鼻双水平气道正压（nasal bi-level positive airway pressure, nBiPAP）、无创压力支持通气（non-invasive pressure support ventilation, NI-PSV）等等。

这一通气支持模式可以通过相似的接口装置（单腔或双腔鼻导管或鼻/面罩）将患者连接到 CPAP，但是，因与小脑出血相关，面罩不被推荐 [5]，可用于 CPAP 的双腔鼻导管也可以用于 NIPPV。短而宽的双腔鼻导管可以提供最有效的接口。大多数标准呼吸机可以被用来配合或直接提供非同步 NIPPV。由于触发和流量传感器设备的限制，以及 Infrasonics Infant Star 呼吸机（SOMA Technology，Bloomfi eld，CT）逐步停产，能提供同步性 NIPPV 的选择更加受限。然而，有些设备还是可以达到目的的，包括婴儿流量型 SiPAP 呼吸机和婴儿流量型 SiPAP 高级呼吸机（Viasys Healthcare，Yorba Linda，CA），汉密尔顿 C2 设备（Hamilton Medical AG，Bonaduz，Switzerland），这些设备是通过经鼻正压通气 – 压力支持（nCPAP-PS）模式来实现的，Puritan Bennett 840 呼吸机（Puritan Bennett inc. Pleasanton，CA）可选择新生儿模式。尽管理论上同步化 NIPPV 和保留患者呼吸存在优势，但目前在新生儿中尚无临床研究比较同步化和非同步化 NIPPV 的区别。

以下是根据一些现有的证据总结的 CPAP 与 NIPPV 在新生儿中的比较结果：

A. NIPPV 可能输送更大的潮气量和分钟通气量，并且可能可以降低呼吸频率、呼吸力，减少胸 – 腹呼吸不同步和二氧化碳（CO_2）水平[5]。

B. 如从出生即应用呼吸机并避免使用有创呼吸机，NIPPV 能减少经气管插管呼吸机的使用[19]。

C. 在早产儿中，拔管后使用 NIPPV 增强了 CPAP 的作用，并且降低了拔管失败的发生率[20]。

D. 尽管至今没有证据显示 NIPPV 增加了胃肠道不良反应（尤其是肠穿孔）的发生[20] 才，但仍需顾虑 NIPPV 所产生的更高。

E. 与 NCPAP 相比，NIPPV 可能可以更有效地降低呼吸暂停的频数[21]。

3. HHFNC

近来随着高流量鼻导管湿化（HHFNC）设备的更新换代，目前在新生儿中既不推荐也不考虑应用超过 2 L/min 的鼻导管流量[22]。除此之外，也不推荐低于 4 L/min 的气道湿化[22]。美国呼吸护理协会（AARC）推荐的这些建议的证据级别均有限，虽然推荐没有更改或更新，HHFNC 治疗仍得到了越来越普遍的应用。尽管在新生儿中 HHFNC 治疗没有一个普适标准，但目前广泛应用和合理的定义是在 2～8 L/min 的呼吸流速下经鼻导管输送最佳加温加湿气体 [2]。在不同分钟通气量下，流速应满足超过患者吸气流速的要求。

在美国，第一台获得批准为新生儿提供 HHFNC 的设备是 2004 年的 Vapotherm 2000i，它从此与相关的装置 Vapotherm Precision Flow 在国际上获得了广泛应用。类似的产品从此在不同的市场上出现，包括 Fisher & Paykel Healthcare（Auckland，新西兰）的 RT329 Infant Oxygen 输送系统，以及 Hudson Comfort Flo 湿化系统（Teleflex Medical，Research Triangle Park，NC）。随着新生儿中 HHFNC 治疗人群的增长，在不久的将来，将有更多的 HHFNC 设备用于临床。

尽管具体的 HHFNC 设备存在不同，但它们都符合以下基本设计原则：

A. 一个加温加湿器，能对呼吸气体进行有效的加温加湿。

B. 一个呼吸环路，能有效维持温度，并能兼顾湿度直到将气体传送到环路末端，从而可预防过度的凝聚或"冲洗"。Vapotherm 装置可通过一个可循环的温水套筒套住输送管路，而 F&P RT329 和 Hudson Comfort Flo 系统则通过一个延伸到环路远端的可加热钢丝圈来实现。

C. 一个带适配装置的鼻导管，连接到输送环路。注意，导管设计需在输送环路末端和实际鼻腔端之间减少过多的管路，以便气体冷却和沉降最小化。

对于管路大小的选择没有公认的指南存在，这也反映了尚缺乏有力的临床证据。然而，F&P RT329 和 Hudson Comfort Flo 系统的制造商建议：管路尖头外部直径应不超过鼻腔内部直径的 50%，以便预防尖端和鼻腔之间的闭塞，从源头上降低过度的气道压力产生。但使用者如何遵循这个建议尚未可知。通过临床反应调节气体流速，通常在呼吸窘迫或需氧增加时提高流速，在呼吸窘迫改善或需氧降低时降低流速。

HHFNC 作用的精确机制尚需进一步揭示。除能提供更高流速的湿化呼吸气体和增加的吸入氧浓度百分比等基本观念外，我们推测，HHFNC 可能可以通过其他机制发挥作用，如提供气道压、呼气相的鼻咽清洗，改善黏膜灌注或刺激呼吸驱动等[2]。多个研究证实，HHFNC 治疗确实能产生气道正压，且这个压力是可变的（范围可能自微小到超过常规），相对无法预测、不可调整，与流速、管端的大小和患者端的大小（适当有效的加温加湿）相关，这一压力可能足以产生临床疗效和 / 或改变肺功能[2]。对 HHFNC 产生的可变压力尚存在担忧，其安全性和有效性还需要进行大型多中心随机对照试验来弄清。

对 HHFNC 的确切作用尚无定论，但当 CPAP 作为传统应用的一些情况下，诸如呼吸窘迫综合征的初始治疗，为预防再插管拔管后使用，在早产儿康复期从撤机到呼吸空气的延长期间需要相对低级呼吸支持，或作为早产儿呼吸暂停的治疗，HHFNC 作为支持模式的应用则越来越普遍。提供 HHFNC 替代 CPAP 的倾向的一部分原因是前者使用更容易；也有报道说，HHFNC 可以提高患者的耐受性，疗效也更好。我们期望温度和湿度可以降低气道水流失、预防气道冷却、减少分泌物变厚和鼻腔刺激，输送高流量气体而不出现鼻腔干燥或出血。更轻和应用更简易的界面（与大多数传统 CPAP 的接口装置相比）可能可以减少鼻中隔损伤，同时操作者和家庭成员可

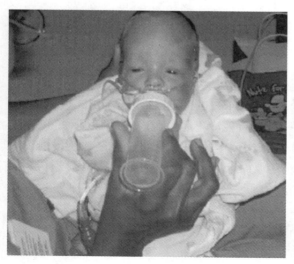

图 32.2（也见彩图）更轻和应用更简易的患者接口装置，带有加湿的高流量鼻导管（HHFNC），在新生儿，操作和喂食可以更容易（Adapted and reprinted from De Klerk [2]. Copyright (2008). With permission from Wolters Kluwer Health）

以更容易操作和护理早产儿（图 32.2）[2]。

关于 HHFNC 在新生儿和早产儿中的使用情况，临床上缺乏高质量的证据，合理的顾虑包括：产生过度的气道压（如前文提到的）、感染发生率升高、局部创伤和未经确认的其他不良反应。至今没有文献报道感染发生率；但是，在美国，2006 年，Vapotherm 装置被从市场上召回，因为在多例患者中，疾病控制中心（CDC）检测出了与装置使用相关的革兰阴性菌（*Ralstonia spp.*）以及其他微生物的定植和感染。两家医院在未使用的 Vapotherm 装置中培养出了罗尔斯通菌（*Ralstonia*）[23]。2007 年，该产品获准重回市场，指定系统仅可使用无菌水。这次经验至少提示，在使用重新制造的 Vapotherm 装置（或其他相似的装置）过程中应密切监测感染率和任何不常见的感染的发生，直到大型随机对照试验能很好地阐释这种潜在的风险。

随着多个大型多中心随机对照试验正在进行或已进行到计划最终阶段，在接下来几年中，我们可以预期即将诞生高质量的证据，能够支持或驳倒有关 HHFNC 的疗效和（或）安全性。这些证据包括 HHFNC 与 CPAP 和 NIPPV 比较的试验，以及这些不同策略作为初始治疗、直接拔管后治疗和（或）在早产儿康复期中应用的比较试验。只有获得了这些证据，HHFNC 才能真正被视为最有潜在价值的呼吸支持模式，才能证实其便于使用、易于耐受，并且不良反应少，如局部创伤的发生，现在肯定其价值还为时过早，因为关于感染风险、气道压力和其他未被认识到的不良反应还有待于进一步证实。

32.3 无创呼吸支持中的气道湿化

尽管大家普遍认为吸入气体的有效调节应纳入新生儿和早产儿有创通气的治疗标准中，但目前缺乏公认的理想温度和湿度。有鉴于此，对于无创通气支持中气体的加温加湿要求及特殊要求，几乎没有高质量的证据，甚至缺乏一致意见。

为了预防肺部感染，婴儿的气道在解剖上和生理上有其自身特点，形成了逆流加温和加湿的交换机制。有关解剖和生理过程的详细讨论见第 30 章。从加湿的角度上分析，有创（即通过气管插管或气管切开）和无创呼吸机支持之间的首要不同是：后者的上气道从鼻腔到近端气管水平无分流，这对于吸入气体的调节大有裨益。在成人自主呼吸中，吸入气体被加温加湿到体温和压力饱和状态（BTPS），这一过程主要发生在鼻咽和近端气管，吸入气体往往能达到 29～32℃且完全饱和。这个过程能持续进行直到略低于气管隆突，即直到吸入气达到同温饱和界面（定义为气体达到 37℃和 100% 相对湿度，相当于 44 mgH$_2$O/L 绝对湿度）[24]。在下文中，我们将讨论加湿在大多数常用的无创呼吸支持模式中发挥作用的有限数据。

1. CPAP

在新生儿中由于极度缺乏高质量数据，我们对 CPAP 使用中气体加湿的少许认识是从成人文献中推测出来的。气道正压的治疗反而影响鼻道的功能和鼻腔 CPAP 的有效性。加湿不足可能与呼吸黏膜纤毛功能失调、鼻腔黏膜炎症、鼻腔黏膜血流速度增快和鼻腔充血有关。在成人睡眠呼吸暂停中，大量数据均支持：加温加湿器能够改善 CPAP 的舒适性和耐受性，可能还能改善顺应性[24]。也有证据说，有效的加湿器可能可以改善鼻道阻力，使 CPAP 获益。经鼻 CPAP 治疗时短暂的张口呼吸已被证实会加重鼻腔黏膜充血[25]，而保持闭口时鼻腔 CPAP 却没有这种现象。即使口腔漏气，也可以通过加温加湿的吸入气体预防鼻腔黏膜血流量增加。令人惊讶的是，随着鼻黏膜血流量增加，研究并未发现预期中的鼻腔体积和横截面积的降低。然而，纳入成人志愿者的另一项研究发现，鼻腔 CPAP 和经口漏气可导致鼻道阻力增加 3 倍，但通过有效的气体加湿可以遏制[26]。增加的鼻道阻力可能会导致传送到鼻咽和远端气道的有效 CPAP 压力降低。在后面的研究会进一步强调加湿的重要性。在新生儿人群中，CPAP 状态下，鼻腔和口周围不可避免的漏气可产生单向气流，因此会加重气道黏膜和分泌物干燥。相似的研究发现，经口漏气导致的阻力增高至少会削减 70% 的 CPAP 效果（无加湿器时），同时也说明：鼻道横断面越小，CPAP 失去效果的概率越大。这对于早产儿甚至足月新生儿的小鼻道来说，意义显而易见。然而，附加的加温加湿对于急性脱离 CPAP 治疗来说，不论有无经口漏气，都会降低鼻腔炎症，这是通过鼻腔黏膜中的中性粒细胞百分数得到证实的[27]。

最理想的加湿水平还没有明确。但在成人 CPAP 中，30 mg/L 的绝对湿度足够遏制与经口漏气相关的鼻道阻力增加[26]，并且经口漏气导致的鼻腔黏膜血流量增加也可通过 29℃温度和 70% 相对湿度的吸入气体得到改善[25]。而且，在鼻道阻力增加中，黏膜干燥似乎比黏膜冷却作用更显著[26]。当比较早产儿使用 CPAP 两种加湿设置（33~35℃或 36~37℃）时没有发现明显差异[28]。

新生儿和早产儿使用相对高气流的无创呼吸机时，常伴随鼻腔漏气和口腔周围漏气问题，尤其是后者，会导致 CPAP 热湿交换器（HME，也被叫做人工鼻）失效，这是由于往复气体需要呼出气体经肺加湿。因此，新生儿 CPAP 的加湿几乎普遍依赖加热加湿器获得。在本书"危重新生儿的气道湿化生理学"一章中有对加温加湿器和 HME 的更全面的阐述。

CPAP 的应用、任何导致黏膜血流增加、炎症、鼻黏膜水肿、气道阻力、CPAP 失效以及吸入气体湿化对这些过程的影响，它们之间的关系仍然不清楚。然而，将输送到鼻的气体调控在绝对湿度最小 30 mg/L、相对湿度最小 80%~90% 和温度最小 30℃是合适的。提供处于或接近于 BTPS 条件的气体是否可以提供额外收益或是否疗效更为理想，目前还不清楚，但在 NICU 这种气体是常规应用的。

2. NIPPV

通常，新生儿和早产儿的 NIPPV 是经与 CPAP 相似的接口装置提供的，短双腔鼻导管和鼻面罩使用最为普遍。标准的呼吸机或专门 NIPPV 装置，如那些列在第 32.2 章节中的无创呼吸支持方式，都可用来提供同步或不同步 NIPPV。所有这些装置使用中往往同时使用加温加湿器来获得适当条件的气体。

遗憾的是，有关 NIPPV 使用加温加湿的特殊要求的研究证据比 CPAP 的更少。在新生儿中，尚无 NIPPV 的随机对照试验说明是否需要加温加湿吸入气体，以及如果需要加温加湿，何种参数是合适的。由于这两种支持模式的接口和装置之间的相似性，NIPPV 加湿器也采用与 CPAP 相同的使用建议。由于实际使用中 NIPPV 通常需要更高的流量来支持，并且假定流量增高，经口和鼻的漏气量增加且产生更大压力，可能需要更加关注吸入气体的条件，以避免这些情况下吸入不适宜条件的气体导致已知的不良后果。

3. HHFNC

如上所述，HHFNC 系统一般通过鼻导管给新生儿和早产儿提供流量可变的 0.3 ~ 8 L/min 的加温加湿的吸入气体。市场上第一台这样的装置是 Vapotherm 2000i，最近更新的升级装置是 Vapotherm Precision Flow，使用了通过鼻导管的专利膜技术，以 5 ~ 40 L/min 的流速传送相对湿度 95% ~ 100% 和等于体温的水蒸气分子。在新生儿中，水化罐允许使用 1 ~ 8 L/min 流量。Fisher & Paykel（F&P）RT329 系统可与 F&P MR850 加湿器串联使用，通过鼻导管以 0.3 ~ 8 L/min 的流速传送 BTPS（37℃，44 mg/L）的加湿气体 [2]。Hudson Comfort Flo 系统（包括 Hudson RCI Neptune 加温加湿器）可提供类似的 1 ~ 8 L/min 加湿气体 [29]。

比较这些不同装置的数据仍很有限。一篇仅提供摘要的研究指出，在 1 ~ 8 L/min 的流速下，在没有使用制造商推荐设置条件下，F&P 系统获得的相对湿度为 95.75%，而 Vapotherm 为 98.75% [30]。类似研究证实，F&P、Vapotherm 和 Hudson RCI Neptune 加湿器在加温到 37℃ 时各自产生了 79%、92% 和 97% 的相对湿度 [29]。这 2 项研究的结果不尽相同，可能受到不同试验条件的影响，但是，这三种装置对改善条件气体都是有效的。

Vapotherm 最近改进了新生儿和早产儿导管，即引入 Insolare [31]。该导管有一条从近端到鼻塞的开放性、多功能性的气流管路。另外一条无腔的管路无功能性，但它会环绕在耳后为该导管提供与普通鼻导管相似的特性，即便于应用和固定。气体就像使用常规管路一样以相同流速输送，但是，气流仅通过鼻导管的一边，输送的气体在未加温的管路中停留时间降低一半。至少在理论上，这将减低热量损失和气流中断，尤其是在相对比较低的流速时。

HHFNC 的大部分研究都比较了 CPAP 在拔管后或作为出生后初始支持使用时的支持模式设置。事实上，在使用高流量气体时加温加湿的特殊收益几乎没有证据证实。然而，一项回顾性分析研究发现，在早产儿中通过鼻导管使用非加温加湿的气体与鼻腔分泌物和出血增加（可能增加呼吸功）相关，并且有增加凝固酶阴性葡萄球菌败血症的风险，虽然并没有统计学显著性[32]。

另一项前瞻性随机盲法交叉试验比较了气管拔管后经鼻导管输送高气流的两种方法[33]。30 例病情中等、平均 31~31 周妊娠的早产儿拔管后使用 Vapotherm 24 小时，接着使用标准高流速鼻导管（HFNC）24 小时，或拔管后先使用标准 HFNC 24 小时，接着使用 Vapotherm 24 小时。标准 HFNC 无法详细记述，除非通过标准高流速系统提供。Vapotherm 和标准 HFNC 支持均统一使用 Vapotherm 生产的鼻导管。在 Vapotherm 上鼻腔气体流速（平均值 ±SD）是 3.1±0.6L/min，在标准 HFNC 上是 1.8±0.4L/min，由新生儿护理团队对每名患者给予个人认为最理想的支持。在维持鼻黏膜正常状态上，降低呼吸力、避免再插管以及未分类的并发症几个方面，Vapotherm 均比标准高流量鼻导管更有优势。获得更好的呼吸力评分至少一部分是由于 Vapotherm 使用了更高的气体流量，Vapotherm 可以改善鼻黏膜状态是使用更高湿度和温度气体的结果。因为胸膜腔内压不能测出，更高的 Vapotherm 流量能改善呼吸用力评分是否与改变潜在的气道压相关还不太清楚。

尽管还需要设计良好的临床研究去证实，但是，HHFNC 输送理想条件的气体可能可以预防气道水分流失和冷却，减少分泌物，减轻鼻腔刺激。与 CPAP 相比，这种支持模式更舒适、使用更方便，能降低鼻中隔损伤，并且能促进喂养，加强父母与婴儿之间的互动。因此，在新生儿和早产儿中，HHFNC 的使用人数可能会继续增长。随着使用增加，最佳的气流、温度和湿度设置会进一步得到明确。

32.4 小结

新生儿和早产儿的无创呼吸支持在过去十年中使用大量增加。鼻腔 CPAP、NIPPV 和 HHFNC 是最常用的无创支持模式。在不同临床状况下使用 CPAP 和 NIPPV 已获得相当多的证据支持。对于 HHFNC 的证据尚缺乏，但有限的数据已说明这种呼吸支持模式的重要性，更高质量的证据研究也在进行。在新生儿无创呼吸支持中，吸入气体是否需要加温加湿几乎没有可用的数据。然而，由成人文献推断的证据以及有限的新生儿研究获得的证据提示：可选择适当条件的吸入气体，并优化辅助无创呼吸支持，减少不良反应。当然，还需要进一步的研究证实应用该条件气体的必要性，同时明确最优的温度和湿度设置。

（张京京 译　张　祎 校）

参考文献

1. Davis PG, Morley CJ, Owen LS (2009) Non-invasive respiratory support of preterm neonates with respiratory distress: continuous positive airway pressure and nasal intermittent positive pressure ventilation. Semin Fetal Neonatal Med 14(1):14–20

2. De Klerk A (2008) Humidified high-flow nasal cannula. Is it the new and improved CPAP? Adv Neonatal Care 8(2):98–106

3. Gregory GA, Kitterman JA, Phibbs RH, Tooley WH, Hamilton WK (1971) Treatment of the idiopathic respiratory-distress syndrome with continuous positive airway pressure. N Engl J Med 284:1333–1340

4. De Winter JP, de Vries MA, Zimmermann LJ (2010) Clinical practice: noninvasive respiratory support in newborns. Eur J Pediatr 169(7):777–782

5. Dempsey EM, Barrington KJ (2006) Noninvasive ventilation. In: Donn SM, Sinha SK (eds) Manual of neonatal respiratory care. Mosby, Philadelphia, p 191

6. Wiswell T, Srinivasan P (2003) Continuous positive airway pressure. In: Goldsmith J, Karotkin E (eds) Assisted ventilation of the neonate. Saunders, Philadelphia, p 127

7. Ho JJ, Subramaniam P, Henderson-Smart DJ, Davis PG (2002) Continuous distending pressure for respiratory distress in preterm infants. Cochrane Database Syst Rev. Issue 2. Art. No.: CD002271. doi: 10.1002/14651858.CD002271

8. Ho JJ, Henderson-Smart DJ, Davis PG (2002) Early versus delayed initiation of continuous distending pressure for respiratory distress syndrome in preterm infants. Cochrane Database Syst Rev. Issue 2. Art. No.: CD002975. doi: 10.1002/14651858.CD002975

9. Morley CJ, Davis PG, Doyle LW, Brion LP, Hascoet JM, Carlin JB, Trial Investigators Nasal COIN (2008) CPAP or intubation at birth for very preterm infants. N Engl J Med 358(7): 700–708, Erratum in: N Engl J Med. 2008 Apr

3;358(14):1529

10. Dunn M, Kaempf J, De Klerk A, De Klerk R, Reilly M, Howard D, Ferrelli K, O'Conor J, Soll R. Randomized trial comparing 3 approaches to the initial respiratory management of preterm neonates. (In Press)

11. Sandri F, Plavka R, Ancora G, Simeoni U, Stranak Z, Martinelli S, Mosca F, Nona J, Thomson M, Verder H, Fabbri L, Halliday H, CURPAP Study Group (2010) Prophylactic or early selective surfactant combined with nCPAP in very preterm infants. Pediatrics 125(6):e1402–e1409

12. Finer N, Carlo W, Walsh M, Rich W, Gantz M, for the SUPPORT Study Group of the Eunice Kennedy Shriver NICHD Neonatal Research Network et al (2010) Early CPAP versus surfactant in extremely preterm infants. N Engl J Med 362(21):1970–1979, Epub 2010 May 16

13. Davis PG, Henderson-Smart DJ (2003) Nasal continuous positive airway pressure immediately after extubation for preventing morbidity in preterm infants. Cochrane Database Syst Rev. Issue 2. Art. No.: CD000143. doi: 10.1002/14651858.CD000143

14. De Paoli AG, Davis PG, Faber B, Morley CJ (2008) Devices and pressure sources for administration of nasal continuous positive airway pressure (NCPAP) in preterm neonates. Cochrane Database Syst Rev. Issue 1. Art. No.: CD002977. doi: 10.1002/14651858.CD002977.pub2

15. Liptsen E, Aghai Z, Pyon K, Saslow J, Nakhla T, Long J, Steele AM, Habib RH, Courtney SE (2005) Work of breathing during nasal continuous positive airway pressure in preterm infants: a comparison of bubble vs variable-fl ow devices. J Perinatol 25(7):453–458

16. Stefanescu BM, Murphy WP, Hansell BJ, Fuloria M, Morgan TM, Aschner JL (2003) A randomized, controlled trial comparing two different continuous positive airway pressure systems for the successful extubation of extremely low birth weight infants. Pediatrics 112(5): 1031–1038

17. Gupta S, Sinha SK, Tin W, Donn SM (2009) A randomized controlled trial of post-extubation bubble continuous positive airway pressure versus infant flow driver continuous positive airway pressure in preterm infants with respiratory distress syndrome. J Pediatr 154(5):645–650

18. De Paoli A, Lau R, Davis P, Morley C (2005) Pharyngeal pressure in preterm infants receiving nasal continuous positive airway pressure. Arch Dis Child Fetal Neonatal Ed 90(1):F79–F81

19. Kugelman A, Feferkorn I, Riskin A, Chistyakov I, Kaufman B, Bader D (2007)

Nasal intermittent mandatory ventilation versus nasal continuous positive airway pressure for respiratory distress syndrome: a randomized, controlled, prospective study. J Pediatr 150(5):521–526, 526.e1

20. Davis P, Lemyre B, De Paoli A (2001) Nasal intermittent positive pressure ventilation (NIPPV) versus nasal continuous positive airway pressure (NCPAP) for preterm neonates after extubation. Cochrane Database Syst Rev. Issue 3. Art. No.: CD003212. doi: 10.1002/14651858. CD003212

21. Lemyre B, Davis P, de Paoli A (2002) Nasal intermittent positive pressure ventilation (NIPPV) versus nasal continuous positive airway pressure (NCPAP) for apnea of prematurity. Cochrane Database Syst Rev. (1):CD002272

22. Selection of an Oxygen Delivery Device for Neonatal and Pediatric Patients – 2002 Revision & Update. AARC Clinical Practice Guideline. Respiratory Care 2002 June; 47: 707–716

彩 图 表

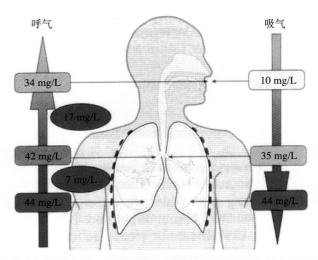

图1.1 在休息状态经鼻呼吸时吸入气体的调控。图中数值代表呼吸外界空气（温度 22℃，绝对湿度 10 mgH₂O/L）时吸入气体和呼出气体的水蒸气含量。等温界面略低于隆突水平。图中颜色深浅代表温度（With permission of [10]）

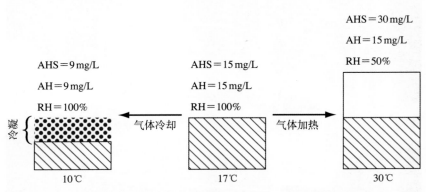

图7.2 如图所示，不同温度下的相对湿度（RH）、绝对湿度（AH）和绝对湿度饱和度（AHS）。在 17℃时气体中的水蒸气完全饱和，AH=AHS，这个温度就是露点。温度降低至 10℃时，出现冷凝水。温度升高后，AH 不变，但此时较高温度的气体可以含有更多的水分，AHS 上升，RH 下降。将气体人为地分为斜线区和空白区，斜线部分表示全部气体含有水蒸气的量，空白区代表干燥的空气

321

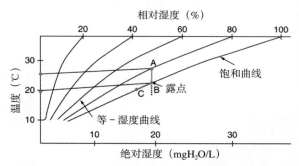

图 7.4 水蒸气 - 焓熵图。假设某气体 25℃时相对湿度为 80%（图中 A 点）。如果气温下降至 20℃（对应点为 B 点），则气体的相对湿度增加并达到露点（RH =100%）。在 AB 两点间，只有相对湿度上升了，绝对湿度没有变化。若此时温度进一步下降，水蒸气液化，相对湿度一直是 100%，但绝对湿度逐渐下降（在图中为从 B 点到 C 点）

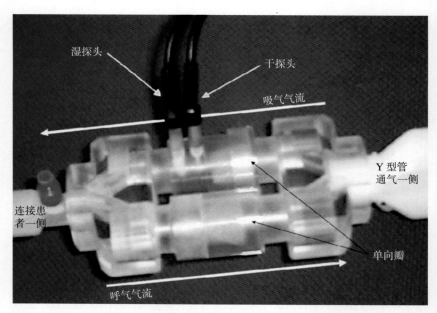

图 7.5 流量分离器。这个气体分离装置对于湿度测量是必需的，它可以降低测量反应时间。流量分离器可以单独测量吸气（更常见）或呼气气流湿度而不会混合气流。由于气流是分离的，因此额外的气体无效腔是极小的；但在测量时需计算其阻力的影响

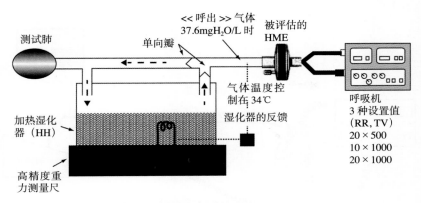

图 7.6 根据 ISO 9360 标准进行的重力测湿法

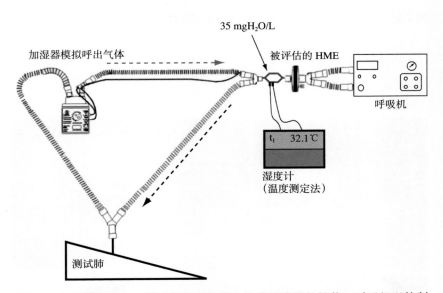

图 7.8 加湿器实验台：测试热湿交换器和抗菌过滤器的性能。呼吸机以控制模式送气（呼吸频率为 20 次 / 分，潮气量为 500 ml、PEEP 为 5 cmH₂O）。将加温湿化器（MR 730）连接到模式呼气管路，并设定 Y 型管内气体的水含量为 35 mgH₂O/L。在加湿罐远端的管路内应放置加热导丝。（环境）温度应维持在 24.5 ~ 25.5℃。该系统可安装在隔离的空间（如培养箱）以保持温度恒定。理想情况下，应将等温的绝缘泡沫包绕流量分离器，以避免此处的热量发生变化和出现冷凝水。对于所有的实验室研究，每种实验条件的测试次数必须预设（约测试 3 ~ 6 次）。这个实验适用于加湿过滤器和主动过滤器的测试 [1,28]

324

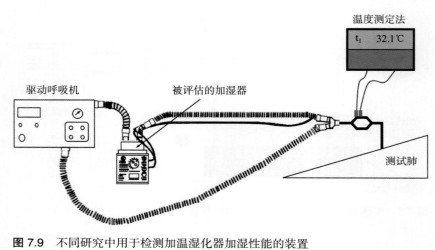

图 7.9　不同研究中用于检测加温湿化器加湿性能的装置

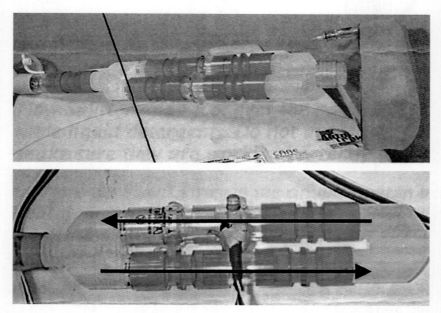

图 10.1　Hycall system, 湿度计

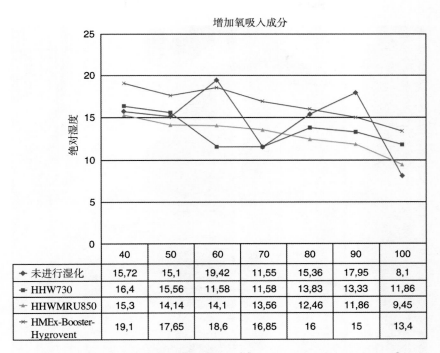

增加氧吸入成分

	40	50	60	70	80	90	100
◆ 未进行湿化	15,72	15,1	19,42	11,55	15,36	17,95	8,1
■ HHW730	16,4	15,56	11,58	11,58	13,83	13,33	11,86
▲ HHWMRU850	15,3	14,14	14,1	13,56	12,46	11,86	9,45
✳ HMEx-Booster-Hygrovent	19,1	17,65	18,6	16,85	16	15	13,4

图 10.2　不同条件下增加 FiO$_2$ 的湿度测定 [16]：① NIV 时不进行湿化；② NIV 时应用 Fisher@Paykel-MR730 加湿器；③ NIV 时应用 Fisher@Paykel-MR850 加湿器；④ NIV 时应用加湿器（modelo Hygrovent，Medisize）

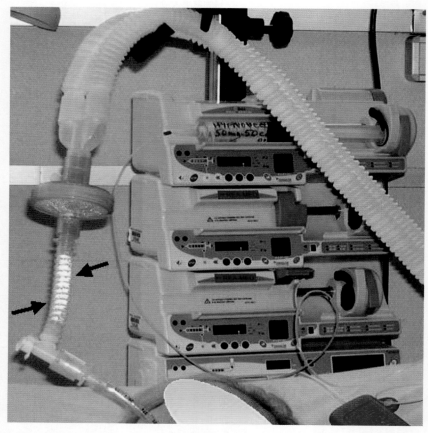

图 16.3 HME 的图片及其在机械通气患者中的软管路。黑色箭头所指为软管路中充分的冷凝。软管及 HME 需要垂直放置于气管插管之上，以免分泌物进入 HME

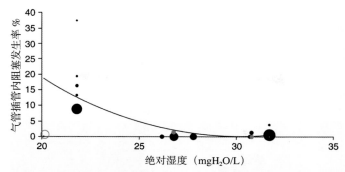

图 17.3 应用热湿交换器发生气管插管内阻塞的发生率 [13-30,57] 与测定的 HME 提供的绝对湿度之间的关系（见表 17.1）（来自 [7]）。一项研究（左下角圈）得出了例外的结论 [46]，尽管湿化性能较差，但是，气管插管内阻塞的发生率却很低。事实上，这项研究仅包括 12 例病例，不足以得出关于设备安全性的结论。疏水性的 HME（Pall BB2215）可提供的绝对湿度为 21.8±1.5 mgH₂O/L，从之前的 5 项研究中得出的气管内插管阻塞的发生率很高 [13-17]（表 17.1）。一些研究用灰色圆点表示，圆点的大小代表了纳入研究中的患者的数量

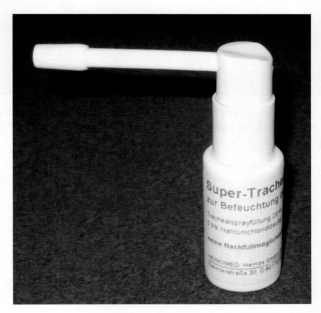

图 25.1 便携式手持式气道喷雾湿化器可较为方便地为患者提供水微粒形式的气道湿化（手持气道喷雾器，Heimomed GmbH, Kerpen, Germany）

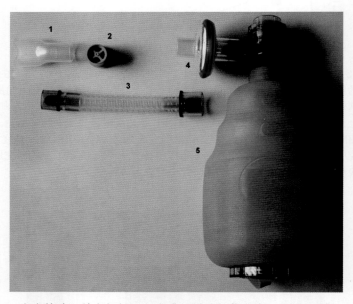

图 27.1 含有管路、单向阀门和口含嘴的手动复苏球囊。1，口含嘴；2，单向阀门（美国加州 Irvine 的 Passy-Muir 有限公司生产的 Passy-Muir 阀 ™）；3，通气管路；4，细菌过滤器；5，手动复苏球囊

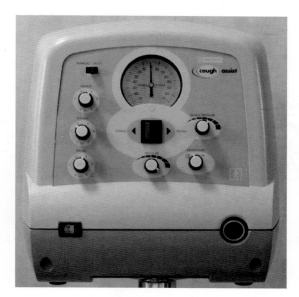

图 27.2 咳 痰 机 CoughAssist^{TM}（Philips Respironics Inc., Murraysville, PA, USA）

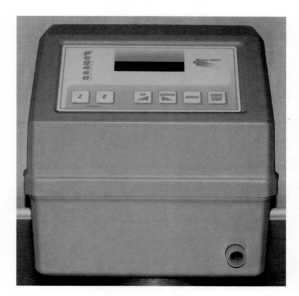

图 27.3 Pegaso^{TM}（Vivisol Srl, Monza, Italy）

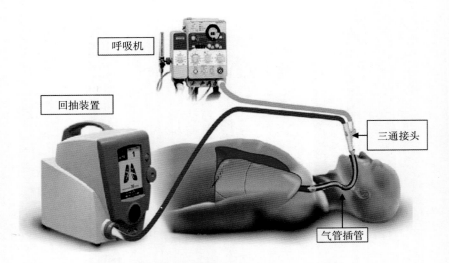

呼吸机

回抽装置

三通接头

气管插管

图 28.1 IL-IE 系统的模式图（不按照比例）

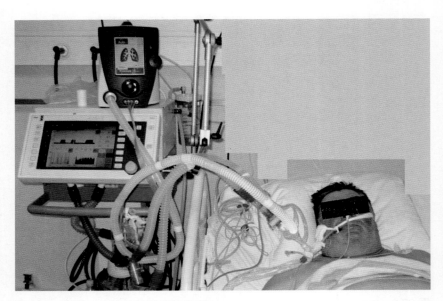

图 28.2 连有 IL-IE 的气管插管患者

表 28.1　IL-IE 治疗 8 小时观察期间呼吸参数变化百分比

患者 #	分钟通气量	潮气量	肺顺应性	气道阻力	氧饱和度	吸氧浓度
1	⇑50%	⇑44%			⇑6%	⇔
2	⇑38%	⇑20%			⇔	⇓33%
3	⇑25%	⇑30%			吸痰时更稳定	⇓25%
4	⇑51%	⇔	⇑ 趋势	⇓ 趋势		⇔
5	⇓39%	⇓37%	⇔	⇔	⇓3%	⇔
6	⇑ 趋势	⇔			⇔	⇓20%
7			⇓43%	⇑44%	⇔	⇔
9	⇔	⇑20%	⇑34%		⇔	⇔
10	⇔	⇔	⇑42%	⇔	⇔	⇔

标注：
　　■ 恶化
　　▨ 好转
　　□ 稳定或未监测

趋势　来源于趋势图

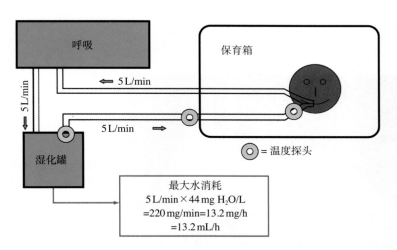

图 30.2　在婴儿应用的带加热导丝的湿化系统中，三个温度探头放置的位置。气管内感应器的目标温度通常由用户设定。此温度通常设定为等于或略高于 37℃。湿化罐内的温度必须足够高以蒸发水分，使气体的绝对水含量在 37℃ 条件下达到饱和（44 mg/L）。达到气体湿化所需的湿化罐内的水消耗率可以根据回路流速来计算，这是反映湿化器性能好坏的一个简便检测指标（Reprinted from Schulze [2] . Copyright (2007). With permission from Elsevier）

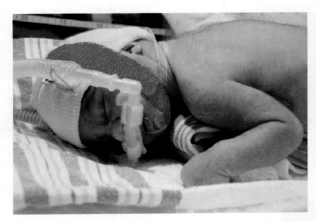

图 32.1 新生儿双腔鼻导管持续气道正压（CPAP）。大多数典型的有效的 CPAP 设备的相对较大的接口装置，可能会阻碍舒适性和适当的操作（Adapted and reprinted from De Klerk [2]．Copyright (2008). With permission from Wolters Kluwer Health）

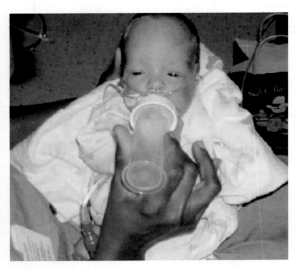

图 32.2 更轻和应用更简易的患者接口装置，带有加湿的高流量鼻导管（HHFNC），在新生儿，操作和喂食可以更容易（Adapted and reprinted from De Klerk [2].Copyright (2008). With permission from Wolters Kluwer Health）